Julie Schwartz Gottman | John M. Gottman

5 Konflikte, die jedem Paar begegnen

Julie Schwartz Gottman
John M. Gottman

5 Konflikte, die jedem Paar begegnen

... und wie die Liebe daran wachsen kann

aus dem Amerikanischen von
Christa Broermann

ullstein extra

Wir verpflichten uns zu Nachhaltigkeit

- Papiere aus nachhaltiger Waldwirtschaft und anderen kontrollierten Quellen
- Druckfarben auf pflanzlicher Basis
- ullstein.de/nachhaltigkeit

Die Originalausgabe erschien 2024 unter dem Titel
Fight Right: How Successful Couples Turn Conflict Into Connection
Published by arrangement with
Harmony Books, New York City, USA.

MIX
Papier
FSC FSC® C083411

Ullstein extra ist ein Verlag der Ullstein Buchverlage GmbH
www.ullstein-paperback.de

ISBN 978-3-86493-234-2

Published in the United States by Harmony Books, an imprint of Random House, a devision of Pinguin Random House LLC, New York.
harmonybooks.com
Redaktion: Dunja Reulein
Satz: LVD GmbH, Berlin
Gesetzt aus der Sabon Next LT Pro
Druck und Bindung: CPI books GmbH, Leck

Inhalt

Einleitung: Worüber streiten wir eigentlich? **7**

Erster Teil: Grundkurs Konflikte **31**

Warum wir streiten 33

Warum wir streiten, wie wir streiten 56

Worüber wir streiten 107

Zweiter Teil: Die fünf Konflikte, die alle haben **145**

Konflikt Nr. 1: Die Bombe 147

Konflikt Nr. 2: Die Flut 185

Konflikt Nr. 3: Die Untiefe 231

Konflikt Nr. 4: Die Pattsituation 271

Konflikt Nr. 5: Die Kluft 315

Schluss: Der gute Streit **361**

Richtig streiten: Kurzanleitung 363

Dank **397**

Anmerkungen **405**

Register **414**

EINLEITUNG

Worüber streiten wir eigentlich?

In vielfacher Hinsicht waren sie ein ideales Paar. Sie war eine junge Anwältin (für Landnutzungsrecht), er war ebenfalls Anwalt (für Medienrecht). Beide stammten aus dem Mittleren Westen und waren später in Seattle gelandet. Sie waren fleißig und ehrgeizig und nutzten ihre Freizeit gerne für vielerlei neue Erfahrungen. Als sie sich kennenlernten, erkundeten sie jedes Wochenende neue Orte. Sie schwangen sich ins Auto und fuhren übers Wochenende hinauf nach Vancouver, schlenderten dort über die Bauernmärkte oder gingen noch spätabends irgendwo Sushi essen. Sie machten einen Campingausflug in die Berge und übernachteten dort. Oder sie kauften sich spontan an der Abendkasse Karten für ein Theaterstück. Sie hatten beide lange Arbeitszeiten, aber in der Freizeit ließen sie sich gerne von Lust und Laune leiten.

Es gab nur ein einziges kleines Problem: Sie wollte einen Welpen. Er nicht.

Ein Jahr später gab es bei ihnen tatsächlich einen Welpen, und er war zu einem großen, glücklichen, verspielten Hund herangewachsen. Aber die Ehe war am Ende. Die Scheidungspapiere waren schon unterschrieben. Beide zogen aus dem Haus aus, das sie bereits vor der Heirat gemeinsam gekauft hatten, aus dem Haus, in das sie am Hochzeitsabend heimgekehrt waren, wobei sie sich lachend das glitzernde Konfetti, mit dem ihre Gäste sie beworfen hatten, aus Haaren und Kleidern geschüttelt hatten. Sie teilten sämtliche Möbel, die Bücher, das Geschirr, die Töpfe und Pfannen auf. Den Hund nahm natürlich sie.

Wie konnte ein *Welpe* diese Ehe zum Scheitern bringen?

Der Konflikt begann ganz einfach: mit einer Meinungsverschiedenheit. Er fand, ein Hund bedeute eine Menge Verantwortung, zu viel Arbeit, zu viel Einschränkung. Man konnte einen Hund nicht lange allein zu Hause lassen – nicht einmal für einen Tag weggehen. Und ein Hund konnte teuer werden. Wollten sie ihr frei verfügbares Geld nicht in andere Dinge stecken? Hatten sie nicht davon gesprochen, dass sie reisen wollten?

Aber sein Job war mit häufigen Geschäftsreisen verbunden, sodass er viel unterwegs war und sie allein zu Hause ließ, von wo aus sie täglich viele Stunden arbeitete. Sie fühlte sich einsam, und wenn er über Nacht weg war, fürchtete sie sich. Sie waren am Ende doch nicht so viel gereist, wie sie das einmal vorgehabt hatten – warum sollten sie sich *nicht* einen Welpen zulegen, einen Kameraden, der ihr Gesellschaft leistete? Sie stellte sich vor, wie der Hund sie am Wochenende auf Wanderungen begleitete, im Auto mitfuhr und den Kopf aus dem Fenster streckte. Gerne malte sie sich aus, wie sie zu dritt unterwegs waren, ein Paar und sein Hund.

Sie kamen nicht weiter. Sie drehten sich immerzu mit den gleichen Argumenten im Kreis und kamen zu keinem Entschluss. Seine Bedenken wegen des zeitlichen Aufwands, der Kosten und der Verpflichtungen kamen ihr so übertrieben vor – wenn er es nur einmal *probieren* würde, käme er ganz bestimmt schnell zu der Einsicht, dass es gar nicht so viel Arbeit war! Folglich beschloss sie, einfach einen Welpen zu kaufen und ihn ihrem Mann zu schenken. Hätte er erst einmal so ein lebendiges, hinreißendes Fellknäuel auf dem Schoß, wie könnte er da noch widerstehen? Er würde seine Meinung ändern.

Er änderte sie nicht.

Der Konflikt eskalierte. Er war empört, weil sie ihn ignoriert und einfach gemacht hatte, was sie wollte. Sie war empört, weil er weiterhin auf stur schaltete, obwohl sie ihm gesagt hatte, wie wichtig der Hund für sie war. Für ihn war der Welpe im Haus eine ständige Erinnerung daran, dass seine Frau seine Gefühle vollständig übergangen und das missachtet hatte, was für ihn wichtig war. Sie empfand seine Ablehnung des Hundes wie eine Zurückweisung ihrer selbst und ihrer Bedürfnisse. Jede Kleinigkeit, die den Hund betraf, führte zu einem Krach. Wer ihn ausführen sollte. Die Tierarztrechnung. Dass man sein Futter auf die Einkaufsliste setzen musste. Noch schlimmer war, dass sie sich jetzt auch über andere Dinge stritten – *mehr als jemals zuvor.*

Ihr fiel allmählich auf, wie wenig er im Haus machte. Okay, in Ordnung, dachte sie, sie würde das meiste übernehmen, was mit dem Hund zusammenhing – schließlich war er ihre Idee gewesen. Aber er schob ihr auch die übrige Hausarbeit zu. Entweder war sie ihm gleichgültig oder er erwartete einfach, dass sie sie erledigte – würde das auch so sein, wenn sie ein Baby bekamen, fragte sie sich. Er seinerseits fand die Art und Weise, wie sie Dinge ansprach, ätzend. Sie bat ihn nie einfach nur um Hilfe, sondern sie sagte: »Ich schätze, dass heute Abend schon wieder *ich* das Geschirr spülen soll«, was eine Stichflamme von Ärger in ihm entfachte, sodass er fauchte: »Ja klar!« Dann fühlte er sich schlecht und machte später zum Ausgleich etwas mehr: Er ließ ein paar Maschinen Wäsche durchlaufen oder putzte das Bad – aber darüber verlor sie nie ein Wort.

Sie verbrachten immer weniger Zeit zusammen. Und als er sie eines Freitagnachmittags daran erinnerte, dass er am Wochenende einen Campingausflug mit einem alten Freund von der Highschool vorhatte, fühlte sie sich von Zorn und Trauer überwältigt.

»Ach, dann verschwindest du einfach«, sagte sie und war plötzlich den Tränen nahe, »und ich kann mit dem Hund, den du nie wolltest, zu Hause bleiben!«

Unversehens getroffen ging er hoch. »Was ist denn los mit dir?«, rief er. »Ich habe diesen Ausflug schon vor Monaten geplant! Er hat nichts mit dem dämlichen Hund zu tun!«

In diesem Streit steckte ordentlich Zündstoff, denn dicht unter der Oberfläche nährte eine Art unterirdisches Öl das Feuer: Beide hatten ein verborgenes Motiv.

Sein verborgenes Motiv: Er wollte Freiheit und Abenteuer.

Ihr verborgenes Motiv: Sie wollte eine Familie.

Aber diese tieferen Wahrheiten gestanden sie kaum sich selbst ein, geschweige denn dem anderen.

Sie zogen sich weiter und weiter voneinander zurück und gruben sich immer tiefer in ihre jeweiligen Schützengräben ein, aus denen sie dann Vorwürfe und Kritik aufeinander schleuderten wie Granaten. Eines Tages bekam sie eine schwere Erkältung und konnte den Hund nicht ausführen – das musste er übernehmen. Groll erfüllte ihn jedes Mal, wenn er irgendetwas Wichtiges unterbrechen musste, um den Hund an die Leine zu nehmen und loszugehen – so hatte er sich das nicht vorgestellt! Eines Tages zeigte der Welpe seinen Protest auf seine eigene Weise: Er machte sein großes Geschäft unter dem Schreibtisch, an dem der Ehemann arbeitete, wenn er zu Hause war.

Der Mann sagte, er würde den Hundehaufen nicht wegmachen.

Die Frau sagte, sie würde ihn auch nicht wegmachen.

Das kleine Häufchen Hundekot markierte eine Linie, die keiner von beiden überschreiten wollte – sie zu überschreiten bedeutete das Eingeständnis einer Niederlage, den Sieg der anderen Seite.

Als die beiden bei der Scheidung das Haus verkauften, ließen sie eine Reinigungsfirma kommen. Die Mitarbeiter arbeiteten sich von Zimmer zu Zimmer vor und beseitigten sämtliche Spuren des gemeinsamen Lebens des Paars – Fingerabdrücke, Gewürzreste, Staub und zurückgebliebene Papiere –, damit die künftigen Käufer, die es sich ansehen und sich vorstellen würden, dort zu leben, makellose Räume vorfanden. Dann kamen die Reinigungskräfte zu dem Schreibtisch.

Wissen Sie, was passiert, wenn Sie Hundekot lange Zeit eintrocknen lassen?

Er verwandelt sich in einen harten weißen Klumpen.

Ja, die Pointe dieser Geschichte ist ... *mumifizierter Hundekot.* Tut uns leid! Aber wir erzählen Ihnen diese Geschichte, weil sie so universell ist: Jedes Paar hat irgendeine kleine Meinungsverschiedenheit, die nicht aus der Welt zu schaffen ist, sondern sich lawinenartig vergrößert und dann zu einer gewaltigen Blockade wird. Dabei sieht die Sache so trivial aus! Es ist ein Leichtes, diese Geschichte zu hören und dann zu denken: Was für ein schrecklicher Grund für das Scheitern einer guten Ehe – ein *Welpe!*

Na ja, in dem Streit ging es nicht wirklich um den Welpen. Und auch nicht um den Hundekot. Der Hund repräsentierte für beide eine wichtige Lebensphilosophie. Wenn sie sich darüber stritten, wer mit dem Hund Gassi gehen, die Tierarztrechnung bezahlen oder das Hundefutter kaufen musste, ging es ihnen eigentlich nicht um diese Dinge. Sie stritten sich über ihre Werte, ihre Träume, ihre Vision von dem, was sie sich von der Ehe und vom Leben erhofften. Sie stritten sich über ganz fundamentale Angelegenheiten, mit denen sie sich besser näher beschäftigt hätten und deren Ergründung vielleicht sogar ihre Ehe gerettet hätte. Aber so weit kamen sie nie. Sie fanden nie wirklich heraus, worüber sie eigentlich stritten oder wie sie gut miteinander darüber hätten reden können. Ihre Auseinandersetzungen wurden destruktiv, und irgendwann brach die starke Beziehung, die sie einmal gehabt hatten, auseinander.

All das ist schon lange her. Es fand statt, ehe John das Verhalten von Paaren zu erforschen begann. Er verstand erst viel später, wie tief der Konflikt zwischen den beiden reichte, als ihn seine Forschung mehr über Beziehungswissenschaft gelehrt hatte. Er konnte den beiden damals nicht helfen. Sie haben sich leider getrennt. Aber seit damals haben wir Tausenden von anderen Paaren geholfen, die ebenso festgefahren, ebenso blockiert, ebenso vollständig in der Disharmonie gelandet waren.

Beim Schreiben dieses Buchs haben wir viel an das Paar von damals gedacht. Wir wünschten, wir hätten damals schon gewusst, was wir heute wissen, nachdem wir auf 50 Jahre Forschung zurückblicken. Wenn wir die Zeit zurückdrehen könnten, würden wir dieses Buch für die beiden schreiben.

Wir müssen besser streiten lernen

Es war noch nie leicht, sich auf lange Sicht mit jemandem zusammenzutun und alle Höhen und Tiefen, die mit einer solchen Entscheidung einhergehen, mit Anmut und Würde zu meistern. Wir arbeiten seit Jahrzehnten mit Paaren und können Ihnen versichern: Die Menschen haben in diesem Bereich schon immer Hilfe gesucht. Aber die letzten Jahre waren für viele Paare, die zu uns kommen, ganz besonders belastend. Denn Paare mussten mit einem enorm hohen Maß an Stress und Intensität fertigwerden.

Während der Covid-19-Pandemie waren viele Menschen über lange Zeiträume hinweg ans Haus gebunden, und selbst diejenigen, für die das nicht galt, waren von ihren normalen Aktivitäten, ihren Erholungsräumen und den sozialen Kontakten abgeschnitten, die sie vorher gestützt hatten. Die Grenzen zwischen Arbeit und Privatleben verschwanden, als das Schlafzimmer zum Arbeitszimmer wurde. Wir haben lange untersucht, wie viel Stress Paare von der Arbeit mit nach Hause nehmen – jetzt war der Abstand so zusammengeschmolzen, dass es nichts mehr mitzunehmen gab. Es war alles gleichzeitig da und überlagerte sich im gleichen Raum. Die Paare rangen darum, ihre Finanzen, die Kinderbetreuung und ihr Arbeitspensum auf die Reihe zu bekommen. Viele gerieten aneinander, wenn es um die Handhabung der Sicherheitsempfehlungen in der Pandemie ging. War es nötig, dass zur eigenen »Blase« auch

Familie und Freunde gehörten? Oder war es das Risiko nicht wert? Wenn ein Partner sich verzweifelt nach Gemeinschaft und Verbundenheit sehnte und der andere große Angst vor einem zu hohen Risiko bei Kontakten hatte, war das oft eine Steilvorlage für einen erbitterten und polarisierenden Konflikt.

Für viele wurde ihr Zuhause, das einst ein Zufluchtsort gewesen sein mochte, zum Schauplatz einer Art Feuerprobe, bei der jede Kleinigkeit ungeheures Gewicht bekam und jeder Haarriss sich zu einem schmerzhaften Spalt erweiterte.

Die Daten aus dieser Zeit werden noch ausgewertet, aber vorläufige Beobachtungen lassen vermuten, dass die Covid-19-Pandemie Paare ins Extrem trieb: Wer vor der Pandemie eine gute Beziehung hatte, kam weitgehend gut durch diese Phase. Aber Paare, die Probleme hatten, an denen sie arbeiteten – und seien wir realistisch, das sind sehr viele[1] –, taten sich wesentlich schwerer. Verwerfungen in der Beziehung, die unter normalen Umständen leichter auszubügeln gewesen wären, wurden kritisch.

Vielleicht haben wir auch gar kein vollständiges Bild davon, wie sehr die Menschen zu kämpfen hatten. Wer auf diesem Gebiet forscht, führt oft Umfragen über die Zufriedenheit in der Ehe durch, aber diese können durchaus ein falsches Bild ergeben. Wenn Menschen ernsthafte Schwierigkeiten haben, legen sie auf, wenn jemand wegen einer Umfrage anruft. Sie möchten nicht darüber reden. Daher entgehen uns vielleicht Informationen über Paare in der Krise.

Für viele von uns waren die letzten paar Jahre eine Zeit des Aufruhrs und vieler Fragen. Die Menschen haben ihre Prioritäten auf den Prüfstand gestellt und neu bewertet und überlegt, wofür sie Zeit und Ressourcen aufwenden wollen. Paare fragen sich vielleicht: Haben wir immer noch die gleichen Ziele? Ist all die Reibung ein Zeichen dafür, dass wir eigentlich gar nicht füreinander geschaffen sind? Passen wir überhaupt zusammen?

Aber im Grunde ist es so, dass Paare schon immer solche Zeiten im »Dampfkochtopf« erlebt haben, Pandemie hin oder her. Zeiten, in denen es, aus welchen Gründen auch immer, besonders schwer wurde. In denen jede Kleinigkeit zu einem Streit führte. In denen sich diese Streitereien schrecklich anfühlten. In denen man Dinge sagte, die man hinterher bereute. In denen man wünschte, man könnte noch einmal von vorne anfangen.

Aber ganz gleich, in welcher Phase Sie und Ihr Partner oder Ihre Partnerin auch sein mögen, ob Sie in einer grässlichen oder in einer wunderbaren Phase stecken, ob Ihre Liebe noch jung ist oder schon Jahrzehnte währt – eines steht auf alle Fälle fest: Sie wollen in Ihrer Beziehung auf keinen Fall »Hundekot unter dem Schreibtisch« haben.

Keine Konflikte zu haben ist auch keine Lösung

Eines wollen wir gleich mal klarstellen: Wir werden Ihnen *nicht* beibringen, niemals zu streiten. Das klingt ja vielleicht schön – ein Leben ohne Auseinandersetzungen? Paradiesisch! Aber es ist wahrscheinlich nicht zu Ihrem Besten. Intimität erzeugt unvermeidlich Konflikte.

Nehmen wir ein anderes Paar, mit dem wir gearbeitet haben. Nach eigener Aussage stritten sich die beiden nie. Sie neigten dazu, zentrale Streitpunkte zu meiden – sie wollten keine Gefühle verletzen und sich nicht in eine harte Diskussion verstricken. Wozu sollte das gut sein, fragten sie sich, wenn solche Diskussionen anscheinend doch nie zu einer Lösung des Problems führten? Ihnen erschien es besser, einfach einen Bogen um schwierige Themen zu machen, die sie wahrscheinlich sowieso nicht lösen konnten, und den ganzen Stress und das Drama zu vermeiden.

Das hört sich vernünftig an. Aber als sie schließlich Seite an Seite auf der Couch in unserer Praxis saßen, sahen wir, dass sie emotional meilenweit voneinander entfernt waren. Ja, sie waren höflich miteinander umgegangen – in diesem Haushalt gab es keine erhobenen Stimmen. Niemand knallte Türen, keiner fauchte den anderen frustriert an, nirgendwo versteinerte ein Hundehäufchen unter einem Schreibtisch. Aber an irgendeinem Punkt hatten sich die beiden aus den Augen verloren.

Als sie zu uns kamen, gaben wir ihnen eine Aufgabe, die wir Paaren häufig geben: Jeder der beiden schaut sich an, was er oder sie über den anderen weiß. Dabei geht es um Fragen wie: *Wer sind die besten Freunde oder Freundinnen Ihres Partners oder Ihrer Partnerin? Mit welchen Stressfaktoren muss sich Ihr Partner oder Ihre Partnerin gerade auseinandersetzen? Welche Lebensträume hat Ihr Partner oder Ihre Partnerin?* Und andere mehr.

Als jeder still für sich seine Liste durchging, wurde sehr schnell klar: Beide konnten kaum eine dieser Fragen beantworten. Und bei einem moderierten Gespräch traten allmählich Spannungen und Groll zutage. An einer Stelle gestand der Mann, dass ihn etwas schon seit Monaten störte, ohne dass er es seiner Frau gegenüber angesprochen hatte: dass sie sich angewöhnt hatte, jeden Freitagabend nach der Arbeit mit einer Kollegin etwas trinken zu gehen, statt direkt nach Hause zu kommen. Das machte ihm zu schaffen, weil sie beide schon ewig nicht mehr zu einem Date ausgegangen waren … er konnte sich nicht einmal mehr erinnern, wann das letzte Mal gewesen war.

Sie war schockiert: »Aber ich habe dich gefragt, ob es dir etwas ausmachen würde, und du hast Nein gesagt!«, meinte sie. »Warum hast du es mir nicht einfach gesagt?«

»Na ja«, sagte er. »Ich wollte keinen Streit.«

Konflikte sind ein normaler Teil einer jeden menschlichen Beziehung. Und sie sind ein *notwendiger* Teil jeder menschlichen Beziehung. Wir tendieren dazu, eine geringe Konfliktneigung mit Glück gleichzusetzen, aber das stimmt einfach nicht. Dass es keine Kontroversen gibt, ist kein Hinweis auf eine starke Beziehung – es kann sogar genau zum Gegenteil führen.

Laut einer Studie, die von einem Forschungsprojekt zur Scheidungsmediation durchgeführt wurde, erklärte die große Mehrheit der Paare, die sich scheiden ließen (80 Prozent), zu den Hauptgründen für ihre Trennung gehöre, dass sie sich auseinandergelebt und das Gefühl der Nähe verloren hätten.[2] Und bei unserer eigenen Forschung kam heraus, dass Paare mit einer ganzen Reihe unterschiedlicher »Konfliktstile« trotzdem eine glückliche, dauerhafte Beziehung leben können. Nicht, *ob* es in Ihrer Beziehung Konflikte gibt, entscheidet darüber, ob sie hält oder nicht, denn selbst die glücklichsten Paare streiten. Sondern es geht darum, *wie* Sie sich streiten.[3]

Konflikt bedeutet Verbindung. Mit seiner Hilfe finden wir heraus, wer wir sind, was wir wollen, wer unsere Partner sind, wohin sie sich gerade entwickeln und was *sie* wollen. Auf diesem Wege überbrücken wir die Unterschiede zwischen uns und finden die Ähnlichkeiten, die Verbindungspunkte heraus. Der Haken dabei ist, dass uns niemand beigebracht hat, wie man das richtig macht. Wir können in der Schule keinen »Grundkurs Streiten« belegen, ehe wir unsere ersten Beziehungen knüpfen. Wir machen uns blindlings auf den Weg. Was wir über Konflikte denken und wie wir mit ihnen umgehen, stammt aus unserer Kindheit, unserer Erziehung und Kultur und aus unseren früheren Beziehungen, und es prägt unsere Art zu streiten auf eine Art und Weise, der wir uns vielleicht nicht einmal bewusst sind. Ganz gleich, wie viele Beziehungen wir schon gehabt haben mögen oder wie viele Jahre wir mit einem Partner oder einer Partnerin zusammen waren: Viele von uns bewegen sich dabei immer noch tastend vorwärts und versuchen unterwegs herauszufinden, wie es am besten geht – und wir begehen dabei eine Menge Fehler.

Wir fressen einen Groll viel zu lange in uns hinein, ehe wir ein Problem ansprechen.

Wir wählen einen harten Einstieg, gespickt mit Kritik.

Wir wissen nicht, wie wir uns selbst beruhigen können, und sind schnell überwältigt und von Gefühlen überflutet.

Wir werden defensiv.

Wir halten nicht inne und überlegen, worüber wir eigentlich streiten.

Wir bekommen Versuche unseres Partners, den Kurs zu korrigieren und uns in der Mitte zu treffen, entweder nicht mit oder weisen sie zurück.

Wir können uns nicht auf einen Kompromiss einlassen, ohne das Gefühl zu haben, wir hätten zu viel aufgegeben.

Wir entschuldigen uns vorschnell, weil wir einfach wollen, dass der Streit vorbei ist.

Und jetzt kommt ein riesiger Fehler: Wir ignorieren frühere Konflikte – oder »bedauerliche Vorfälle«, wie wir sie gerne nennen. Wir sprechen nicht über sie, nutzen sie nicht zur Heilung, lernen nicht aus ihnen, sondern übergehen sie einfach.

Das Ergebnis ist: Wir verletzen einander. Wir sind am Ende unserer Auseinandersetzungen verwundet und weiter von unserem Partner oder unserer Partnerin entfernt als zuvor. Oder wir vermeiden aus Angst vor Verletzungen Konflikte vollständig, und der Abstand zwischen uns wird noch größer.

Wir gehen vollkommen falsch mit Kontroversen um und brauchen dringend eine Intervention.

Menschen helfen, »richtig zu streiten« – Ergebnisse einer Wissenschaft

Wir haben die Liebe jetzt schon eine ganze Weile wissenschaftlich untersucht – 50 Jahre lang! John als Forscher, der ursprünglich einmal Mathematiker gewesen ist, und Julie als praktizierende klinische Psychotherapeutin. Wir haben uns ein Leben lang der Aufgabe gewidmet, Interventionen für Paare zu entwickeln, die einander lieben und gerne zusammenbleiben möchten, die aber brauchbares Handwerkszeug benötigen, um ihre Beziehung langfristig glücklich und auf dem rechten Gleis zu halten. Häufig ist nicht die Beziehung selbst das Problem, sondern die Tatsache, dass wir einfach nicht mit dem Rüstzeug ausgestattet wurden, das wir brauchen. Jede Beziehung ist anders, ein einzigartiges, unwiederholbares Projekt mit einer eigenen Chemie aus Liebe und Anziehungskraft, Konflikten und Verbundenheit, Persönlichkeit und Vergangenheit – Elementen, die sich mischen, kollidieren und etwas Neues hervorbringen. Unsere Beziehung ist nicht genauso wie Ihre oder die von irgendjemand anderem. Aber wir haben entdeckt, dass es dennoch universelle Interventionen gibt, die über das ganze Spektrum hinweg funktionieren. Und es liegt uns sehr am Herzen, sie der Welt bekannt zu machen. Wir alle brauchen sie.

Es ist schon 50 Jahre her, dass John gemeinsam mit seinem Forschungspartner Robert Levenson die ersten Studien über Paare durchführte, in denen er erstmals wissenschaftliche Methoden auf die Liebe anwandte. Es ist 30 Jahre her, dass wir (John und Julie) unsere gemeinsame Arbeit begannen und auf dem Campus der University of Washington in Seattle unser »Love Lab« (Liebeslabor) einrichteten, nachdem wir uns in Seattle kennengelernt und ineinander verliebt hatten. Wie alle Paare mussten auch wir unsere je eigene Konfliktkultur ausloten, als wir uns zusammentaten, heirateten und Eltern wurden. Wir mussten die Konflikte durcharbeiten, die schon verkehrt anfingen, diejenigen, die aus heiterem Himmel entstanden, und diejenigen, die wir immer wieder über dieselben Themen zu haben schienen. Und wir haben das auch durchgezogen – wir sind inzwischen ziemlich gut im Streiten! Wir fanden heraus, dass man durchaus freundlich und liebevoll streiten kann und so, dass am Ende Frieden herrscht. Aber wir hatten einen entscheidenden Vorteil: Wir hatten die Daten aus dem Love Lab.

Dort konnten wir inzwischen mehr als 3000 Paare unter die Lupe nehmen, und unser Forschungsziel bestand stets darin, so genau wie möglich zu ergründen, welche spezifischen Verhaltensweisen zu dauerhafter Liebe und anhaltendem Glück führen. Wir ließen Paare ein Wochenende in einem komfortablen Appartement im Stil einer Airbnb-Unterkunft verbringen, wo wir ihre Interaktionen auf Video aufnahmen und analysierten. Dann verfolgten wir ihren Weg über viele Jahre, manchmal sogar Jahrzehnte, um den Verlauf ihrer Beziehung zu beobachten und zu sehen, wie glücklich und zufrieden sie waren. Und weil es für die Gesundheit einer Beziehung so wichtig ist, haben wir uns auch auf Konflikte sowie darauf fokussiert, wie Partner vor, während und nach einem Streit interagieren. Bei einer Studie ließen wir Paare zu uns kommen, Platz nehmen und über einen Konflikt sprechen, den sie noch nicht gelöst hatten. Wir zeichneten ihre Interaktion auf, sodass wir die Bänder bis auf eine Hundertstelsekunde genau analysieren konnten. Wir codierten jede Geste, jeden Seufzer, jedes Lächeln, jede Pause; wir codierten die Körpersprache, den Stimmklang. Nichts war zu klein oder zu unbedeutend. Die Teilnehmenden waren auch an Biofeedback-Apparate angeschlossen, damit wir gleichzeitig ihre Atmung und ihren Herzschlag verfolgen konnten, also die physiologischen Marker, die uns so viel darüber verraten, wie und warum sich ein Streit so abspielt, wie er es tut.

Wir haben das mit heterosexuellen, schwulen und lesbischen Paaren gemacht, mit Paaren mit und ohne Kinder, reichen und armen Paaren, Paaren mit unterschiedlichem demografischem Hintergrund bezüglich Ethnie und Kultur. Nachdem wir dieses unglaublich tiefgründige und umfassende Bild der Interaktionen eines jeden Paars zu einem bestimmten Zeitpunkt gewonnen hatten, holten wir die Paare jedes Jahr wieder ins Love Lab und ließen sie das ganze Verfahren noch einmal durchlaufen. Wir fragten uns: Würden sie sich ändern? Würden sie zusammenbleiben? Würde ihre Verbindung eine glückliche sein? Und wenn es Konflikte gab, wollten wir unbedingt wissen: Warum brachen manche Paare aufgrund der Streitigkeiten miteinander? Und wie gelang es anderen, Frieden zu schließen? Also, was haben wir dabei herausgefunden?

Wir stellten fest, dass wir durch die Beobachtung und Codierung von Verhaltensweisen mit 90-prozentiger Treffsicherheit vorhersagen konnten, welche Paare trotz aller Höhen und Tiefen zusammenbleiben und im Wesentlichen mit ihrer Verbindung zufrieden sein würden[4] (solche Paare nannten wir »die Meister der Liebe«) und welche sich scheiden lassen, sich trennen oder unglücklich zusammenbleiben würden (das waren die Beziehungen, die sich leider als »Katastrophe« erwiesen).

Wir fanden heraus, dass *die ersten drei Minuten* eines Streits eine Vorhersage ermöglichen, in welchem Zustand die Beziehung sechs Jahre später sein wird.[5]

Wir stellten fest, dass Paare bei Konflikten ein bestimmtes Verhältnis von positiven zu negativen Interaktionen aufrechterhalten mussten, um auf lange Sicht ineinander verliebt zu bleiben – und dass *außerhalb* von Konflikten die Zahl der positiven Signale sogar noch höher sein musste.[6]

Wir fanden heraus, dass Paare, die bei einer Auseinandersetzung die vier entscheidenden Verhaltensweisen an den Tag legten, die wir als »die vier apokalyptischen Reiter« bezeichnen, nämlich Kritik, Verachtung oder Geringschätzung, Mauern und Abwehr oder Rechtfertigung (*criticism, contempt, stonewalling, defensiveness*), dazu tendierten, sich durchschnittlich fünf Jahre nach der Eheschließung zu trennen.[7]

Aber wir haben auch festgestellt, dass »kein Streit« auch nicht die Lösung war. Denn es gab eine weitere Scheidungswelle einige Jahre nach dieser Fünfjahresgrenze. Diese Paare hatten es nicht mit den vier apokalyptischen Reitern zu tun. Vielmehr hatten sie gar nichts. Keine großen Konflikte, so viel war klar. Aber auch keinen Humor. Sie stellten einander keine Fragen. Hatten kein Interesse aneinander.

Wir fanden heraus, dass die Meister und Meisterinnen der Liebe keinen Bogen um Kontroversen machten. Aber sie hatten einen interaktiven Werkzeugkasten, der ihnen ermöglichte, einen Konflikt als ein gemeinsames Unterfangen anzugehen, nicht als Krieg. Und wenn jemand dabei verletzt wurde (was bei einem Streit auch den Besten passieren kann), wussten sie, wie sie das wieder in Ordnung bringen konnten.[8]

All dies fanden wir heraus – und noch *eine Menge* darüber hinaus. Und wir werden es Ihnen in diesem Buch darlegen. Wir beginnen damit, dass wir über den Kontext unserer Konflikte sprechen – das

»Setting« für sie, wenn Sie so wollen –, und das umfasst praktisch alles, was zu einem Streit führt, angefangen damit, wie wir erzogen wurden, aus welcher Kultur wir kommen und welche Metaemotionen wir haben: »Gefühle über Gefühle«, die unsere Beziehungen in überraschender Weise prägen. Wir werden darüber sprechen, wie die zwanglosen alltäglichen Interaktionen mit unseren Partnern uns für eine bestimmte Dynamik in einem Konflikt vorprogrammieren. Wir werden darüber sprechen, wie verblüffend es sein kann, dahinterzukommen, worüber wir eigentlich unter der Oberfläche *wirklich* streiten (mit anderen Worten: Sie streiten gar nicht über einen Welpen!). Und dann werden wir Sie durch fünf Konflikte führen, die deutlich zeigen, wo wir bei einem Streit in die Irre gehen und wie wir es besser machen können. Denn wir haben auch festgestellt, dass Menschen ihre Beziehung zum Guten verändern konnten – richtig streiten, besser lieben und sich tiefer miteinander verbinden konnten –, wenn sie praktische Instrumente auf wissenschaftlicher Grundlage an die Hand bekamen, die sie im Konfliktfall nutzen konnten.

Als unsere Tochter noch ein kleines Mädchen war, sagte sie einmal etwas, das uns unsere Mission verdeutlichte, als wir darüber nachdachten, wie und warum wir mit Paaren arbeiteten. Sie fragte uns, was wir denn im Love Lab machten – vielleicht irritierte es sie, dass wir ein ganzes Wochenende weggehen und ein Seminar für Paare leiten wollten, wo es ihr doch viel lieber gewesen wäre, wir wären zu Hause geblieben und hätten gemeinsam einen Ausflug mit einer Fähre gemacht und ihr ein Eis spendiert. Jedenfalls nahm sie uns in die Mangel und wollte ganz genau wissen, was wir denn bei dieser ganzen »Liebeswissenschaft« machten. Wir erklärten ihr, dass wir daran gearbeitet hatten, die wirksamsten Maßnahmen herauszufiltern, die Paare treffen konnten, um glücklich und verliebt zu bleiben – wenn sie das wollten –, damit wir sie an die Menschen weitergeben konnten. Wir sagten ihr, dass viele Paare – an bestimmten Stellen auch wir – eine Zeit durchmachen, in der sie sich anscheinend einfach nicht vertragen können.

»Was meinst du, was passiert, wenn Mamas und Papas sich die ganze Zeit streiten?«, fragten wir sie.

»Hm«, sagte sie, »ich glaube, dann gibt es keine Regenbogen im Haus.«

Wir waren beide still. *Keine Regenbogen im Haus.* Dieses kleine Mädchen hatte mit seinen vier Jahren gerade die perfekte Formulierung für die Mission unserer Arbeit geprägt. Stürme kommen immer – das lässt sich nicht vermeiden. Aber anschließend kann etwas Schönes geschehen. Doch zu einem Regenbogen kommt man nur, wenn man einen Sturm durchsteht.

Konflikte sind eine menschliche Konstante

Wir haben schon viel über die Liebe geschrieben: was sie ausmacht, woran sie zerbricht, was sie lebendig hält. Aber seit längerer Zeit haben wir einen großen Drang verspürt, uns damit zu befassen, *wie wir mit Konflikten umgehen.* Zu den Hauptgründen dafür gehört, dass unsere Auseinandersetzungen nirgendwohin führen. Die Daten sagen uns: Worüber Sie sich auch streiten mögen – Sie werden sich höchstwahrscheinlich immer darüber streiten. Die überwältigende Mehrheit der Konflikte, die wir mit unseren Partnern haben, ist also nicht flüchtiger Natur, situativ oder leicht lösbar – diese Kontroversen sind *ewig.*

Es gibt zwei Grundtypen von Auseinandersetzungen zwischen Paaren: **lösbare und ewige.** Ihre lösbaren Konflikte sind die, für die es irgendeine Art von Lösung gibt. Man kann sie in Ordnung bringen. Sagen wir, Sie fühlen sich ausgenutzt, weil Sie immer die Spülmaschine einräumen müssen, nachdem Ihr Partner das Abendessen gemacht und ein Schlachtfeld hinterlassen hat. Darüber streiten Sie sich vielleicht mit Ihrem Partner, wenn Sie den Punkt erreicht haben, an dem Ihnen der Kragen platzt (Anmerkung: Darüber, dass Sie über diese Art von Dingen reden sollten, bevor Sie in die Luft gehen, werden wir definitiv noch sprechen!), aber am Ende finden Sie wahrscheinlich irgendeine Lösung: Sie werden sich mit der Zubereitung des Essens und dem Aufräumen abwechseln, oder er wird auch das Aufräumen übernehmen, während Sie sich um andere anstehende Hausarbeiten kümmern. Es geht um ein logistisches Problem, das gelöst werden kann, wenn erst einmal alle wieder einen kühlen Kopf haben.

Bei ewigen Konflikten sieht es anders aus. Das sind die Probleme, die nie verschwinden. Sie stellen die Themen dar, über die wir immer wieder und wieder streiten, weil sie sich aus den tieferen Unterschieden zwischen uns speisen: Unterschieden in der Persönlichkeit, den Prioritäten, den Werten und Überzeugungen. Und wie hervorragend jemand auch zu Ihnen passen mag, *solche Unterschiede wird es immer geben.* Wir verlieben uns nicht in einen Klon von uns! Vielmehr fühlen wir uns oft zu Menschen hingezogen, die in vielfacher Hinsicht ganz anders sind als wir, zu Menschen, die uns nicht replizieren, sondern ergänzen.

Unter dem Strich sieht es so aus, dass die große Mehrheit unserer Probleme – 69 Prozent, um genau zu sein – ewiger Natur, also unlösbar, ist. Das ist sehr viel! Und es bedeutet, dass es bei einem Streit zwischen Ihnen und Ihrem Partner oder Ihrer Partnerin in der Mehrzahl der Fälle keine einfache Lösung oder leichte Antwort geben wird. Von diesen ewigen Konflikten münden 16 Prozent in eine festgefahrene Situation: Die Partner arbeiten sich Runde um Runde an denselben Themen ab und kommen nicht nur zu keinem Ergebnis, sondern erzeugen dabei immer mehr Verletzung, Wut und

Distanz. Und genau aus diesem Grund müssen wir die Art und Weise, wie wir streiten, so dringend verbessern. *Wie wir streiten* ist, wie schon gesagt, unsere Art zu kommunizieren und uns miteinander zu verbinden. Aber (und wir können das getrost sagen, weil wir im Lauf der Jahre so viele Paare untersucht und ihr Leben nachverfolgt haben) *wir machen das falsch*. Wir stürzen uns in den Kampf, verletzten einander, verpassen Chancen und durchlaufen den ganzen Zyklus dann wieder von vorn, wenn wir das nächste Mal über das gleiche altbekannte Thema streiten.

Auch dieser spezielle Moment in der Geschichte der Menschheit erfordert einen anderen Ansatz bei Konflikten. Paare sind, in der Zeit von Covid-Erkrankungen, mehr Stress und Belastungen ausgesetzt als jemals zuvor. Die Rate der häuslichen Gewalt ist seitdem stark angestiegen: Bei unserer internationalen Studie mit über 40 000 Paaren haben wir festgestellt, dass von den Paaren, die nach Therapie gesucht haben, *60 Prozent* in irgendeiner Form häusliche Gewalt erlebt haben. Und es gab weitere besorgniserregende statistische Ergebnisse: Bei diesen Paaren fanden wir ein hohes Maß an Angst (27 Prozent), Depression (46 Prozent) und Suizidalität (29 Prozent). Beinahe ein Drittel aller Paare hatte mit Problemen zu kämpfen, die mit Substanzmissbrauch zusammenhingen. Und 35 Prozent mussten mit den negativen Folgen einer Affäre fertigwerden.[9]

Unsere Welt scheint immer unsicherer zu werden, und viel zu oft lassen wir unseren Stress und unsere Ängste an den Menschen aus, die uns am nächsten stehen. Wenn wir uns mit dem Partner streiten, streiten wir nicht in einem Vakuum. Die Welt mischt mit. Bis wir an dem Punkt ankommen, an dem wir mit dem Partner oder der Partnerin aneinandergeraten, tragen wir oft schon sehr viele Lasten – unsere emotionale Bandbreite ist schmal, wir sind kognitiv überlastet, und das schränkt unsere Fähigkeit ein, sanft miteinander umzugehen. Wir tragen die Überreste des Tages in unsere Interaktionen hinein – die Sorgen und den Druck, die wir aushalten mussten und die uns in einer Weise belasten, derer wir uns vielleicht gar nicht bewusst sind. Und außerhalb unseres privaten Lebensraums wimmelt es nur so von Konflikten. Sie wuchern in der virtuellen Welt, in der die Form der Interaktion eine echte Verständigung zu einem äußerst seltenen Ereignis macht. Unsere Welt war noch nie so polarisiert wie heute.

Wir stehen an einem kritischen Punkt der Menschheitsgeschichte – einem Punkt, an dem wir quer durch alle Bereiche und auf allen Gebieten lernen müssen, unsere Abwehrmechanismen aufzugeben, uns zu öffnen und für Frieden und Verständigung zu kämpfen. Und das fängt zu Hause in unseren eigenen vier Wänden an. Unsere aus der Liebe geborenen Partnerschaften sind die Bausteine unserer größeren Gemeinschaften. Sie wirken sich prägend auf unsere Kinder, auf unsere Freundschaften und erweiterten Familien, auf unsere Kollegen am Arbeitsplatz aus. Sie beeinflussen unsere Fähigkeit, der Welt etwas zurückzugeben und Veränderungen zu bewirken. Sie wirken sich darauf aus, wie wir als Gesellschaft zusammenkommen. Wenn wir lernen, zu Hause besser zu streiten, können wir auch lernen, in unserer Gemeinde, über politische Gräben hinweg, in der Gesellschaft und sogar als Menschheit besser zu streiten.

Es ist menschlich, Konflikte zu haben. Es ist sogar *human*, Konflikte zu haben – oft ist es genau das Richtige, sich zu streiten. Aber dabei müssen wir die besten Seiten unseres Menschseins einbringen.

Wenn wir streiten, sollten wir versuchen, etwas Besseres hervorzubringen. Das ist letztlich das Ziel von Auseinandersetzungen: etwas Besseres für Sie selbst, für Sie und Ihren Partner oder Ihre Partnerin als Paar und für die Welt zu erschaffen. Konflikte müssen uns nicht voneinander trennen. Streit und Frieden schließen sich nicht gegenseitig aus. Wir können durch Konflikte Frieden erreichen. Wir können Freundlichkeit und Sanftheit mit Streit kombinieren. Wir können uns *aufgrund von Streit* nahekommen. Aber damit uns das gelingt, müssen wir bis in den innersten Kern unserer Konflikte vorstoßen.

Als Menschen haben wir eine solche Tiefe. Wir sind nicht einfach nur das, was man an der Oberfläche sieht – das Haar und die Haut und die Kleidung. Wir sind nicht einmal die Persönlichkeiten, die wir nach außen hin darstellen. In uns gibt es unterirdische Räume. Wir haben Flüsse und Wasserfälle und Felswände in uns, tiefe Täler, die wir vielleicht nicht einmal selbst vollständig erkundet haben. Und häufig fürchten wir uns, diesen Teil unserer selbst in Beziehungen zu zeigen. Wir haben das Gefühl, wir müssten unsere »besten Seiten« herauskehren, um das Herz eines anderen zu gewinnen. Deshalb halten wir die Tür zu dieser komplizierten Innenwelt geschlossen. Wenn wir erst einmal im Dickicht einer ernsthaften Beziehung angekommen sind, kommen diese Teile allmählich zum Vorschein. Am häufigsten platzen sie in einem Konflikt aus uns heraus und überraschen nicht nur unseren Partner oder unsere Partnerin, sondern auch uns selbst. Diese lange tief in uns vergrabenen oder unterdrückten Teile unserer selbst – die Bedürfnisse und Träume und Emotionen, die wir kleingehalten haben – flackern in der Hitze des Gefechts auf. Und sie können das ganze Haus niederbrennen.

Aber das muss nicht sein.

Konflikte können heftig und chaotisch werden. Dann durchleben Menschen alte Schmerzen und Traumata erneut. Wir fallen so leicht in alte Muster zurück – wir werden von unseren Gefühlen, unserer Vergangenheit, unseren alten Verletzungen gekapert und überwältigt. Aber wenn Sie zu dem vordringen können, was darunter liegt, tun sich Verständnis und Mitgefühl auf.

Unsere Hoffnung für Sie und Ihren Partner oder Ihre Partnerin ist, dass Sie beim Lesen dieses Buches dahin gelangen, Ihre Konflikte als große Chance zu begreifen. Dass Sie eine tiefere Einsicht in Ihre eigene Streitkultur gewinnen und sehen, woher sie kommt. Dass Sie lernen aufzudecken, worüber Sie *eigentlich* streiten, damit Sie zum Kern der Sache vorstoßen und einander durch Ihre Konflikte besser verstehen lernen. Wir hoffen, Sie werden am Ende ein klares Verständnis davon gewonnen haben, welche die wichtigsten fünf Fehler sind, die wir beim Streiten mit unseren Liebsten begehen, und wie wir *selbst in der Hitze des Gefechts* umschwenken und es richtig machen können. Und wir hoffen, Sie werden es schaffen, ein bisschen Humor und Leichtigkeit in Ihre Auseinandersetzungen zu bringen – das kann erheblich helfen.

Konflikte machen nicht immer Spaß, dieses Buch aber hoffentlich schon.

ERSTER TEIL

Grundkurs Konflikte

Warum wir streiten

Was ist gerade los?«, fragt er, als sie gleichzeitig sagt: »Worüber möchtest du reden?«

Beide lachen.

Das Paar sitzt dicht nebeneinander auf seinem bequemen Bett, an blütenweiße Kissen gelehnt, und schaut in die Kamera. Zunächst sind sie einander leicht zugewandt, beide wirken warmherzig und entspannt – vielleicht ein klein wenig nervös darüber, dass sie gefilmt werden. Wir haben sie gebeten, die Kamera ihres Laptops einzuschalten, mit der Aufnahme zu beginnen und dann einfach darüber zu reden, wie ihr Tag läuft. Das ist alles.

Dabei werden sie von unserem KI-Programm beobachtet. Dieses Programm wurde zu dem Zweck entwickelt, unsere Therapeuten und Paare mit Gottman-Training zu unterstützen, die ihre Beziehung zu Hause unter die Lupe nehmen wollen – damit wir erhellende Daten darüber gewinnen können, wie Partner bei zwanglosen Interaktionen und in Konflikten aufeinander reagieren. Die künstliche Intelligenz kann anhand subtiler Veränderungen des Hauttonus ihre Herzfrequenz erkennen. (Bei Vergleichsstudien stellten wir fest, dass sie ebenso exakt wie ein Pulsoximeter ist.) Mithilfe von maschinellem Lernen codiert die KI Emotionen und ordnet Sekunde für Sekunde beide Partner auf einem Spektrum von zehn möglichen emotionalen Kategorien ein. Und sie beurteilt auf einer Skala von 0 bis 100 Prozent, wie viel Vertrauen jeder gerade in den anderen hat.

Die KI – entwickelt von unseren brillanten Kollegen Rafael Lisitsa und Vladimir Brayman – sammelt all diese Daten, während das

Paar sich kurz über seine Arbeitswoche sowie darüber unterhält, wie sehr es sich auf das Wochenende und die Chance freut, sich zu entspannen. Bislang hat die KI die Interaktionen der beiden als von »neutral« zu »interessiert« fortschreitend codiert. Beide sind entspannt – die Herzfrequenz liegt etwa bei 90. Das Maß an Vertrauen ist ziemlich hoch.

Dann sagt sie: »Ach, übrigens, ich habe meinen Eltern gesagt, sie könnten in unserem Schlafzimmer übernachten, wenn sie dieses Wochenende zu Besuch kommen. Wir schlafen auf der Couch.«

Es entsteht eine Pause.

»Du hast ihnen das schon gesagt?«, erkundigt er sich.

»Ja«, sagt sie ein bisschen abweisend. »Sie sind meine Eltern. Ich …«

»Du weißt, dass ich auf der Couch nicht gut schlafe.«

»Ach komm.« Sie verdreht die Augen. »Es ist nur über das Wochenende, das ist doch keine große Sache.«

»Ich will eben in Hochform sein für deine Eltern. Ich will nicht grummelig sein, weil ich …«

»Als wärst du jemals in Hochform für meine Eltern. Darum …«

»Wow.« Seine Stimme klingt verletzt und sarkastisch. »Okay.«

»Warum machst du so ein Gesicht? Du weißt, dass das stimmt!«

»Hey, ich versuche, mir Mühe zu geben für deine Eltern, und …«

»Ach ja? Und warum hast du dann drei Jahre dafür gebraucht? Ist *das* jetzt das entscheidende Wochenende?«

»Drei Jahre? Du meinst, ich hätte mir drei Jahre lang keine Mühe gegeben?«

Von hier an steigt die Temperatur der Interaktion rapide an. Sie fallen sich gegenseitig ins Wort, reden gleichzeitig. Sie wirft ihm vor, ihren Vater kürzlich bei einem Telefonat zum Weinen gebracht zu haben. Er versucht, sich zu verteidigen.

»Du *musstest* einfach eine höhnische Bemerkung einfließen lassen, nicht wahr?«, sagt sie. »Während ich ihm einfach nur zum Geburtstag gratulieren wollte.«

»Ich wollte bloß witzig sein!«, schreit er.

Die KI registriert, dass der Puls bei beiden ansteigt – seiner mehr, bis auf 195 Schläge in der Minute. Das Vertrauen ist in den Keller gerutscht, seines wird bedenklich niedrig, sinkt auf unter 30 Prozent. Die Emotionen werden bei beiden immer negativer beurteilt. Die Interaktion geht schnell in den feindseligen Bereich, sie greift an, er rechtfertigt sich, und beide sprechen verächtlich miteinander. Keine 30 Sekunden später wendet sich das Paar voneinander ab, erschöpft und aufgebracht, und gibt das Gespräch ganz auf. Als das von der KI festgehaltene Video abbricht, starren beide in entgegengesetzter Richtung in die Luft.

Konflikte »codieren«

Die beiden, von denen gerade die Rede war, sind ein echtes Paar, das sich bereit erklärt hat, an einem noch im Aufbau befindlichen neuen Programm teilzunehmen, das genau solchen Paaren helfen soll: normalen Paaren, die in eine schwierige Phase (oder ein schwieriges Jahr ... oder Jahrzehnt) geraten sind und etwas Unterstützung und Anleitung brauchen.

In den letzten Jahren hat die Nachfrage nach gut ausgebildeten Therapeuten und Therapeutinnen – beschleunigt durch die Covid-19-Pandemie – das vorhandene Angebot weit überschritten. Außerdem kann es für Partner, die beide voll berufstätig sind und vielleicht noch für kleine Kinder oder sonstige Familienmitglieder zu sorgen haben, schwierig sein, jemanden außer Haus aufzusuchen. Eine Menge Paare, die professionelle Unterstützung sehr gut gebrauchen könnten, verzichten aus unterschiedlichen Gründen darauf.

Wir wollten einen Weg austüfteln, wie wir Paaren, die zu kämpfen haben, unmittelbar Beistand leisten können. Und wir haben bei sehr vielen Paaren gesehen, dass sie zu kämpfen haben. Daher machten wir uns an die Arbeit und entwarfen eine Plattform, zu der Paare über das Telefon, einen Laptop oder ein Tablet Zugang bekamen; es sollte ein Ort sein, an dem sie Anleitung und Hilfsmittel finden konnten. Dafür brauchten wir eine KI, die Paare in Interaktion beobachten und wie ein erfahrener, gut ausgebildeter Therapeut die Anzeichen und Signale dafür identifizieren kann, dass ein Gespräch in den toxischen Bereich abgleitet. Therapeutinnen werden darin geschult, nach diesen Anzeichen Ausschau zu halten: subtile Hinweise in der Körpersprache und in der Physiologie, im Tonfall, in der Wortwahl und in vielem mehr. Konnte ein Computer so programmiert werden, dass er derart sensibel war?

Kurz gesagt: Ja. Und in Bezug auf das Codieren von Konflikten hat die KI nicht nur ebenso gut abgeschnitten wie die Menschen, sondern sie sogar noch übertroffen.

Viele der Daten und Beobachtungen über Paare in Auseinandersetzungen stammen aus unserer jahrzehntelangen Arbeit im Love Lab und aus weiteren wichtigen und bahnbrechenden Studien von uns selbst oder anderen. Aber jetzt bekommen wir sogar noch präzisere und detailliertere Informationen von der KI, die wir mithilfe von Johns Codierungssystem für Emotionen trainiert haben, das SPAFF heißt, die Abkürzung für *Spezifisches Affektcodierungssystem*.[10]

Als John mit seiner Forschungsarbeit zu Paaren begann, gab es auf dem Gebiet der Psychologie schon reichlich Schwierigkeiten, konsistente Muster in der Persönlichkeit und im Verhalten eines einzelnen Individuums herauszufiltern, von zweien gar nicht erst zu reden. Es herrschte allgemein die Überzeugung, Studien über Paare wären zu unzuverlässig, um von wissenschaftlichem Nutzen zu sein. Schon ein Individuum allein zu untersuchen war angeblich so unzuverlässig, dass die Untersuchung von zwei Personen die Unzuverlässigkeit verdoppeln und sie somit exponentiell steigern würde. John als alter Mathematiker machte sich daran, das zu widerlegen.

Er begann, nach Verhaltensmustern bei Individuen und Paaren zu suchen – genauer gesagt nach *Interaktionssequenzen*, die Auskunft darüber geben konnten, wie glücklich ein Paar insgesamt war und wie weit seine Beziehung gut lief (oder auch nicht).[11] Anhand einer Reihe von wissenschaftlichen Beobachtungsstudien erarbeiteten er und seine Kollegen ein Codierungssystem, das jede mögliche Nuance einer Interaktion zwischen zwei Menschen maß: Gesichtsausdruck, Tonfall, Sprache und Rhetorik, physische Signale und mehr. Er und sein Forschungspartner Robert Levenson entwickelten Methoden, mit denen an den Studien beteiligte Paare ihre eigenen Erfahrungen während Streitgesprächen selbst beurteilen konnten, was noch mehr entscheidende Daten darüber ergab, wie die Menschen ihre Konflikte erlebten und ob sie eine Wirkung erzielten, die ihren Absichten entsprach. Durch die Langzeitbeobachtung dieser Paare ließ sich nachverfolgen, wie sich diese codierten Interaktionssequenzen zwischen Partnern zum Ergebnis ihrer Beziehung verhielten: Trennte sich das Paar? Blieb es zusammen? Und wenn es zusammenblieb, war es glücklich oder unglücklich?

John untersuchte alle drei Gruppen und sammelte Daten zu Paaren, die sich scheiden ließen, die glücklich verheiratet blieben und solchen, die unglücklich weiter zusammenlebten. Und diese Daten waren alles andere als unzuverlässig.

John stellte fest, dass die Interaktionen zwischen zwei Partnern über lange Zeiträume hinweg unglaublich stabil waren und eine hohe Aussagekraft für die Zukunft ihrer Beziehung hatten. Mithilfe von SPAFF zur Codierung der Interaktionen zwischen zwei Partnern konnte John *mit mehr als 90-prozentiger Treffsicherheit* die Zukunft der Beziehung vorhersagen.[12] Und einen gewaltigen Anteil an dieser Vorhersage hatte dessen Verhalten in Konfliktsituationen.

Zu den Kernstücken von Johns Beziehungsstudien gehörte die sogenannte Konfliktaufgabe, bei der Partner gebeten wurden, sich ein aktuelles Streitthema auszusuchen und darüber zu diskutieren. Dieser Streit wurde aufgenommen, und anschließend befasste sich ein Team von Wissenschaftlern mit dem Material und war bestrebt, jeden Ausdruck und jede Interaktion bis auf die Hundertstelsekunde genau zu codieren. Das ist eine anspruchsvolle Arbeit, und unsere Wissenschaftler mussten außerordentlich gut geschult sein, um das akkurat machen zu können. Die anderen Codierungssysteme für die Beobachtung von Verhalten und Interaktionen vor SPAFF beruhten auf *visuellen Hinweisen* – sie beachteten Handlungen und Ausdrücke, also Elemente menschlichen Verhaltens, die man visuell wahrnehmen kann. Das Problem ist, dass dabei jede Menge entscheidender Kontext verloren geht. Was ist mit der Stimmlage? Eine Dur-Tonart deutet auf positive Emotionen hin, während eine Moll-Tonart auf das Gegenteil verweist. Wie steht es um die Betonung mancher Wörter im Verhältnis zu anderen? Wir nennen das ein *paraverbales Signal*: Der gleiche Satz kann, abhängig von der Betonung einzelner Wörter, entweder Frustration oder Flexibilität kommunizieren – und das muss berücksichtigt werden. Und wie sieht es mit kulturellen Unterschieden im Sprachgebrauch oder der Körperlichkeit aus? Unser Codierungssystem bezieht ein, dass Emotion in interaktiver Weise über *alle* Kommunikationskanäle hinweg übermittelt wird.

Es hat sich herausgestellt, dass 70 Prozent der Information über Emotion in der Sprache enthalten ist – in der Syntax und der Semantik. Anders gesagt: in den spezifischen Wörtern, die Sie bei der Kommunikation wählen, und in der Art und Weise, wie Sie sie sagen. Andere Signale (physische wie der Gesichtsausdruck) interagieren in nichtlinearer Weise mit der Sprache. Als Menschen sind wir sehr komplex, und jegliches System, das unser Verhalten codieren will, muss ebenso komplex sein. Wenn man die Emotionen bei einem Streit codieren will, muss man unglaublich sensibel sein. Man muss die Bedeutung der Wörter kennen. Die Worte im Kontext verstehen. Die Kultur begreifen, in der man sich bewegt. Man muss die Musik in den Worten hören: Tonhöhe, Lautstärke, Klangfarbe, Tempo und Betonung. Das ist eine Menge! Aber erstaunlicherweise kann die KI, die mit Johns Codierungssystem trainiert wurde, exakt das duplizieren, was kulturell geschulte wissenschaftliche Beobachter leisten können. Die KI hat von Anfang an dem entsprochen, was Menschen beim Codieren erreichen können. Und im Lauf der Zeit wurde sie durch maschinelles Lernen immer besser, bis sie schließlich so gut war wie die besten menschlichen Beobachter.

All das soll heißen: *Die KI ist extrem gut bei dieser Analyse*. Wenn wir ein Paar haben, das wie unser junges Paar von vorhin bei seinem Streit über die Schlafcouch dasitzt und das iPad mit eingeschalteter Videokamera vor sich hat, sammelt die KI unersetzliche Daten, und zwar besser als selbst die erfahrensten professionellen Beobachter – sie synchronisiert sogar die Codierung der Affekte mit der Physiologie der einzelnen Partner. Die »Aufschlüsselung« dieses Streits, die wir von der KI bekamen, war außerordentlich präzise. Und gerade dieser Streit eignet sich hervorragend für eine eingehende Analyse, weil er praktisch alles enthält, was wir in Konflikten tendenziell machen.

Ein »lehrbuchmäßiger« Streit

Wir haben uns aus einem einfachen Grund dafür entschieden, diese Auseinandersetzung hier am Anfang des Buchs vorzustellen: Sie ist ein Klassiker. Sie illustriert alle wichtigen Elemente eines typischen Streits zwischen Paaren:

- **Es geht um so gut wie nichts.** In einem Moment haben wir ein angenehmes Gespräch über unsere Woche, im nächsten sind wir mitten in einem Krieg.
- **Sie geht sehr schnell in einen schwierigen Konflikt über (Eskalation).** Die KI hat diese Steigerung der Interaktion zu einem voll entwickelten Konflikt in weniger als einer Minute aufgezeichnet.
- **Niemand hört zu.** In diesem Dialog sehen wir keinerlei Raum für eine Verständigung. Er besteht nur aus Angriff und Verteidigung. Er sieht weniger nach einem Gespräch aus als nach einem Duell zwischen zwei Personen mit dem Schwert.
- **Sie enthält alle vier »apokalyptischen Reiter«:** die negativen Kommunikationsmuster, die das Ende der Beziehung nach einiger Zeit vorhersagen:
  - Kritik (»Warum hast du drei Jahre gebraucht, um dir im Umgang mit meinen Eltern Mühe zu geben?«)
  - Verachtung (»Du musstest einfach eine höhnische Bemerkung einfließen lassen, nicht wahr?«)
  - Rechtfertigung (»Ich wollte bloß witzig sein!«)
  - Mauern (Am Ende des Streits verschließt sich der Mann, geht völlig aus der Verbindung heraus und reagiert nicht mehr.)
- **Es gibt eine Affektüberflutung.** Das heißt, bei Konflikten kapern die Emotionen das Nervensystem, was zu einer Überwältigung und letztlich zum gerade konstatierten Mauern führt. Die KI verzeichnete eine schnelle und heftige physiologische Reaktion, vor allem beim Mann, als die Auseinandersetzung eskalierte; bei Männern sieht das im Durchschnitt so aus, dass es ausgehend von etwa 90 Herzschlägen pro Minute zu einer Spitze mit 195 Schlägen pro

Minute kommt – das ist ein wichtiger Indikator für eine Affektüberflutung.

- **Die negativen Interaktionen werden schnell zahlreicher als die positiven.** Wenn Paare auf lange Sicht glücklich sein wollen, müssen sie bei Konflikten ein bestimmtes Verhältnis von positiven zu negativen Interaktionen aufrechterhalten. Dieses Verhältnis liegt bei *5:1*: Es bedarf fünf positiver Interaktionen für jede negative. Bei diesem Streit wird die Interaktion fast sofort zu 100 Prozent negativ.
- **Es gibt sehr wenige Versuche einer Kurskorrektur – wenn überhaupt.** Zu den wichtigsten Maßnahmen von Meistern und Meisterinnen der Liebe, einen Konflikt in der Spur zu halten, gehören Versöhnungsversuche nicht erst nach einem Streit, sondern schon währenddessen. Wie es vielen von uns geht, wenn die Wogen hochgehen und die Emotionen sich aufschaukeln, sind die beiden weder willens noch imstande, sich um ein Einlenken zu bemühen. Hier wird nur zerstört.
- Und schließlich … **es geht um die Schwiegereltern!** Das kommt wahrscheinlich uns allen bekannt vor.

Damit Sie eine bildliche Vorstellung von dem Paar haben, hier ein paar Stichpunkte: Die beiden sind Ende 20. Ihre Beziehung ist relativ neu, denn sie sind erst seit rund zwei Jahren verheiratet. Sie hat lange blonde Haare, die sie im Stil von Joni Mitchell trägt, und einen schmalen goldenen Ring in der Nase. Er hat schulterlanges dunkles Haar, durch das er wiederholt langsam mit den Fingern fährt, als er zu Beginn des Gesprächs ruhig in den Kissen lehnt, dann mit der Zeit mit wachsender Aufregung immer schneller. Als sie wütend wird, beugt sie sich zu ihm hinüber. Ihre Körpersprache ist aggressiv. Sie blickt ihn eindringlich an, fokussiert sich auf sein Gesicht, während sie ihm ihre Kritik entgegenschleudert, und kann kaum seine

Antwort abwarten, ehe ihr nächster Vorwurf folgt – eine endlose Litanei all seiner bisherigen Verfehlungen –, und sie macht ihrem aufgestauten Groll Luft, den sie bisher nicht loswerden konnte. In die Defensive gedrängt, rettet er sich in Sarkasmus. Anscheinend fühlt er sich von dem Gespräch in die Enge getrieben, denn man kann förmlich sehen, wie sich die Räder in seinem Kopf drehen, als er erkennt: »Hier komme ich nicht raus.«

Am Ende des Streits haben sie nichts erreicht.

Sie versinken beide in Schweigen und schütteln niedergeschlagen den Kopf.

Aber sie sind hier und nutzen die App, weil sie sich nicht geschlagen geben wollen. Sie wissen, dass etwas falsch läuft, und sie versuchen, es in Ordnung zu bringen. Sie wollen einander nicht aufgeben und ihr gemeinsames Leben auch nicht. Sie wollen, dass es besser wird. Aber sie werden von der Frage gequält, mit der so viele Paare zu uns kommen: *Warum sind wir so?*

Wir könnten Ihnen hundert Gründe dafür nennen, dass wir streiten. Aber schauen wir uns einfach mal die Hauptgründe an.

»Gegensätze ziehen sich an« und andere Gründe, warum wir zum Streiten verurteilt sind

Es gibt ja den bekannten Spruch: *Gegensätze ziehen sich an*. Und wie sich inzwischen herausgestellt hat, ist er auch wissenschaftlich korrekt.

Wir werden tatsächlich von der »Chemie« beeinflusst, wie der Schweizer Biologe Claus Wedekind in einer Studie über Geruch, Attraktivität und genetische Unterschiede nachgewiesen hat.[13] Claus Wedekind suchte sich 100 heterosexuelle Teilnehmende aus – je zur Hälfte Männer und Frauen –, die speziell mit Blick auf genetische

Verschiedenheit gewählt wurden. Die Männer bekamen saubere T-Shirts, sollten sie zwei Nächte lang zum Schlafen tragen und dann ungewaschen ins Labor zurückbringen. Dann kamen die Frauen ins Spiel: Jede sollte den Geruch von sechs T-Shirts bewerten. (Würden Sie bei dieser Studie mitmachen?) Die Probandinnen gingen von einem T-Shirt zum nächsten, schnupperten an jeder Probe und sollten sie danach beurteilen, wie »intensiv, angenehm und sexy« sie roch. Außerdem sollten sie sagen, welchen Geruch sie insgesamt am attraktivsten fanden.

Die Ergebnisse waren faszinierend. Fast alle Frauen bevorzugten den Geruch von T-Shirts, die von Männern mit einer bestimmten Gensequenz getragen worden waren, die sich *maximal von ihrer eigenen entsprechenden Gensequenz unterschied*. Die Gengruppe, auf die sich Wedekind dabei konzentrierte, heißt MHC oder *major histocompatibility complex* (Haupthistokompatibilitätskomplex). Warum ist er wichtig? Weil er ein entscheidender Faktor beim menschlichen Immunsystem ist. Wenn Eltern sehr unterschiedliche MHC-Gene haben, sind ihre Nachkommen bei der Abwehr von Viren und anderen Krankheitserregern im Vorteil. Sie haben einen besseren Schutzschild. Anders ausgedrückt: Sich mit jemandem zusammenzutun, der genetisch von einem selbst *verschieden* ist, ist ein tief verwurzelter biologischer Überlebensmechanismus des Menschen.

Daraus folgt, dass wir vielleicht häufig schon deshalb in Konflikte mit unseren Partnern geraten, weil wir jemanden ausgesucht haben, der ganz anders ist als wir selbst – wir sind so programmiert! Tatsächlich sind **Persönlichkeitsunterschiede** für die große Mehrzahl von Paarkonflikten verantwortlich. Wie schon in der Einleitung erwähnt, sind die meisten unserer Kontroversen (69 Prozent) *ewig*, nicht lösbar – wir haben über die gesamte Dauer der Beziehung hinweg mit ihnen zu tun.[14] Ewige Probleme zwischen Partnern ergeben sich typischerweise aus Unterschieden in der Persönlichkeit und der bevorzugten Lebensweise. Je mehr Paare die Unterschiede des jeweils anderen akzeptieren können, desto besser, aber oft begehen wir den Fehler, den Partner an uns selbst angleichen zu wollen und ihn dann zu kritisieren, wenn das nicht klappt. Gerade die Unterschiede, die einst so verlockend waren und uns magnetisch angezogen haben, werden dann zu den dauerhaftesten Reibungspunkten.

Aus »Ich fand seine Spontaneität so anziehend« wird dann »Warum kannst du nicht einfach mal einen Plan machen und dich daran halten?«

»Sie hat mich mit ihrer kontaktfreudigen Art und ihrem wunderbaren Sinn für Humor gewonnen« verwandelt sich in »Musst du wirklich mit allen Leuten auf der Party reden? Du hast doch ganz klar mit diesem Burschen geflirtet, oder?«

Selbst wenn Sie kein klassisches Paar vom Typ »Gegensätze ziehen sich an« sind, sind Sie gegen diese Kategorie von Konflikt nicht gefeit. Wir sehen sehr viele Beispiele für das, was wir »aufgedeckte Gegensätze« nennen: Sie und Ihr Partner oder Ihre Partnerin scheinen sich sehr ähnlich zu sein, und es dauert eine ganze Weile, bis man auf die Unterschiede stößt. Aber sie sind da. Nehmen wir beispielsweise ein Paar, mit dem wir gearbeitet haben: Beide waren Künstler – er Maler, sie Sängerin –, und ihre künstlerische Arbeit und der kreative Prozess brachten sie zusammen. Aber sie war extrovertiert und bekam sehr viel Energie und künstlerische Anregung durch die Interaktion mit anderen; er war introvertiert und brauchte viel Zeit für sich allein sowie Ruhepausen. Diese Menschen fühlten sich aufgrund gemeinsamer Interessen, eines ähnlichen Hintergrunds und Lebensstils zueinander hingezogen, aber sie hatten eben auch entgegengesetzte Persönlichkeiten und Bedürfnisse – ein sehr häufiges Szenario.

Häufige Konfliktquellen sind auch **große Veränderungen im**

Leben, beispielsweise wenn Paare Eltern werden. Die Ankunft eines Babys gilt als freudiges Ereignis, aber aus unserer Forschung über frisch verheiratete Paare geht hervor, dass drei Jahre nach der Geburt eines Babys bei unglaublichen 67 Prozent die Gesamtzufriedenheit deutlich niedriger liegt als vorher und es stattdessen einen steilen Anstieg der gegenseitigen Feindseligkeit gibt.[15] Anders gesagt: Sie streiten mehr. Ein Baby ist ein besonders großes Thema, aber jede Art von Veränderung kann zu Konflikten mit dem Partner führen, besonders wenn dadurch Bedürfnisse, Träume, Überzeugungen und Werte unter Druck geraten. Etwa wenn Sie einen Elternteil im Alter bei sich aufnehmen. Oder einen neuen, anspruchsvollen Job antreten. Oder umziehen. Wenn eine große Veränderung der finanziellen Situation eintritt. All das bringt natürlich das Leben einfach mit sich – gerade deshalb ist es so wichtig, dass wir lernen, gut mit Konflikten umzugehen.

Und wir streiten auch nicht in einem Vakuum. Der allgemeine **Lebensstress** ist ein gewaltiger Faktor bei der Frage, wie oft wir streiten und wie dieser Streit dann verläuft. Ob wir in ein Büro gehen, von einem Schreibtisch im Schlafzimmer aus mit Zoom arbeiten oder den ganzen Tag lang Kinder betreuen – wir bringen den Stress und die Sorgen des Tages in unsere Interaktionen mit dem Partner mit.[16] Im Jahr 2004 hat unser Kollege Robert Levenson eine Studie mit dem Titel »The Remains of the Workday« (die Überbleibsel des Arbeitstages) durchgeführt, in der er untersuchte, wie der »Rückstand« des Tages in die ehelichen Interaktionen einsickert. Die Studie fokussierte sich auf Polizeibeamte und ihre Ehepartner. Die Arbeit von Polizisten bringt ein sehr hohes Maß an Stress mit sich, daher gewährte die Studie einen besonders aufschlussreichen Einblick in die Art und Weise, wie Arbeitsstress und Erschöpfung sowohl die *physiologischen als auch die subjektiven Komponenten* ehelicher Interaktionen beeinflussen können. Anders ausgedrückt: Man sah in der Studie, wie der Körper messbar auf Konflikte reagierte und wie die Teilnehmenden ihre eigenen Erfahrungen während dieser Auseinandersetzung nachträglich beurteilten. Levenson ließ die beteiligten Paare einen Monat lang täglich Einträge in ein »Stresstagebuch« machen, gleichzeitig kamen sie einmal in der Woche ins Love Lab und interagierten ganz normal – unterhielten sich beispielsweise darüber, wie ihr Tag gewesen war – und wurden dabei von ihm und seinen Kollegen beobachtet.

Das Ergebnis war, dass die Interaktionen zwischen den Partnern an Tagen mit hohem Stressniveau weitaus mehr von Disharmonie geprägt waren. Beide Partner waren physiologisch stärker erregt (oder »überflutet«, sie hatten einen schnelleren Puls, einen höheren Blutdruck und Stresshormonspiegel und mehr Anzeichen für eine Übererregung des Nervensystems), und bei ihrer Selbsteinschätzung berichteten sie von mehr negativen und weniger positiven Gefühlen. Besonders Männer wurden von körperlicher Erschöpfung beeinträchtigt – ihre Kurve für »Überflutung« stieg sogar noch stärker an, wenn sie sich ausgepowert fühlten. All das weist ziemlich eindeutig auf die Tatsache hin, dass unsere Alltagserfahrungen draußen in der Welt (oder im Homeoffice im Schlafzimmer oder Büro) ganz entschieden in unsere Beziehungen hineinwirken. Wenn wir Stress bei der Arbeit haben (oder bei der Kinderbetreuung, falls das Ihre Aufgabe ist), geraten wir mit höherer Wahrscheinlichkeit in Konflikte mit unseren Partnern *und* haben bei diesen Kontroversen eher damit zu kämpfen, unsere Gefühle zu regulieren, werden leichter physiologisch überflutet und von Affekten überwältigt.

Aus all diesen Gründen – und noch weiteren – kommt es dazu, dass wir Konflikte haben. Aber einer der Hauptgründe dafür, dass Auseinandersetzungen eskalieren, ganz gleich, welche Ursache sie haben oder um welches Thema es geht, ist ein einziger gemeinsamer Faktor: Es fällt uns sehr schwer, mit negativen Emotionen umzugehen. Besonders mit denen unseres Partners oder unserer Partnerin. Wir fühlen uns angegriffen, wir werden defensiv, wir unterdrücken negative Emotionen, bis sie explodieren. Konflikte gehören zum Leben, ja, und ein gewaltiger Teil des richtigen Streitens besteht darin, dass wir lernen, mit negativen Emotionen umzugehen und sie zu besprechen – sowohl die unseres Gegenübers als auch unsere eigenen.

Fürchten Sie sich nicht vor Ärger und Konflikten

Als John Mitte der 1980er-Jahre seine Studien mit frischvermählten Paaren begann, war er sich nicht sicher, was die Daten zeigen würden. Allerdings glaubte er, dass er tatsächlich Muster in ihren Verhaltensweisen und Interaktionen finden würde, die Licht ins Dunkel der Frage bringen würden, warum manche Paare zusammenbleiben und glücklich sind und warum das anderen nicht gelingt. Und er hatte recht. So war es. Aber zu den faszinierenden Eigenschaften wissenschaftlicher Untersuchungen gehört, dass man häufig ein Experiment mit Thesen darüber beginnt, was man herausfinden wird, und dann in der Hälfte der Fälle, wenn nicht noch mehr, völlig danebenliegt. Im Love Lab musste John feststellen, dass er in rund 60 Prozent der Fälle falschlag! Aber das Wunderbare an der Wissenschaft ist, dass man aus seinen Fehlern ebenso wertvolle Informationen gewinnen kann wie aus korrekten Annahmen.

Hier zwei Beispiele für Vermutungen, von denen John dachte, sie könnten zutreffen, die jedoch von den Daten nicht bestätigt wurden:

1. Ärger ist eine gefährliche Emotion.
2. Eine Menge Streit zu Beginn einer Beziehung ist ein schlechtes Zeichen.

Nehmen wir uns die zweite zuerst vor: Man könnte meinen, Konflikte in der Anfangsphase einer Beziehung seien ein Vorzeichen, dass es für dieses Paar ein böses Ende geben wird – aber das stimmt nicht. Vielmehr ist es genau umgekehrt.

Als wir das Leben von Paaren über Jahre hinweg verfolgten, stellten wir fest, dass viele unserer Neuvermählten, die in den ersten Jahren ihrer Ehe mehr Konflikte ausfochten, im Lauf der Zeit im Vergleich zu vielen Paaren mit wenigen Auseinandersetzungen eine stärkere und glücklichere Beziehung hatten. Warum?

Es stellte sich heraus, dass sich bei diesen Paaren (die bei dieser Studie alle heterosexuell waren) die Frauen sicher genug fühlten, um ihren Männern gegenüber schwierige Themen anzusprechen, anders als die Frauen in einigen der anderen Beziehungen, die sich fürchteten, das zu tun. Das ging nur in eine Richtung: von der Ehefrau zum Ehemann. Wenn Konflikte dadurch entstanden, dass die Frauen Probleme ansprachen, erwies sich die Beziehung als stärker und glücklicher. In der Forschung hat man das »negativer Affekt der Ehefrau« genannt – das klingt nach etwas Schlechtem, bedeutete aber langfristig Gutes für die Beziehung.[17] Die Neuvermählten ohne Kontroversen standen nach außen hin zunächst besser da, aber wenn wir diese Paare später interviewten, stellte sich heraus, dass viele der Frauen ihre Bedürfnisse unterdrückten, statt sie auszudrücken, was zu einer Art Fassade der Friedfertigkeit führte, die jedoch tiefer liegende Probleme verbarg – das waren Frauen, die sich vor einem Wutanfall oder vor dem Verlassenwerden fürchteten und einfach nichts Kritisches ansprachen. Tatsächlich waren die Beziehungen mit wenigen Konflikten fragiler; was anfangs wie ein *positiver* Indikator ausgesehen hatte, war in Wirklichkeit ein negativer.

Das bringt uns zu einem Aspekt unseres Codierungssystems, der uns zu einer faszinierenden Entdeckung über Ärger *oder Wut* geführt hat.

Das SPAFF-Codierungssystem erfordert, dass alles, was unsere Mitarbeiter (oder jetzt unsere KI!) beobachten, als *positiv* oder *negativ* eingeordnet wird. Auf diesem Wege sind wir zu dem 5:1-Verhältnis von positiven versus negativen Interaktionen in Konflikten gelangt. Aber als wir die Daten unserer Untersuchungen analysierten, gewannen wir allmählich immer feinkörnigere Informationen über die Natur der Negativität. Und so wurde klar: *Nicht alles, was im Augenblick als negativ codiert wurde, war auch auf lange Sicht negativ.* Beispielsweise Ärger. Er war nicht negativ! Als wir dasaßen und Paare im Love Lab beobachteten, sahen wir Ärger und dachten: »Das ist schlecht.« Doch es stellte sich heraus, dass stattdessen die vier apokalyptischen Reiter schlecht waren. Wenn Paare ihren Ärger gemischt mit Verachtung, Kritik, Rechtfertigung und Mauern ausdrückten, *dann* war er toxisch, Gift für die Beziehung. Aber Ärger an und für sich war nichts Schlechtes und auch kein Indikator für einen künftigen negativen Verlauf.[18]

Aus dem Blickwinkel der modernen Neurowissenschaft betrachtet, können *Wut* und *Ärger* in Wirklichkeit eher auf einer Linie mit positiven Emotionen wie Freude und Aufregung angesiedelt werden, denn sie gehören zu den Emotionen, die der Neurowissenschaftler Richard Davidson »Annäherungsemotionen« nennt. Davidson interessierte sich für die Abläufe im Gehirn im Zusammenhang mit Emotionen, speziell mit Bezug auf die rechte und die linke Gehirnhälfte. Daher setzte er Versuchspersonen die eng am Kopf anliegenden Kappen mit Elektroden auf, die dem Forscher erlauben, sich ein Bild von der elektrischen Aktivität im Gehirn zu machen (mittels Elektroenzephalogramm), und bat sie, an einen typischen Tag zu denken, den sie kürzlich erlebt hatten. Er zeichnete die Gehirnaktivität auf, um zu sehen, welche Hälfte des Gehirns »aufleuchtete«; anschließend ließ er die Probanden berichten, was sie emotional erlebten, während sie sich ihren Tag vorstellten – rechts oder links? Wir denken, »rechtshemisphärisch« hätte mit kreativen und künstlerischen Prozessen zu tun und »linkshemisphärisch« mit unserem linearen, logischen Denken. Aber Davidson kam zu einem anderen Ergebnis. Er stellte fest, dass die Probanden dann, wenn sie Emotionen hatten, die zu einem Rückzug aus der Welt führten (Traurigkeit, Angst, Abscheu), eine Asymmetrie im rechten Frontalhirn aufwiesen (mehr Aktivität in diesem Bereich). Und wenn sie Emotionen wie Interesse, Neugier, Freude, Ärger oder Wut spürten oder verarbeiteten, wiesen sie eine Asymmetrie im linken Frontalhirn auf.[19] Wenn die Aktivität in der linken Hälfte größer war, bedeutete das, dass sie sich auf das einlassen wollten, was sie erlebten, statt sich zurückzuziehen. Sie waren aufgeregt, neugierig, verärgert oder wütend – und deshalb sehen wir Ärger und Wut jetzt als *Annäherungsemotionen* an. Sie passen nicht richtig in die Kategorien »positiv« versus »negativ«, und wo es um die Wissenschaft von der Liebe geht, finden wir das faszinierend. Es bedeutet, dass Wut oder Ärger – obwohl sie normalerweise nicht angenehm zu erleben sind – einen dazu antreiben, sich dem Partner oder der Partnerin anzunähern. Sich zu verbinden und zu engagieren, etwas auszudrücken, das ausgedrückt werden muss.

In vielen Kulturen – ganz besonders in der heutigen amerikanischen und europäischen – tendieren wir zu dem Glauben, dass wir ein Stück weit wählen können, wie wir uns fühlen. Wenn wir daher Emotionen haben, die sich nicht sonderlich gut anfühlen (Wut, Traurigkeit), begegnen wir diesen Gefühlen manchmal mit sehr viel Ungeduld und ebenso uns selbst, weil wir sie überhaupt haben, und unseren Partnern, weil sie sie ausdrücken. Wir fragen uns, warum wir jemals freiwillig wütend oder angeekelt oder traurig sein sollten. Wir schämen uns für unseren Ärger. Wir halten ihn für schlecht. Wir halten Streit für schlecht.

Doch nichts davon ist richtig. Wut und Ärger sind in Wahrheit nützlich und sollten respektiert werden. Sie sind natürliche Emotionen und entstehen, wenn wir ein Ziel nicht erreichen können – darin stecken sehr gute, produktive Informationen, aber es ist entscheidend, dass sie ohne Verachtung oder Kritik ausgedrückt werden.

Unsere SPAFF-Codierung ergab klar: Wut und Ärger prophezeien *keine* Negativität und kein böses Ende einer Beziehung. Solange Sie nicht die vier apokalyptischen Reiter hereinlassen, kann Ärger etwas Positives sein! Er unterstreicht die Beschwerde, die Sie haben. Er treibt Sie und Ihr Gegenüber dazu an, notwendige Gespräche zu führen. Bei unseren Paartherapien haben wir beide festgestellt, dass Ärger immer das war, was die meisten Menschen als das Beschämendste empfanden – genauer gesagt ihre Tendenz, davon überflutet zu werden. Aber es ist nichts Beschämendes, Ärger oder Wut zu verspüren.

Wut – vor allem die von Frauen, die in der Geschichte stärker unterdrückt wurde – lässt sich nicht vermeiden und kann ein Weg zu größerem Wissen sein. Bedauerlicherweise haben die Menschen schreckliche Angst vor Wut. Aber je mehr Angst wir bekommen, desto polarisierter werden wir. Im Allgemeinen ist in unserer Kultur Männern Wut erlaubt, aber ein Mann darf sich keine Gefühle anmerken lassen, die Verletzlichkeit zeigen. Frauen werden die eher passiven Emotionen zugestanden – Traurigkeit, Angst, Sorge –, aber nicht die aktivierenden wie Wut. John hatte Glück, als er Julie heiratete, die keine Schwierigkeiten mit dem Ausdruck von Wut hat! So blieb ihm nichts anderes übrig, als Wut als Teil des Prozesses zu akzeptieren. Wir witzeln durchaus über Julies leidenschaftliches Temperament, aber es ist – ganz im Ernst – eine wunderbare Sache, eine Ehe zu führen, in der alle Emotionen offen auf den Tisch kommen. Man braucht nichts zu verbergen. Natürlich kommt es darauf an, wie man den Ärger äußert und wie man ihn *anhört*.

Streit ist der »Königsweg« zur Verständigung

So möchten wir zu Beginn dieses Buchs zwei Ziele formulieren. Das erste ist, Ärger als Annäherungsemotion zu erkennen und ihn nicht für schlecht zu halten. Ärger ist nicht schlecht, und streiten ist nicht schlecht.

Aber hier ist das zweite: Wir wollen unsere Partner nicht mit einem Ärger konfrontieren, der sich als Verachtung, Kritik oder Rechtfertigung zeigt. Wir werden versuchen, ihn ins Positive zu wenden.

Wir wollen uns einander mit *Neugier* nähern.

Streit hat ein Ziel: dass wir einander verstehen. Ohne Konflikte, ohne Kämpfe wären wir nicht in der Lage, einander umfassend zu verstehen oder zu lieben. Wir bezeichnen Streit oft als »Königsweg zur Verständigung«. Der Königsweg war in der Antike eine Straße, die im 5. Jahrhundert v. Chr. vom persischen König Darius dem Großen gebaut wurde, um eine schnellere Kommunikation in seinem ausgedehnten Reich zu ermöglichen. Genau das können auch unsere Konflikte leisten. Streit schärft unsere Fähigkeit zu lieben – er ist wie der Wetzstein für die Klinge der Liebe. Emotionen sind Information: *Hören Sie auf Ihre Emotionen.* Sie sind dazu da, Sie zu leiten. All unsere Emotionen schenken uns nützliche Erkenntnisse – einschließlich des Ärgers.

Unser erstes Ziel auf unserem Weg zum »besseren Streiten« lautet also: Begreifen Sie, dass Ärger in Ordnung ist. Auch Streit ist in Ordnung. Beide sind nichts Beschämendes – sie sind normale, notwendige Fäden im Geflecht einer Beziehung. Und beide können Kräfte sein, die sich zum Guten auswirken.

Wir haben dieses Kapitel mit einer grundsätzlichen (aber gewaltigen) Frage begonnen: *Warum streiten wir?* Die Antwort darauf ist einfach: **Wir streiten, weil an einer Beziehung zwei Gehirne be-**

teiligt sind und nicht nur eines. Über den gesamten Verlauf unserer Partnerschaften hinweg, wie lange sie auch immer dauern mögen – und für viele ist das der längste Teil ihres Erwachsenenlebens –, werden wir die Spannung zwischen dem Individuellen und dem Kollektiven, dem *Ich* und dem *Wir* ausbalancieren müssen. Das gilt wohl am allermeisten für Liebespartnerschaften, aber letztlich auch für all unsere engen und kooperativen Beziehungen.

Als Menschen möchten wir alle Selbstwirksamkeit und Autonomie erleben. Das sind tiefe und dauerhafte Bedürfnisse. Wir mussten schon immer unsere ganz persönlichen Entscheidungen treffen, um zu überleben – das war während der gesamten Geschichte der Evolution des Menschen so. Als Spezies mussten wir zahlreiche Herausforderungen meistern, die unser Überleben gefährdet haben, wie Kriege, Krankheiten, Hungersnöte. Jedes Individuum hat widerstreitende Instinkte: Einerseits denkt jeder, er wüsste es am besten. Andererseits haben wir aber das damit konkurrierende Gefühl, andere könnten es besser wissen. Daher schaffen wir aus der Idee heraus, dass jeder eine spezielle Gabe oder Fähigkeit beitragen kann und jeder auch Schwierigkeiten und Schwächen hat, hierarchische Systeme. Wenn Sie einem Stamm angehören, der in der Wildnis lebt, brauchen Sie jemanden, der stark ist, und jemand anderen, der sich auf die gemeinsame Jagd versteht, und wieder jemand anderen, der wachsam ist. Dann ist die Frage, wie Sie all die individuellen Schwierigkeiten, individuellen Stärken, die Unterschiede im Können und Wissen so koordinieren, dass Sie ein harmonisches Ganzes schaffen, das die besten Überlebenschancen hat. Und wie macht man das mit immer größeren Gruppen?

In mancher Hinsicht war das Überleben früher ziemlich einfach: Man musste essen, also brauchte man einen Speer und Werkzeuge, mit deren Hilfe man jagen und das Essen zubereiten konnte. Der Fortschritt hat sich in der jüngeren Geschichte der Menschheit mit atemberaubender Geschwindigkeit vollzogen, und aktuell müssen die Menschen jeden Tag Tausende von Entscheidungen bezüglich aller Aspekte des Lebens treffen: Wann stehen sie auf? Wer duscht zuerst? Wer darf zuerst ans Waschbecken? Wer weckt die Kinder und sorgt dafür, dass sie aufstehen? Wer zieht die Kinder an? Wer räumt den Frühstückstisch ab? Wer bleibt zu Hause, wenn das Baby krank ist? Wer kümmert sich um diese Rechnung und wer um jene, um diese oder jene Aufgabe? Halten wir uns an die traditionellen Geschlechtsrollen oder wehren wir uns gegen sie? Wessen Karriere sollte Vorrang haben? Und so weiter und so fort. Zählen Sie nach, wie viele Entscheidungen Sie im Lauf eines Tages treffen, und multiplizieren Sie diese Zahl mit 12 (bei jeder Entscheidung gibt es mindestens so viele Wahlmöglichkeiten, zwischen denen man sich entscheiden muss, wie bei einem Dropdown-Menü, das albtraumartig ständig länger wird) – wie können Sie da keine Konflikte haben?

Eine Beziehung ist ein ständiger Balanceakt, in dem man über *das Individuelle gegenüber dem Kollektiven* verhandeln muss. Jeder Mensch hat seine eigene, individuelle Wahrnehmung und sein spezielles Bewusstsein, seine Vorlieben, Interessen und Emotionen, seinen eigenen Intellekt und sogar seine ganz persönliche Spiritualität – all die Dinge, die ihn letztlich in seinem Sosein ausmachen. Und all diese Anteile des Individuums streben danach, sich auszudrücken. Menschen haben dieses individuelle Bedürfnis: auszudrücken und zu verkörpern, wer und was sie sind. Aber das Kollektiv – sei es ein Stamm, eine Stadt, ein Land oder ein Paar – verlangt etwas ganz anderes. Es verlangt Kooperation. Zusammenarbeit. Zusammenhalt. Kompromisse. Und Freundlichkeit, Mitgefühl und Sensibilität für die individuellen Präferenzen und Bedürfnisse des oder der anderen. Und diese Spannung wird immer da sein: zwischen dem Versuch, dem treu zu sein, was man in tiefster Seele, im innersten Kern ist, und dem Versuch, dem Kollektiv treu zu sein.

Daraus entsteht die Langzeitaufgabe bei der Liebe, bei einer dauerhaften Partnerschaft.

Um mit dieser Spannung umgehen zu können, müssen wir mit einem grundlegenden Aspekt dessen anfangen, wer Sie sind, und über den viele Paare stolpern: Ihre »Streitkultur«, die gewaltige Auswirkungen darauf hat, wie Sie und Ihr Partner oder Ihre Partnerin miteinander umgehen und das Verhalten des jeweils anderen bei einem Streit interpretieren. Mit »Streitkultur« meinen wir die »Regeln« für einen Streit, in deren Rahmen ein jeder von Ihnen agiert, die häufig unsichtbar sind und nicht anerkannt werden, aber sehr tief verwurzelt sind. Und für beide an einer Partnerschaft beteiligten Personen können diese unausgesprochenen Regeln grundverschieden sein.

Warum wir streiten, wie wir streiten

Warum streiten Sie so, wie Sie streiten? Woher stammen Ihre Ansichten über das Streiten? Welchen »Streitstil« haben Sie und wie passt er zu dem Ihres Partners oder Ihrer Partnerin (oder auch nicht)?

Eine Menge Paare, die uns aufsuchen, weil sie Hilfe für ihre Beziehung suchen, kommen zu uns, ohne dass ihnen jemals jemand diese Fragen gestellt hätte – oder dass sie von sich aus darüber nachgedacht hätten. Sie haben sich niemals die Ansichten über Konflikte näher angeschaut, die sie von ihren Eltern oder der Kultur geerbt haben, in der sie aufgewachsen sind. Sie haben nicht die Nachwirkungen früherer Beziehungen beleuchtet und sich überlegt, wie sie ihren Umgang mit Kontroversen und ihre Reaktion darauf geprägt haben.

Nehmen wir Tyler und Noah. Diese beiden urbanen Freiberufler in den Dreißigern haben viele gemeinsame Interessen in den Bereichen Kunst, Kino und Essen. Wenn sie nicht arbeiten, verbringen sie eine Menge Zeit gemeinsam in Museen und Galerien, kundschaften neue Restaurants aus und haben kürzlich an einem Kochkurs für Paare teilgenommen, der ihnen großen Spaß machte. Wenn sie zusammen draußen unterwegs sind und etwas unternehmen, läuft alles wunderbar. Aber sobald sie ein einfaches Gespräch über ein anstehendes Problem führen wollen, wird Tyler schnell laut, wenn er frustriert ist oder auch nur einen Punkt unterstreichen will. Als Reaktion darauf verschließt sich Noah, hört auf zu reden oder steigt völlig aus – überwältigt von der Interaktion verlässt er mitten im Gespräch das Zimmer und lässt Tyler verblüfft und tief verletzt zurück. Tyler denkt, Noah würde eindeutig nicht ernstlich etwas an seinen Bedürfnissen oder Gefühlen liegen. Noahs Kälte, sein Egoismus fühlen sich an wie ein Schlag ins Gesicht.

Noah hat inzwischen die fatalistische Einstellung, es sei unmöglich, mit Tyler zu kommunizieren, es gebe keinen Weg, so zu reagieren, dass er nicht noch lauter angeschrien werde. Jeder Streit fühlt sich wie ein Raum ohne Türen an, es gibt keinen Ausweg.

Bei diesen beiden sorgt nicht ein spezielles Thema für Streit. Die Palette der Konflikte in jüngster Zeit reichte von der Frage, wohin sie zum Abendessen gehen sollten, bis zu einer Diskussion darüber, ob sie die finanziellen Mittel hatten (oder jemals haben würden), mithilfe einer Leihmutter ein Kind zu bekommen. Bei ihnen geht es nicht um das jeweilige Thema – was eine wachsende Kluft zwischen Tyler und Noah erzeugt, die sich wirklich lieben und zusammenbleiben möchten, ist die Tatsache, dass sie vollkommen verschiedene Ansichten über Konflikte haben – Ansichten, die sie als selbstverständlich ansehen und kaum bewusst wahrnehmen. Sie haben unterschiedliche *Konfliktstile*.

Die drei wichtigsten Konfliktstile: Zu welchem Typ gehören Sie?

Es gibt drei mögliche »Konfliktstile« in einer gesunden Partnerschaft (Betonung auf *gesund*):[20] **vermeidend, validierend und impulsiv.** Dabei sind alle drei eher Punkte auf einem Spektrum und nichts Absolutes – wir haben nicht zu 100 Prozent einen dieser drei Stile, sondern liegen vielleicht eher zwischen zweien mit einer stärkeren Tendenz in die eine oder die andere Richtung. Wenn Sie die

Merkmale und Eigenschaften eines jeden Stils lesen, werden Sie sich wahrscheinlich irgendwo auf diesem Spektrum einordnen können, und wenn Sie herausfinden, mit welchem Stil Sie sich am ehesten identifizieren, wird Ihnen das helfen, sich darüber klar zu werden, wie Sie sich im Konfliktfall tendenziell verhalten und warum.

Hier ein kurzer Überblick über alle drei: Konfliktvermeidende Paare führen häufig überhaupt keine Streitgespräche, sondern einigen sich lieber gleich darauf, dass sie unterschiedlicher Meinung sind (*agree to disagree*), um den Frieden zu wahren und nicht in einer potenziell verstörenden Debatte zu versinken. Validierende Paare streiten, aber sie streiten höflich und diskutieren Probleme mit einer kooperativen Haltung; es ist ihnen wichtig, einen Kompromiss zu finden (doch ob ihnen das gelingt, ist eine ganz andere Frage, dazu werden wir später noch kommen). Und bei impulsiven Paaren bricht häufiger ein Streit aus, sie sind hitziger, und es geht im Allgemeinen intensiver und dramatischer zu.

Vielleicht erkennen Sie sich und Ihren Partner oder Ihre Partnerin gleich auf Anhieb anhand dieser knappen Beschreibungen in nur einem Satz. Aber sehen wir uns die Tendenzen und Verhaltensweisen, die zu jedem Stil gehören, näher an.

Das konfliktvermeidende Paar

Vermeider scheuen vor einem aktiven Streit zurück. Sie sehen einfach keinen Sinn darin. Sie neigen dazu, sich auf das zu konzentrieren, was in der Beziehung gut läuft, und entscheiden sich dafür, Themen, die Stabilität und Gleichgewicht bedrohen könnten, einfach nicht anzusprechen. Bei unseren Studien im Love Lab haben wir bei konfliktvermeidenden Paaren als Muster gesehen, dass es schwer war, sie überhaupt in ein Konfliktgespräch zu locken – sie machten sehr schnell einen Schwenk, unterstrichen die Bereiche, in denen sie sich gut verstanden, und sprachen über all das Gute in ihrer Beziehung. Vermeidende Paare sagen häufig: »Wir sind gerne zusammen und genießen das, wir vertragen uns die meiste Zeit gut – und was ist schon dabei, wenn wir manches unterschiedlich machen? Warum sollen wir deshalb Staub aufwirbeln?«

Allerdings können wir bei den konfliktvermeidenden Paaren zwei verschiedene Typen unterscheiden. Der erste Typ spricht so gut wie gar nicht über Meinungsverschiedenheiten. Sie denken: *Okay, wir sind uns in diesem Punkt völlig uneinig, deshalb brauchen wir gar nicht erst Zeit damit zu verschwenden, darüber zu reden.* Und sie lassen das Thema sofort fallen. Solche Paare haben mit der »Konfliktaufgabe« im Love Lab die größten Schwierigkeiten. Die Anweisungen dafür sind ganz einfach: Wir holen das Paar ins Love Lab, schließen es an unsere Monitore an, mit denen wir ihre physiologischen Reaktionen verfolgen können (Herzfrequenz und so weiter), schalten unsere Aufnahmegeräte ein, damit wir später alles codieren können, und geben den Partnern dann die Instruktion: »Suchen Sie sich einen Konflikt aus, der in letzter Zeit in Ihrer Beziehung aufgetreten ist, und sprechen Sie darüber – Sie haben 15 Minuten Zeit.«

Impulsive Paare haben damit keinerlei Schwierigkeit. Auch Validierer normalerweise nicht. Aber dieser Typ des konfliktvermeidenden Paares hat die größte Mühe, sich überhaupt irgendetwas einfallen zu lassen. Wir müssen sie drängen, einen Bereich zu nennen, in dem es Stress gibt, um den beiden zu helfen, ein Thema zu finden. Und wenn sie dann tatsächlich ein Thema gefunden haben, gelingt es ihnen nicht, die 15 Minuten zu füllen! Wir müssen uns einschalten, sie sanft anstupsen und nachhaken, damit sie spezifischer werden. Und wenn wir das tun, fühlen sie sich schnell unwohl und dann überflutet (physiologisch überwältigt) – sie sind es nicht gewohnt zu streiten, es fühlt sich für sie sehr künstlich an.

Im Leben dieser Art von Paaren gibt es häufig ein etwas höheres

Maß an Aufteilung – bestimmte Zimmer oder Bereiche im Haus werden zum »Revier« des einen oder des anderen, und die Partner tendieren öfter dazu, fest definierte Rollen im Familienleben zu übernehmen, die häufig (aber nicht immer) den traditionellen geschlechtsspezifischen Modellen entsprechen: Er trifft die Entscheidungen, und sie fügt sich; er kümmert sich um die Finanzen und sie um die Kinder. Julies Eltern waren ein klassisches Beispiel für diese Art von Paar. Der Vater war Arzt, Kardiologe – er war den ganzen Tag außer Haus und rettete Leben. Ihre Mutter hatte eine Teilzeitstelle, blieb aber überwiegend zu Hause bei den drei Kindern. Beide hatten ihre getrennten Lebensbereiche. Wenn er nach Hause kam, las er die Zeitung und sie kochte das Abendessen. Bei Tisch pflegte sich die Familie angeregt über Politik zu unterhalten und die Nachrichten anzuschauen; das Gespräch drehte sich um große Ereignisse in der Welt wie den Vietnamkrieg. Julie sah ihre Eltern nicht ein einziges Mal streiten. Sie liebten sich, aber sie interagierten nicht übermäßig viel; Spannungen blieben unausgesprochen und wurden nicht gelöst, sodass sie in der Luft hingen wie Qualm.

Bei diesem Typ von konfliktvermeidendem Paar besteht die Gefahr, dass die Partner mit der Zeit einsam und voneinander isoliert leben, sie können aber auch ein sehr stabiles Leben führen. Sie gehen meist nicht gerne Risiken ein und sind mit dem zufrieden, was sie haben.

Die zweite Art von konfliktvermeidendem Paar sieht ein wenig anders aus. Die Partner haben großes Interesse aneinander. Sie verbringen Zeit miteinander. Sie sprechen durchaus über Gefühle. Aber dann … belassen sie es einfach dabei. Der eine Partner empfindet eine Situation so, der andere ganz anders, beide drücken das auch aus, aber dabei bleibt es! Sie gehen zu etwas anderem über.

Die Paare von diesem Typ von Konfliktvermeidung sind tendenziell die glücklichsten, quer durch alle Typen hindurch, die wir im Love Lab sehen. Sie sind im Hinblick auf die Geschlechtsrollen nicht ganz so klischeemäßig festgelegt wie der andere Typ; die Rollen im häuslichen Leben mischen sich stärker. Aber sie wissen nicht wirklich, wie man Einfluss vom anderen annimmt. Wenn sie große Differenzen haben, leben sie einfach damit.

Für Vermeider allgemein gilt: Solange keine Turbulenzen auftreten, gleitet ihr Schiffchen friedlich durch ruhige Gewässer, ohne dass es echte Probleme gäbe.

Das validierende Paar

Validierer können ähnlich wie der zweite Typ der gerade geschilderten Vermeider aussehen – der Unterschied ist, dass sie tatsächlich verschiedener Meinung sind und sich nicht scheuen, sich darauf einzulassen. Sie diskutieren. Sie akzeptieren den Einfluss des anderen. Sie arbeiten an einem Kompromiss. Sie werden versuchen, einander vom eigenen Standpunkt zu überzeugen (woran Vermeider überhaupt nicht interessiert sind). Sie arbeiten an einer Problemlösung und suchen nach einem neuen Weg, wie es weitergehen kann. Sie sind eher ruhig, wenn Konflikte auftreten, aber es genügt ihnen nicht festzustellen, dass sie sich uneinig sind. Sie wollen etwas erreichen.

Wir haben enge Freunde, die klassische Validierer sind, und es ist faszinierend, ihnen beim Streiten zuzuschauen: Sie drücken Gefühle aus, aber sie sind sehr rational. Beide verlegen sich mitten in einem Streit aufs Brainstorming, um auf irgendeinen logischen Kompromiss oder eine Lösung zu kommen, die beide Standpunkte berücksichtigt. Manchmal gelingt das; manchmal wechseln sie sich auch ab (zum Beispiel: »Du hast letztes Mal nachgegeben; dieses Mal gebe ich mich geschlagen.«). Sie werden nicht laut. Die Stimmung kann angespannt werden, aber sie kommen schnell wieder herunter und schlagen einen kooperativeren Ton an. Alles in allem wirken sie wie Teamkollegen, nicht wie Rivalen.

Das klingt ziemlich gut, aber sogar Validierer haben bei Konflikten Probleme und müssen mit einer Eskalation rechnen: in dem Moment, in dem der Streit hitzig wird. Validierer versuchen oft, mit der Eskalation fertigzuwerden, indem sie Pausen einlegen. Sie wollen nicht impulsiv sein. Ganz instinktiv wechseln sie in eine positivere oder stärker validierende Tonart, um die Interaktion zu beruhigen. Sie fassen zusammen, was das Gegenüber gesagt hat: »Du sagst also, du möchtest, dass ich im Umgang mit meinen Eltern vorausplane, statt in letzter Minute etwas zu arrangieren …« Ein klassisches Kennzeichen für Validierer ist, dass sie bereit sind, von ihrer Einstellung zu einer Sache abzuweichen, um sich aus großen, unberechenbaren Emotionen herauszuhalten. Sie geben lieber etwas auf, als einen hitzigen Streit zu riskieren. Oft ist das so, weil sie mit einem impulsiven Elternteil oder Betreuer aufgewachsen sind und jetzt diese Dynamik um jeden Preis vermeiden wollen. Zu den Fragen, die wir validierenden Paaren häufig stellen, gehört daher: Geben Sie um des lieben Friedens willen zu viel auf? Gibt es bei Ihren Konflikten Raum für Emotionen und Exploration?

Das impulsive Paar

Ein impulsives Paar hat keinerlei Probleme damit, Emotionen auszudrücken – es ist für beide vollkommen normal. Ihre Auseinandersetzungen werden sofort zu hitzigen Debatten, bei denen die Gefühlswogen hochschlagen und die Stimmen laut werden, aber oft streiten sie auch mit viel Humor und Positivität. Diese Paare sind das komplette Gegenteil der Konfliktvermeider, und es gibt jede Menge Überschneidungen bei ihren Rollen und Zuständigkeiten im häuslichen Leben und in der Beziehung, und sie debattieren häufig darüber und ringen verbal darum, wer was macht. Man könnte geradezu den Eindruck gewinnen, dass sie Freude am Streiten haben – bei Impulsiven ist das ein Stück weit ein Weg, sich zu verbinden.

Bei unserer allerersten Längsschnittstudie im Love Lab hatten wir ein besonders charismatisches – und *sehr* impulsives – Paar, dem wir den Spitznamen »Der Herzog und die Herzogin von Windsor« gaben. Der Herzog und die Herzogin stritten sich allem Anschein nach mit großem Genuss. Sie hatten nicht das geringste Problem mit der Konfliktaufgabe: Sie bekamen eine Eins für eine zügige Themenwahl und einen blitzschnellen Einstieg in einen heftigen Streit. Es fiel ihnen überhaupt nicht schwer, strittige Themen direkt anzusprechen – in einem Streit ging es etwa darum, ob sie in den 30 gemeinsamen Jahren eine »gute« Ehe geführt hatten, und der Herzog fragte seine Frau: »Wäre unsere Ehe ohne Kinder besser gewesen?«

»Wie kannst du so etwas fragen?«, rief sie aus. »*Natürlich!* Wegen dieser Kinder musste ich mich Tag und Nacht abrackern!«

Er brach in lautes Gelächter aus – und sie gleich darauf auch. Dann zankten sie sich weiter über die Höhen und Tiefen ihrer Ehe, regten sich auf, brachten unterschiedliche Meinungen vor und diskutierten. Ein Konfliktvermeider hätte allein schon beim Anblick ihrer Interaktion Herzrasen bekommen.

Der Herzog und die Herzogin waren alles in allem ein glückliches Paar – ihre Konflikte waren explosiv, aber wie bei vielen impulsiven Paaren mit einer guten Ehe waren ihre Streitigkeiten von Humor durchsetzt, was das Ganze ziemlich positiv hielt. Sie verstanden sich darauf, Dinge wieder in Ordnung zu bringen, verbunden zu bleiben und auch auf Dauer zusammenzubleiben, wobei sie bei der Nachverfolgung von einem hohen Maß an Zufriedenheit berichteten.

Impulsive Paare können gut zurechtkommen, aber bei ihnen besteht bei Konflikten das Risiko für etwas, das wir »Richardsons Wettrüsten« nennen. Lewis Fry Richardson war der Mathematiker, der die militärische Eskalation modellierte, die dem Ersten Weltkrieg vorausging[21] – kurz gesagt handelt es sich um das Phänomen, dass zwei Nationen ihre Kriegsvorbereitungen aufgrund der Wahrnehmung steigern, dass die andere Seite ihre Kriegsvorbereitungen intensiviert, was zu einem exponentiellen Zuwachs an Aggression führt. Einem impulsiven Paar, das seinen Humor und seine Positivität verliert und sich in Negativität und Aggression hineinsteigert, kann es passieren, dass es bei einer solchen Dynamik des »Wettrüstens« landet – dann gibt es Geschrei und Gezeter und Überflutung bei einem der Partner oder bei allen beiden; später sagt das impulsive Paar dann vielleicht, der Streit sei »außer Kontrolle geraten«. Im Fall zweier Personen in einer Beziehung sind die »Waffen« metaphorisch, aber der exponentielle Zuwachs an Aggression bis hin zu einer Schlacht ist real und kann echten Schaden anrichten.

Welcher Konfliktstil ist der beste?

Wenn man sich diese Konfliktmuster anschaut, kommt man leicht zu dem Schluss, dass der »validierende« Konfliktstil der gesündeste ist und dass Paare, die vermeidend oder impulsiv sind, weniger erfolgreiche Beziehungen haben. Und das hat man in der Paartherapie auch lange für zutreffend gehalten.

Aber stimmt das?

In den 1960er-Jahren hat der Biologe Harold Raush, der an der University of Massachusetts Amherst lehrte, die allererste Studie über den Übergang zur Elternschaft durchgeführt.[22] Er gewann 96 Paare für die Studie und verfolgte ihren Weg mittels verschiedener Methoden der Beobachtung während der ersten Schwangerschaft und nach der Geburt eines Babys. Er fühlte sich nicht wohl damit, die Probanden über ihre eigenen Konflikte sprechen zu lassen – vielleicht kam ihm das zu intim vor, und eine solche Studie war auch noch nie gemacht worden. Stattdessen ließ er sie über einen simulierten Konflikt reden. Dazu nutzte er folgende Technik: Jedes Paar bekam eine kurze schriftliche Fallgeschichte über ein Paar mit einem Konflikt. Der Ehemann (alle Paare waren heterosexuell) bekam eine Geschichte, die zugunsten des fiktiven Ehemanns gefärbt war, die Frau eine, die die fiktive Ehefrau in besserem Licht zeigte. Beide lasen ihre Geschichte durch und wurden dann aufgefordert, darüber zu diskutieren, wer mehr Schuld an dem Streit hatte. Im Grunde zettelte er damit einen Konflikt an, indem er bewusst dafür sorgte, dass beide zugunsten ihrer fiktiven Geschlechtsgenossen voreingenommen waren. Das Ganze nannte er dann »The Inventory of Marital Conflicts« (Das Inventar ehelicher Konflikte).

Als er die Streitgespräche, die aus dieser Übung hervorgingen, in Einheiten zerlegte, tat Raush etwas, was noch nie gemacht worden war: Er analysierte *Sequenzen* in diesen Gesprächen. Er sah sich nicht einfach an, wie oft die Beteiligten ein bestimmtes einzelnes Verhalten zeigten, sondern wie oft ein Muster von Sequenzen aus zwei Schritten auftauchte. Das war noch ehe John mit seiner Forschung begann, und es war die feinkörnigste Analyse von Paarverhalten, die bis dahin vorgenommen worden war. Raush zog aus seinen Daten von den 96 Paaren den Schluss – über den er auch ein Buch geschrieben hat –, dass die Validierer das einzige wirklich erfolgreiche Modell für Beziehungen lieferten, denn sie konnten sowohl langfristig zusammenbleiben als auch mit ihrer Verbindung zufrieden sein. Die Vermeider gerieten in Nöte, weil sie nie über irgendetwas redeten. Die Impulsiven gerieten in Nöte, weil sie viel zu emotional waren. Die Validierer, so beschloss er, waren die »Goldlöckchen« der Beziehung: genau richtig.

Als John seine eigene Forschung auf diesem Gebiet begann, hielt er es für möglich, dass Raush recht haben könnte. John identifizierte tatsächlich dieselben drei Profile von vermeidenden, validierenden und impulsiven Paaren – das traf alles zu. Doch als er begann, ihre Daten unter Nutzung des SPAFF-Codierungssystems zu analysieren – das ausgefeilter ist als Raushs bahnbrechender Identifikationsprozess mittels des Zwei-Schritte-Musters –, stellte er fest, dass es nicht zutraf, dass die Validierer die einzigen erfolgreichen Paare waren. Laut Johns Daten hatten Paare mit *jedem* der drei Stile gleich große Chancen, »Meister der Liebe« zu sein, *solange sie in Konflikten das Verhältnis von fünf positiven Interaktionen zu einer negativen wahrten.* Allem Anschein nach hatte das Glücken oder Scheitern einer Beziehung mehr mit diesem Verhältnis von positiv zu negativ zu tun als mit dem Konfliktstil – das stand in direktem Gegensatz zu Raushs Ergebnissen.

Und wie ging John damit um? Er rief Harold Raush an. Raush war fasziniert, und als wahrhaft aufgeschlossener Wissenschaftler war er bereit, ihm all seine Tonbandaufnahmen von der Originalstudie zu schicken. John analysierte Raushs Rohdaten erneut mit dem neuen Codierungssystem und stellte fest, dass seine Entdeckung auch auf die Paare von Raush zutraf. Das Codierungssystem, das bei der früheren Studie eingesetzt wurde, war einfach nicht detailliert genug, um die entscheidende Wahrheit ans Licht zu bringen, die in den Daten verborgen war: Es hatte nichts damit zu tun, welchen »Stil« man hatte.[23]

Alles hing von diesem Verhältnis von 5:1 ab.

Lektionen aus dem Museum des Streits: Das Verhältnis ist real!

Das Exploratorium, das berühmte naturwissenschaftliche Museum in San Francisco, steht am Rand eines Piers mit Blick über die Bucht. Im Inneren hat es einen riesigen freien Raum, der an eine Lagerhalle erinnert, kreativ beleuchtet und in einzelne, wechselnde Ausstellungen unterteilt. Eine sehr beliebte Ausstellung war einmal eine Art »Museum des Streits« und beruhte auf einer Studie von Johns Forschungspartner Robert Levenson.[24] Die Ausstellung war interaktiv: Auf Bildschirmen wurden den Besuchern ein halbes Dutzend dreiminütige Aufzeichnungen von Ehepaaren gezeigt, die sich stritten. Genau genommen sah man nur *den Anfang* eines Streits. Die Besucher hatten die Aufgabe, sich die Videos der Reihe nach anzuschauen und dann eine Vorhersage zu machen: Würde sich dieses Paar scheiden lassen oder zusammenbleiben? Wenn Sie blindlings drauflosraten, haben Sie von vornherein eine Chance von 50 zu 50, dass Sie richtigliegen: Von den Paaren in der Ausstellung des Exploratoriums hatte sich genau die Hälfte getrennt, und die andere Hälfte war zusammengeblieben und zeigte sich mit der Ehe zufrieden. Was meinen Sie? Könnten *Sie* vorhersagen, wer in welche Gruppe fällt? Die Antwort lautet: wahrscheinlich nicht. *Außer* wenn Sie kürzlich selbst geschieden worden sind!

Als Levenson die Studie durchführte, hatten wir bereits die SPAFF-Codierung erarbeitet. Wir wussten, dass wir unter Einsatz dieses Codierungssystems die Zukunft dieser Beziehungen mit einer Trefferquote von über 90 Prozent korrekt vorhersagen konnten. Man kann damit leicht erkennen, wer sich scheiden lässt und wer nicht. Aber wie sah es im Vergleich dazu bei Therapeuten, Forschern und den Paaren selbst aus – konnten sie intuitiv die Zukunft einer Beziehung ebenso gut erraten?

Nicht einmal annähernd so gut! Levenson sprach Paartherapeuten an und ließ sie eine Vorhersage machen – sie kamen völlig ins Schwimmen, ihre Rateversuche waren nicht besser als ein Münzwurf. Dann holte er Leute, die in diesem Bereich forschten, und sie schnitten auch nicht besser ab. Er nahm Paare dazu, und es lief genauso. Die Einzigen, die einen Vorteil hatten, waren solche, die selbst vor Kurzem geschieden worden waren, *weil sie ein feineres Ohr für negative Interaktionen hatten*. Sie hörten selbst noch die sehr subtilen heraus, die allen anderen entgingen. Wir sind zurück beim besagten Verhältnis. Leute, die sich gerade getrennt hatten, spürten dieses Verhältnis von 5:1 so sicher auf, als wären sie mit einer Wünschelrute ausgestattet. Sie waren so sehr für den negativen Zungenschlag sensibilisiert, dass sie sich unmittelbar darauf fokussierten.[25]

Wir haben schon im letzten Kapitel kurz über dieses »magische Verhältnis« gesprochen und davon, dass so viele unserer Konflikte, die in eine ungute Richtung driften, das normalerweise tun, weil sie auf der falschen Seite dieser simplen mathematischen Gleichung gelandet sind. Schauen wir uns genauer an, was das bedeutet.

Das magische Verhältnis: Das Erfolgsrezept für (beinahe) jeden Konfliktstil

Die Daten haben wiederholt gezeigt, dass es keinen »richtigen« Konfliktstil gibt. Alle hier beschriebenen Arten von Paaren können gut zurechtkommen – solange sie die richtige *Konfliktmathematik* haben. Wenn Sie bei den positiven versus negativen Interaktionen das Verhältnis 5:1 einhalten, kommen Sie wahrscheinlich bestens klar, ganz gleich, was für ein Paar Sie sind. Das heißt genau gesagt: Für *jede einzelne* negative Interaktion zwischen Ihnen und Ihrem Gegenüber bei einem Streit (eine giftige Bemerkung, Augenverdrehen, eine erhobene Stimme, ein geringschätziger Tonfall oder eine wegwerfende Geste, ein höhnisches oder spöttisches Lächeln) brauchen Sie *fünf* positive Interaktionen, um diese Negativität auszugleichen. Und das gilt *innerhalb des Streits selbst!* Außerhalb einer Kontroverse steigt dieses Verhältnis auf 20:1 – für jede einzelne negative Interaktion oder Bemerkung brauchen Sie 20 positive (Wertschätzung, Kontakt, Zuwendung, Komplimente et cetera), um im Lauf der Zeit die Negativität auszugleichen. Selbstverständlich ist Positivität während eines Konflikts schwieriger. Wir streiten schließlich! Aber die Daten aus dem Love Lab sind glasklar: Wir müssen das schaffen! Paare, denen es nicht gelang, dauerhaft das Verhältnis 5:1 zu erreichen, blieben auf lange Sicht nicht zusammen.[26]

Bringen Sie mehr Positivität in Ihre Konflikte!

Positive Interaktionen sind etwa:

Eine Entschuldigung

Ein Lächeln

Ein Nicken

Mitgefühl äußern

Eine beruhigende Berührung

Etwas bestätigen, das Ihr Partner gesagt hat.

Hervorheben, was Sie und Ihre Partnerin an Gemeinsamkeiten haben.

Die Verantwortung für Ihren Anteil an der Auseinandersetzung übernehmen.

Wenn Sie sagen: »Gutes Argument« oder »Na gut«.

Auf das hinweisen, was Sie beide richtig machen.

An frühere Erfolge bei Konflikten erinnern.

Ein Scherz, Lachen

Die schlichte Wahrheit ist, dass in einem Konflikt das Negative wesentlich mehr Gewicht hat als das Positive. Es hat einen Grund, dass das Verhältnis 5:1 und nicht 1:1 ist – diese Interaktionen sind nicht gleichwertig und lassen sich nicht so leicht ausgleichen. Negativität wirkt durchschlagend. Und Sie brauchen sich nicht eigens in ein Forschungslabor zu setzen und Ihre Streitgespräche zu codieren, um zu wissen, ob Sie und Ihr Partner oder Ihre Partnerin diesem Verhältnis gerecht werden oder nicht – wenn Sie das Gefühl haben, dass Ihre Konflikte in eine Richtung gehen, in der es mehr Negatives als Positives gibt (was bei vielen Paaren der Fall ist), dann haben Sie wahrscheinlich recht. Ihre Konfliktmathematik ist verkehrt. Folglich zählt zu den Dingen, an denen wir in diesem Buch arbeiten werden, wenn wir Ihnen Strategien für erfolgreiches Streiten aufzeigen, *wie Sie mehr positive Interaktionen in Ihre Streitigkeiten einbringen können*. Das wird ein roter Faden sein, der sich durch alle im Labor getesteten Interventionen zieht, die wir Ihnen vorstellen. Die Konfliktstrategien, mit denen wir hier arbeiten, sind alle ein Stück weit so angelegt, dass sie das Positive ankurbeln und das Negative drosseln, selbst mitten im Krach. Es ist für eine gesunde Beziehung insgesamt und für den Erfolg Ihrer Auseinandersetzungen einfach sehr wichtig, das magische Verhältnis zu treffen, und es ist fast von jedem Ausgangspunkt her möglich, die Sache zu drehen und dieses Ziel zu erreichen.

Anmerkung: Wir schlagen Ihnen nicht vor, dass Sie mitten im Streit ein Notizbuch und einen Stift herausholen und anfangen, eine Strichliste mit der Anzahl der negativen und der positiven Interaktionen anzulegen! Sie führen ein Streitgespräch mit Ihrem Partner oder mit Ihrer Partnerin und sind kein Wissenschaftler mit tausend Stunden Videoaufzeichnung und einer Pausentaste. Jegliche Art von sichtbarem Zählen wird Sie völlig aus dem Gespräch herausreißen. Sie werden nicht die genauen mathematischen Verhältnisse für jedes Streitgespräch herausfinden, das Sie mit Ihrem Partner oder Ihrer Partnerin führen. Wir wissen aber von Paaren, dass sie spüren können, ob sie das Verhältnis einhalten oder nicht. Überlegen Sie einmal: Selbst wenn Sie sich über ein Problem aufregten – hatten Sie das Gefühl, gehört zu werden? Gab es Momente, in denen Sie sich erleichtert oder verstanden fühlten? Gab es ein Lachen oder einen Schuss Leichtigkeit bei dem Gespräch?

Wenn die Dinge einen Drall ins Negative bekommen, werden Sie es merken. Ein Konflikt fühlt sich nie großartig an, auch wenn er gut läuft – es kann stressig sein und einen aufregen, wenn man mit dem Partner uneins ist, selbst wenn das Verhältnis der Anteile stimmt. Aber wenn das Verhältnis nicht mehr stimmt, fühlt sich der Streit *richtig* schlecht an. Die Auseinandersetzung eskaliert, die vier apokalyptischen Reiter erscheinen, Sie fühlen sich vielleicht hoffnungslos und in einer Falle gefangen, eventuell empfinden Sie Zorn und haben das Gefühl, die Kontrolle zu verlieren. Und wenn Sie den Anstieg der Negativität spüren, können Sie etwas dagegen tun. Sie können sich dazu aufraffen, die Dinge herunterzubremsen, das Gespräch mit Mitgefühl oder Bestätigung anreichern oder jede andere Idee anwenden, die in dem Kasten auf Seite 69 steht. Sie können das sogar offenlegen und sagen: »Ich habe das Gefühl, hier läuft es gerade in die falsche Richtung – können wir bitte einen Neustart machen?« (Mehr darüber später.)

In der Praxis wird das magische Verhältnis je nach Ihrem Konfliktstil ein bisschen anders aussehen und sich unterschiedlich anfühlen. Wenn Sie und Ihr Partner oder Ihre Partnerin eher **konfliktvermeidend** sind, kann es anfangs so aussehen, als würden Sie es mühelos hinbekommen. Theoretisch sieht das Verhältnis bei Ihnen unglaublich aus, Sie liegen bei 10:1 oder vielleicht sogar bei 15:1. Sie sind rein positiv, keinerlei Negativität. Das ist bombensicher, nicht wahr? Äh, nein – das Verhältnis sieht nur deshalb so gut aus, weil Sie Beschwerden und Probleme gar nicht erst ansprechen. Sie umgehen strittige Punkte, was Ihnen später auf die Füße fallen könnte. Vermeidende Paare können prima zurechtkommen, *bis es eine Krise gibt*.

Die Wissenschaftler Rand Conger und Glen Elder haben eine tiefgreifende soziologische Untersuchung der Dynamik von Farmerfamilien in Amerika während der Farmkrise in den 1980er-Jahren vorgenommen, in der es im ländlichen Mittleren Westen zu einem plötzlichen und heftigen wirtschaftlichen Niedergang kam. Tausende von Farmern verloren ihre Höfe und ihre Betriebe, und einstmals blühende Städte waren bald nur noch ein Schatten ihrer selbst. Conger und Elder untersuchten die Auswirkungen dieses extremen Drucks und Stresses auf Individuen und auf die Beziehungen innerhalb von Familien. Viele von diesen Menschen – die in den ländlichen Gebieten des Mittleren Westens in einer ganz bestimmten Kultur aufgewachsen waren – waren typische Vertreter des »vermeidenden« Konfliktstils. Den Forschern fiel unter anderem auf: Diese Paare, die jetzt vielleicht zum allerersten Mal dazu gezwungen waren, mit Konflikten aufgeladene Gespräche zu führen (weil sie beispielsweise darüber reden mussten, was sie tun sollten, wenn die Bank einen Kredit kündigte), gingen in eine von zwei möglichen Richtungen. Diejenigen, die in ihren Diskussionen darüber, was sie jetzt anfangen sollten, dieses Verhältnis von 5:1 wahren konnten, wurden tatsächlich glücklicher als vorher, selbst während dieser massiven finanziellen Krise. Die Familie rückte zusammen, besann sich auf all die positiven Faktoren in ihrem Leben und blieb weitgehend konfliktvermeidend, meisterte aber die Krise gut. Die Paare, die dieses Verhältnis *nicht* wahren konnten, hatten hingegen schwer zu kämpfen, entfernten sich rasch voneinander und verloren den Kontakt. Die Forscher beobachteten, dass bei diesen Paaren der Ehemann jeden Abend bei Tisch buchstäblich ein Stück weiter weg von seiner Frau rückte. Er *entfernte sich körperlich*, als die beiden auch emotional auseinanderdrifteten.[27]

Das spiegelt wider, was wir klinisch auch in der Covid-19-Zeit gesehen haben: Paaren (sämtlicher Konfliktstile), die zu Beginn der Pandemie festen Boden unter den Füßen und ein solides Fundament der Freundschaft und Zuneigung hatten, ging es gut, vielleicht sogar noch besser als sonst. Paare, die unterschwellig Probleme hatten, litten dagegen sehr. Es gab zwei weit auseinanderklaffende Richtungen: Paare, die in einer stabilen Beziehung lebten, rückten noch enger zusammen, und Paare, die durch eine schwierige Phase gingen, litten plötzlich fürchterlich. Stellen Sie sich einen Riss in einem steinernen Fundament vor, der noch etwas zusätzlichen Druck bekommt – dann bricht es an dieser Schwachstelle auseinander, die sonst vielleicht noch lange gehalten hätte.

Die Gefahr bei vermeidenden Paaren ist, dass Risse weniger sichtbar sind; sie haben nicht die explosiven (impulsiven) oder angespannten (validierenden) Auseinandersetzungen, die andere Paare haben, und so kann das emotionale Auseinanderdriften leise geschehen, ohne dass jemand bemerkt, dass das Gebäude in Gefahr ist. Plötzlich geraten diese vermeidenden Partner in eine Situation, in der sie nicht mehr das Verhältnis 5:1 wahren; sie haben den Kontakt verloren und wissen nicht, was sie dagegen unternehmen können. Das sind die Paare, die man manchmal im Restaurant sieht; sie kommen herein und reden während der ganzen Mahlzeit kein Wort miteinander. Selbst wenn sie wieder in Verbindung kommen wollen, wissen sie nicht, wie sie das anstellen sollen.

Wenn Sie festgestellt haben, dass Sie und Ihr Partner oder Ihre Partnerin zum **vermeidenden Stil** neigen, sollten Sie wissen: Unsere Daten zeigen, dass Sie prima zurechtkommen können. Das magische Verhältnis zu erreichen, wird Ihnen wahrscheinlich relativ leichtfallen – da Negativität eher nicht ausgedrückt wird, werden Sie mit ein wenig bewusster Positivität weit kommen. Aber wenn Sie lernen, sich mit Konflikten ein bisschen wohler zu fühlen, wird Ihnen das wirklich helfen. Es ermöglicht Ihnen, mehr übereinander herauszufinden und einander näherzukommen, was wunderbar ist, und es wird Sie gegen das Auseinanderdriften und die Unverbundenheit schützen, die gerade vermeidenden Paaren drohen können. Wenn Sie geschickter mit Auseinandersetzungen umzugehen lernen, wird das Ihre Beziehung resilienter machen und ihr helfen, auf den Wellen zu schwimmen, wenn die See rauer wird, was im Leben unvermeidlich vorkommt.

Validierer müssen darauf achten, dass der Ausdruck von Bestätigung, Liebe und Wärme auch weiterhin die Oberhand über die Spannung und Negativität behält, die bei einem Streit ganz natürlich aufkommen. Stellen wir uns der Wahrheit: Kontroversen haben einen Sinn und können zu großen Zielen führen, aber auf dem Weg dorthin wird es nicht nur Regenbogen und Rosen geben. Validierer, die in einem Streit recht rational und ruhig sein können, können sich derart auf das Vorgehen fokussieren, dass sie die Positivität aus den Augen verlieren. Fixieren Sie sich nicht so darauf, einen Kompromiss zu erreichen, dass Sie vergessen, dass *der Weg dorthin* ein entscheidender Teil des Prozesses ist. Denken Sie daran, die Positivität die ganze Zeit auf einem hohen Niveau zu halten, und beherzigen Sie die Vorschläge im letzten Kasten »Bringen Sie mehr Positivität in Ihre Konflikte!« (Seite 69). Es braucht nicht viel, aber es braucht Entschlossenheit.

Wovor Sie sich hüten sollten ...

Vermeider: Emotionales Wegdriften und Distanz, zu viel Fokus auf Positivität bis dahin, dass ein Problem gar nicht angesprochen wird.
Validierer: Steigende Negativität. Fokussieren Sie sich nicht derart auf eine Lösung, dass Sie darüber Positivität, Humor und die Verbundenheit vergessen.
Impulsive: Lassen Sie Ihren Humor nicht schwarz, sarkastisch oder kritisch werden.

Im Gegensatz dazu werden **impulsive** Partnerschaften eine *Menge* Positivität benötigen, damit die Waagschale auf der richtigen Seite schwerer wird! Wir haben vorhin beim Herzog und der Herzogin von Windsor, die reichlich offene Wortgefechte in ihrer Beziehung hatten, ein erfolgreiches Modell dafür gesehen – sie erinnerten in vielfacher Weise an zwei Sportfechter –, aber auch sehr viel Humor und Empathie. Ihre Konflikte kochten hoch und wurden zu leidenschaftlichen Debatten, bei denen sie sich gegenseitig ins Wort fielen und die Stimme erhoben, aber man hörte auch herzhafte Lachsalven, gefolgt von: »Gutes Argument!« Impulsive müssen jedoch ein Auge auf ihren Humor haben – wenn diese Paare anfangen, unglücklich zu werden, kann ihr Humor sehr schwarz werden. Wird der Humor bösartig und geht ins Sarkastische, ist er keine Kraft mehr, die Positivität in der Interaktion fördert. *Verachtung*, einer der vier apokalyptischen Reiter, wird Ihnen in einem Konflikt niemals dienlich sein, und bei Impulsiven kann er im Gewand des Humors angeritten kommen.

Jetzt gibt es noch zwei letzte Konfliktstile, die wir bei der Untersuchung von Paaren identifiziert, aber nicht in die Liste der gesunden und potenziell erfolgreichen Stile aufgenommen haben, aus dem einfachen Grund, dass diese Stile niemals erfolgreich sein können. Sie heißen **feindselig** und **feindselig-distanziert**.

Feindselige Paare haben mehr Ähnlichkeit mit den Validierern als mit den Impulsiven – sie sind weniger expressiv, neutraler. Aber statt kooperativ sind sie außerordentlich defensiv. Die Partner wiederholen immer wieder ihre eigene Sichtweise, drücken aber keine Neugier aus, hören nicht zu und arbeiten nicht an einer Lösung. Es gibt jede Menge Vorwürfe mit den Worten »immer« und »nie«. Häufig verachten sie einander.

Ein Paar, mit dem wir gearbeitet haben, war bereits auf feindseliges Territorium geraten, als es zu uns kam. Dieser Mann und seine Frau waren schon mehr als 15 Jahre verheiratet. Er – wir werden ihn hier Bill nennen – war der passive, ruhige Typ. Seine Frau, Bobbi, war temperamentvoller. Offenkundig war sie zuvor, als sie eine gesündere Dynamik gehabt hatten, eher diejenige, die auf ihn zuging und sich um Kontakt und Engagement bemühte – ihn vielleicht sogar spielerisch neckte, um ihn zu einer Reaktion zu bewegen, ein kleines Geplänkel anzustoßen, damit sie sich über etwas zanken konnten. Jetzt war diese Dynamik bösartig und aggressiv geworden.

Bobbi provozierte Bill wegen jeder Kleinigkeit und ließ ihm keine Ruhe, bis er so zornig wurde, dass er plötzlich hochging und seine ruhige Fassade sprengte – dann nahm sie seinen Wutanfall mit dem Smartphone auf. Sie hatte eine ganze digitale Bibliothek mit Aufnahmen davon, wie er völlig ausrastete. Sie kam zur Therapie, zückte ihr Handy mit den Videos und bestand darauf, dass wir sie anschauten, als Beweis dafür, wie schrecklich er war. Eines Tages kamen sie mitten in einer massiven Krise zu uns. Was war passiert? Bill hatte Bobbi ein Geburtstagsgeschenk gekauft. Er hatte eine riesige Dose sehr spezieller Gourmet-Erdnüsse besorgt, die er bei einer Firma aufgetan hatte, die auf der anderen Seite des Globus angesiedelt und dafür bekannt war, dass sie die besten Erdnüsse überhaupt produzierte.

Der Haken: Sie war allergisch gegen Erdnüsse.

Sie schliefen zu diesem Zeitpunkt nicht im gleichen Schlafzimmer, also ging sie in seines, schlug die Bettdecke zurück, verteilte die Erdnüsse auf der Matratze und deckte das Bett wieder zu. Als er schlafen ging, merkte er, dass er auf einer dicken Schicht all der knackigen, teuren Erdnüsse landete, die er ihr geschenkt hatte. Er stürmte in ihr Zimmer, schrie sie an, und was tat sie?

Sie zog ihr Handy heraus, um das aufzunehmen.

In dieser Sitzung verteidigte er sich und behauptete, er hätte keine Ahnung gehabt, dass sie gegen Erdnüsse allergisch war, dass er sich große Mühe gegeben hatte, um diese ganz besonderen Nüsse zu bekommen, die in einem weit entfernten Erdteil wuchsen und wunderschön verpackt waren. Bobbi war voller Wut – ein großes Thema bei diesem Paar war, dass der Mann aus Sicht seiner Frau offenbar Mühe hatte, sich an irgendetwas zu erinnern, was sie gesagt hatte, während er bei der Arbeit für sein unglaubliches Gedächtnis und seine Aufmerksamkeit für Details gerühmt wurde. Wusste er von ihrer Erdnussallergie und hatte ihr absichtlich trotzdem welche geschenkt, oder hatte er ihr tatsächlich einfach nie Aufmerksamkeit geschenkt? Aus ihrer Perspektive war beides gleich schlecht.

Dieses Paar war an einem Punkt angekommen, an dem sich bei einem Konflikt alle vier apokalyptischen Reiter zeigten – Kritik, Verachtung, Rechtfertigung und Mauern (aufseiten des Ehemanns, wenn er erst einmal völlig überwältigt war) – und *null* Positivität. Feindselige Paare können emotionsgeladene Kämpfe ausfechten, aber der Unterschied zwischen einem feindseligen und einem impulsiven Paar ist, dass das feindselige Paar über wenig oder gar keine Positivität verfügt. Das Verhältnis von positiv zu negativ ist völlig dahin. Es liegt nicht mehr bei 5:1. Nicht mal bei halb und halb. Alles ist fast komplett negativ. Die Kämpfe sehen vielleicht impulsiv aus, aber es fehlen ihnen sämtliche Elemente, die impulsiven Paaren zu einer glücklichen Beziehung verhelfen: die Liebe, der Humor, die Verbundenheit, das tiefe Engagement für das, was der andere braucht und sich wünscht.

Es braucht auch nicht unbedingt ganz so offensichtlich zu sein wie Erdnüsse im Bett. Ein anderes Paar, mit dem wir gearbeitet haben, hatte sich über lange Zeit hinweg in einem Konflikt über Sex so lange im Kreis gedreht, dass seine Dynamik sehr feindselig geworden war. Er war ein Chirurg mit sehr langen Arbeitszeiten, der selten zu Hause war, aber er wollte eine sinnlichere Beziehung mit mehr Sex und brauchte das, um sich seiner Frau nahe zu fühlen; sie war Mutter und viel mit den Kindern allein und brauchte das Gefühl, ihm nahe zu sein, um für Sex empfänglich zu sein. Das ist keine ungewöhnliche Dynamik zwischen Männern und Frauen, aber sie kann mit viel Zuwendung und täglichem lebendigen Kontakt erfolgreich gemeistert werden. Doch dieses Paar hatte die Fähigkeit verloren, sich bei diesem Problem miteinander zu verbinden – und bei allen anderen auch. Seit langer Zeit hatte keiner die Bedürfnisse des anderen befriedigt, beide fürchteten sich vor Zurückweisung, keiner fühlte sich sicher, und sie reagierten auf diese Gefühle mit dem Versuch, einander kleinzumachen. Ihre Konflikte waren zwar emotionsgeladen, aber auch unglaublich feindselig – völlig bar jeder positiven Interaktion und durchzogen von Verachtung, Kritik und Rechtfertigung.

Er: Du bist eiskalt, du hast deine Sexualität vollständig eingebüßt. Ich bin mir nicht mal mehr sicher, ob du überhaupt eine Frau bist!

Sie: Wie kannst du es wagen! Du bist den ganzen Tag weg, während ich deine Kinder großziehe – du hast deine Patienten gerne bewusstlos, nicht wahr? Ich wette, dir wäre es am liebsten, ich wäre auch bewusstlos, dann könntest du mich einfach vögeln!

Der Unterschied liegt auch hier wieder im Verhältnis positiv zu negativ: Diese Streitigkeiten eskalieren, was auch bei impulsiven und sogar bei validierenden Paaren geschehen kann, aber sie haben nichts mehr von der Positivität – den Momenten der Bestätigung, des Humors, der Empathie oder des Einlenkens –, die gesunde Paare an den Tag legen.

Wie *fühlt* es sich also *an*, in einer feindseligen Dynamik zu stecken, im Gegensatz zu einer gesunden impulsiven?

Nun, sowohl bei impulsiven als auch bei validierenden Paaren besteht immer das Risiko, dass der Konflikt sich in überwiegend negative Interaktionen hochschrauben kann. Wir sind Menschen! Wir fühlen uns überwältigt, werden wütend, greifen den anderen in unfairer Weise an. Der entscheidende Unterschied ist, dass bei gesunden Konfliktstilen *die Kurskorrektur noch immer funktioniert.* Einer von beiden oder alle beide bremsen das Tempo herunter. Sie entschärfen jede sich aufbauende Feindseligkeit gezielt mit dem Einsatz von Positivität – das kann von einer direkten Entschuldigung über ein einfaches Nicken für »Okay, ich sehe, was du meinst« bis hin zu einem kleinen Insiderwitz reichen, der die aufsteigende Spannung durchbricht. Wenn Paare in einer feinseligen Dynamik stecken, scheinen sie hingegen die Spirale der Negativität geradezu zu genießen. Sie steigen nie aus ihr aus und versuchen es auch gar nicht – es gibt keine Versöhnungsversuche, nicht einmal gescheiterte.

Gesunde impulsive Paare drücken eine Menge Gefühle aus – Ärger, Zorn, Traurigkeit, Enttäuschung. Manchmal sind sie vielleicht wutentbrannt, manchmal weinen sie. Die Lautstärke geht hoch. Das alles kann Teil des impulsiven Repertoires sein. Bei feindseligen Paaren kommen *fast immer* die vier apokalyptischen Reiter zum Einsatz: überwiegend Verachtung, dann Kritik und Rechtfertigung. Ein feindseliger Konflikt fühlt sich wie ein Boxkampf an: Wer landet den Knock-out-Schlag?

Feindselig-distanzierte Paare sind sogar noch weiter auseinandergerückt. Sie machen sich nicht einmal mehr die Mühe zu streiten. Bei einem Konflikt werden sie einander angreifen, aber sie sind an dem Punkt angekommen, an dem ihnen meistens alles egal ist.

Ein Paar im Alter von Mitte 50 kam zu uns, um noch einen allerletzten Versuch zu machen, seine Ehe zu retten. Die beiden waren sich nicht sicher, ob es überhaupt noch etwas zu retten gab, wollten aber jede Möglichkeit ergreifen, ehe sie aufgaben. Sie waren lange zusammen gewesen. Die Kinder waren erwachsen und studierten, beide arbeiteten in Vollzeit – er war Ingenieur, sie Buchhalterin –, und es kam ihnen vor, als hätten sie sich mit der Zeit immer weiter auseinandergelebt. Als sie in unserer Praxis darüber sprachen, waren ihre Worte scharf und bitter, aber es kam nie zu einem richtigen Streit – dafür war nicht mehr genug Leidenschaft da.

»Weißt du was?«, fragte sie. »Obwohl wir so viele Jahre zusammen waren, glaube ich nicht, dass du überhaupt sehr viel über mich weißt.«

Ihr Mann war ruhig und reserviert. Er hatte die Gewohnheit, sich an den Mund zu fassen, während er über eine Antwort nachdachte. »Ich würde sagen, das stimmt für alle beide«, erwiderte er schließlich.

»Hast du eine Ahnung, wie einsam ich mich dabei fühle?«

»Glaubst du, ich bin nicht einsam?«, fragte er. »Ich habe einfach gelernt, damit zu leben.«

»Du bist einfach ein gefühlloser Mensch«, sagte sie sachlich. »Das warst du schon immer. Ich schätze, in Wahrheit habe ich schlicht einen kaltherzigen Ingenieur geheiratet. Du denkst nur an dich selbst. Du hättest wahrscheinlich besser allein leben und niemals heiraten sollen. Jetzt stehen wir da – 20 Jahre verheiratet, mit zwei Kindern, alles bricht auseinander, und es macht dir nicht einmal etwas aus.«

»Das stimmt«, antwortete er ausdruckslos. »Im Grunde eigentlich nicht.«

So liefen all ihre Gespräche: Beide hatten sich in ihren je eigenen Schmerz eingesponnen, brachten sehr wenig Empathie füreinander auf und konnten sich nicht einmal dazu aufraffen, richtig zu streiten. Als sie versuchte, ihn zu provozieren, indem sie sagte: »Es macht dir nichts aus«, nahm er die Provokation nicht an. Er stimmte ihr einfach zu.

Feindselig-distanzierte Paare haben sogar den Konflikt als Brücke zum Kontakt verloren – die Beziehung ist zu einem Zermürbungskrieg geworden, bei dem im Lauf der Zeit beide Seiten aufgerieben werden. Jetzt ist ein riesiger Streifen Niemandsland zwischen ihnen. Ab und zu schießen sie über den Trennstreifen hinweg aufeinander, aber es gibt keine gesunde Auseinandersetzung.

Finden diese Paare noch einmal vom Rande des Abgrunds zurück? Bei den beiden Beispielen von Paaren mit einer »feindseligen« Dynamik war die Ehe des ersten Paars nicht mehr zu retten, während das zweite in der Therapie mithilfe von Unterstützung große Fortschritte machte. Das »feindselig-distanzierte« Paar von eben beschloss, sich zu trennen. Aber bei beiden Dynamiken ist eine umfassendere Intervention nötig. Die anhaltende Feindseligkeit kann »Ehe Nr. 1« so gut wie zerstört haben. Der einzige Weg, hier weiterzukommen, ist vielleicht, sich vorzustellen, die Ehe sei »vorbei«, und dann die Arbeit auf sich zu nehmen, noch einmal neu zu beginnen. Die Partner brauchen professionelle Hilfe, um eine gesunde Beziehung basierend auf Vertrauen, Verlässlichkeit und Freundschaft von Grund auf neu zu entwickeln. Ein gut ausgebildeter Therapeut kann Ihnen helfen, wieder von vorn anzufangen und »Ehe Nr. 2« auf einem solideren Fundament aufzubauen.

(Falls Sie Hilfe benötigen, um jemanden zu finden: Im Gottman Referral Network, einer kostenlosen Datenbank unter der Adresse www.gottmanreferralnetwork.com, finden sich unter »Country« und »Germany/Switzerland« Therapeuten in Deutschland und der Schweiz, die in der Gottman-Methode ausgebildet sind und datenbasierte Gottman-Techniken zum Beziehungsaufbau nutzen.)

Ganz gleich, wo Sie sich auf dem Spektrum der gesunden »Konfliktstile« befinden – und bei einigen mischt sich das etwas (Validierer, die zum Impulsiven tendieren oder umgekehrt) –, wir alle sollten es uns zur Gewohnheit machen, unsere Konflikte mit Freundlichkeit und Positivität anzureichern, sooft wir können.

Letztlich kann jeder der drei wichtigsten Konfliktstile zu Glück und Erfolg führen, vorausgesetzt, das richtige mathematische Verhältnis von positiv zu negativ wird eingehalten.

Ein bisschen kniffliger kann es werden, wenn Paare unterschiedliche Konfliktstile haben. Oder, um es wissenschaftlicher auszudrücken, wenn ihre Metaemotionen nicht zusammenpassen.

Unverträglichkeit der Metaemotionen: Ein Rezept für Missverständnisse

Wie drücken Sie Emotionen aus? Wie gehen Sie mit Ihren eigenen Emotionen um? Was denken Sie, wie andere mit ihren Emotionen umgehen sollten?

Mit dem Begriff »Metaemotion« ist im Grunde gemeint, welche Gefühle wir in Bezug auf Gefühle haben. Wenn Paare beim Konfliktstil nicht auf der gleichen Linie liegen, haben sie oft unterschiedliche Einstellungen dazu, wie Emotionen ausgedrückt werden sollten und wie man mit ihnen umgehen sollte, was wir »Unverträglichkeit der Metaemotionen« (*meta-emotion mismatch*) nennen. Tyler und Noah, die wir weiter vorn in diesem Kapitel kennengelernt haben, sind ein perfektes Beispiel dafür. Der eine (Noah, der dazu neigt, sich zurückzuziehen und Tyler bei einer hitzigen Debatte mit Mauern zu begegnen) glaubt, dass man negative Emotionen meiden sollte. Der andere (Tyler, der das Gefühl hat, auf ein eiskaltes Gegenüber zu treffen, und sich durch die Weigerung seines Partners, sich über anstehende Probleme mit ihm auseinanderzusetzen, zurückgewiesen fühlt) glaubt, sie sollten ausgedrückt werden und man solle ihnen auf den Grund gehen. Das verträgt sich nicht.

Wir haben hier ein klassisches Beispiel für einen Vermeider, der es mit einem Impulsiven zu tun hat. Ein Impulsiver empfindet einen Vermeider als distanziert und kaltschnäuzig. Er interpretiert das Verhalten des Vermeiders so, als würde der sagen: »Das ist mir nicht wichtig genug, um mich damit zu befassen.« Impulsive wie Tyler suchen nach Leidenschaftlichkeit – sie wollen, dass sich ihr Partner verletzlich macht, und zwar auf der Stelle. Gleichzeitig ist das *genau das*, was die Vermeider umgehen wollen. Sie reden lieber nicht über Dinge und halten sich dadurch Konflikte vom Leib.

Bei den 40 000 Paaren in unserer internationalen Studie war das ein riesiger Faktor: 83 Prozent aller heterosexuellen Paare hatten Probleme aufgrund der Tatsache, dass ihre Metaemotionen nicht zusammenpassten, dicht gefolgt von schwulen (77 Prozent) und lesbischen Paaren (73 Prozent).[28] Die meisten Paare, die bei uns Unterstützung suchten, hatten ebenfalls damit zu kämpfen. Interessanterweise stieß John bei seiner Arbeit im Love Lab nicht auf so hohe Prozentsätze von Unverträglichkeit – bei seinen Studienteilnehmern (die keine Therapie machen wollten, sondern die einfach aus der Durchschnittsbevölkerung kamen) zeigte sich, dass viele im Konfliktstil auf der gleichen Linie lagen, was vielleicht auch ein Grund dafür war, dass sie sich überhaupt ineinander verliebt hatten: Sie hatten eine gemeinsame emotionale »Sprache«. Julie hingegen, die therapeutisch mit Paaren arbeitet, die Hilfestellung brauchen, stieß ständig auf die Unverträglichkeit von Konfliktstilen. Eine plausible Erklärung dafür wäre, dass Paare mit einer Unverträglichkeit der Metaemotionen sich von selbst als therapiebedürftig einstufen, weil sie auf eine Stelle ihrer Beziehung gestoßen sind, an der sie große Mühe haben, zueinander durchzudringen. Kurz gesagt: Wenn die Metaemotionen nicht zusammenpassen, ist es für zwei Menschen schwieriger, in Konflikten zu kommunizieren.

Aber nicht alle Unverträglichkeiten sind gleich beschaffen. Werfen wir einen Blick auf jede einzelne.

Vermeider – Validierer

Ein Vermeider, der eine validierende Partnerin hat – oder umgekehrt –, wird wahrscheinlich nicht allzu große Probleme bekommen, weil die Stile nicht zusammenpassen. Sie sind nämlich immer noch einigermaßen kompatibel in ihrer Einstellung zu Gefühlen.

Bei einem Paar, an das wir denken, war Hans der Vermeider, Beth die Validierende. Er war in Deutschland geboren und aufgewachsen, in seiner Kindheit und Jugend stritten sich die Eltern niemals vor ihm. Es gab aber einen in der Familie, seinen Großvater väterlicherseits, der impulsiv war: Er war Alkoholiker und brüllte die die Enkel wütend an, wenn sie irgendetwas falsch gemacht hatten. Hans lernte, ihm aus dem Weg zu gehen, und er lernte auch, Auseinandersetzungen zu vermeiden. Bis ins Erwachsenenalter, in die Ehe und Elternschaft hinein, glaubte er, es sei das Beste, einen Bogen um Reibungspunkte zu machen. Er hatte Angst, dass selbst der harmloseste Streit schnell aus dem Ruder laufen und explosiv werden könnte. Es war besser, sich gar nicht erst auf etwas Heikles einzulassen.

Beth hatte bei Konflikten einen validierenden Stil – sie war eine Frau, die Probleme löste. Sie war in einer Familie aufgewachsen, die Kontroversen in einer vorgehensorientierten Weise im Stil eines Managers anging: »Lasst uns einen Weg austüfteln, der alle glücklich macht, soweit das irgend möglich ist.« Sie steuerte Diskussionen in aller Ruhe – doch gelegentlich schlich sich ein Schuss Emotion ein. Mit der Zeit war ihr jedoch aufgefallen, dass Hans schon alarmiert war, sobald sie nur minimal frustriert klang oder etwas die Stimme hob, wenn sie beispielsweise eine Debatte über die Wahl eines Ferienorts führten; er klinkte sich dann sehr schnell aus und verschob das Gespräch auf später. Sie versuchte, Diskussionen ausgewogen und ruhig zu halten, weil sie wusste, dass ihr Mann eher einen produktiven Beitrag leisten würde, wenn sie Emotionen aus dem Spiel ließ.

Im Allgemeinen lief alles ziemlich glatt – bis eines Tages eines ihrer Kinder ein Problem in der Schule bekam. Der Junge war zerstreut und hatte sich im Unterricht danebenbenommen. Beth hatte das Gefühl, dass die Lehrerin ausgesprochen schlecht mit ihm umging – sie beschämte ihn, bestrafte ihn und machte ihn dadurch noch rebellischer und trotziger. Aber sie war sich nicht sicher, was sie tun sollte oder unternehmen konnte. Sie hatte wenig Lust auf eine Konfrontation, und wie ihrem Mann war es auch ihr erheblich lieber, wenn Konfliktgespräche ruhig blieben. Sie fürchtete, dass das Gespräch mit dieser Lehrerin nicht gut laufen und sie sich überwältigt fühlen würde. Aber gleichzeitig konnte sie die Sache nicht einfach auf sich beruhen lassen – ihr Sohn brauchte ihre Unterstützung.

Hans war strikt gegen jede Intervention. Seine Haltung war: »Der Junge soll selbst damit fertigwerden, er wird einfach eine Lösung finden müssen.« Hinter dieser Fassade lauerte jedoch eine tief sitzende Angst vor Konfrontationen und Konflikten.

Beth war frustriert. Auch sie fühlte sich beim Gedanken an die Lehrerin eingeschüchtert. Sie brauchte die Rückendeckung ihres Mannes als Partner und Vater – und er wollte die Sache nicht mal mit der Kneifzange anfassen.

Als sie wegen dieser Geschichte zu uns kamen, befassten wir uns sofort mit ihrem Hintergrund, um an die Wurzel des Problems zu kommen. Wir forschten nach, warum er so panische Angst vor Wut hatte – wie es kam, dass seine frühen Erfahrungen in der Familie sich in Konfliktvermeidung bis heute verwandelt hatten. Beth erfuhr bei dieser Gelegenheit erstmals davon – jetzt verstand sie, warum er so heftig reagierte, wenn ihre Stimme auch nur eine Spur lauter wurde. Und sie sprach von ihrer eigenen Angst: Dass sie dann, wenn diese Lehrerin ernstlich wütend auf sie wurde, weil Beth zu beeinflussen versuchte, wie sie mit dem Kind umging, einfach dichtmachen oder klein beigeben würde. Als Validiererin wurde sie von starken Emotionen oder Impulsivität leicht überwältigt.

»Ich möchte einfach, dass du mitgehst und da bist, damit sie sieht, dass wir ein Team sind«, erklärte Beth. »Ich kann das machen, aber ich kann es nicht allein machen. Zwei sind besser als einer.«

Von diesem Argument umgestimmt, war Hans bereit, als Rückendeckung mitzugehen – Beth würde die Führung übernehmen, und er würde als Echo dienen. Mit dieser Rolle fühlte er sich ein klein wenig wohler, aber sie machte ihn immer noch nervös. Im Endeffekt verlief die Begegnung gut, und die beiden präsentierten eine geschlossene Front – Beth war diplomatisch, die Lehrerin war einigermaßen zugänglich, das Gespräch war produktiv. Nichts von dem, was sie in Bezug auf einen explosiven Konflikt gefürchtet hatten, trat ein.

Dieses Paar hatte zwar zwei unterschiedliche Stile, aber mit einem kleinen Anstoß von uns konnten sich die beiden aufeinander zu bewegen. Vermeider und Validierer haben ein hohes Maß an Überschneidung bezüglich ihrer Einstellung zu Auseinandersetzungen; wenn sie dem Stil des anderen und seiner Konfliktgeschichte etwas Aufmerksamkeit schenken, können sie prima klarkommen.

Validierer – Impulsive

Bei der unverträglichen Kombination von impulsiv und validierend kann sich der Validierer von dem hochemotionalen Stil überwältigt und überflutet fühlen, mit dem sich der Impulsive in die Debatte wirft, während der Impulsive frustriert ist, weil er nicht durchdringt, und seinen Einsatz verdoppelt, die Lautstärke erhöht und manchmal auch ins Boshafte kippt.

Derek und Tamara, ein junges Paar mit einem neunjährigen Sohn, waren gerade von Atlanta ins ländliche Tennessee umgezogen. Hinter dem Haus gab es einen Holzstapel, neben dem der Junge gerne spielte und Festungen baute. Eines Tages kam er schreiend ins Haus zu Tamara gerannt: Er war von einer Schlange gebissen worden.

Tamara, die tendenziell impulsiv war, ging hoch wie eine Rakete. Sie war zu Tode erschrocken – auch noch, als der Arzt die Bisswunde gesäubert und ihr versichert hatte, dass die Schlange nicht giftig gewesen war. Beim nächsten Mal *konnte* sie aber giftig sein.

»Wahrscheinlich wimmelt es da draußen nur so von Schlangen!«, schrie sie ihrem Mann schon entgegen, kaum dass er das Haus betrat. »Was willst du dagegen unternehmen? Warum hast du diesen Holzstapel nicht schon woandershin geräumt? Er hätte gar nicht erst so nahe am Haus sein sollen!«

Derek ging die Sache rational an: nicht vermeidend, aber logisch.

»Schatz, es ist sehr unwahrscheinlich, dass das noch einmal passiert«, meinte er. »Ich verstehe, dass du Angst hast, aber ich denke, alles wird gut gehen. Ich werde den Holzstoß am Wochenende versetzen, und bis dahin überlegen wir uns am besten eine vernünftige

Lösung – vielleicht sollte der Junge einfach nicht dort draußen spielen, bis ich dazu komme.«

»Ich will aber nicht vernünftig sein!«, rief sie wütend. »Hier geht es um das *Leben* unseres Sohnes! Willst du unseren Sohn dem *Tod* ausliefern?«

»Tamara, wir brauchen doch nicht so dramatisch zu sein …«

»Ach, du nennst das ›dramatisch‹? Wenn ich versuche, unser Kind zu schützen, während du keine zehn Minuten in deinem knallvollen Zeitplan findest, um einen Stapel Holz zu versetzen? *Wann* wirst du das machen?«

»Am Wochenende habe ich Zeit dafür, Tamara, meine Güte!«

»Wir hätten niemals hierherziehen sollen!«

An dieser Stelle beginnt Derek, der sich überwältigt fühlt und dem nichts mehr einfällt, was er ihr antworten könnte, sich auszuklinken.

Bei manchen Kombinationen von validierend und impulsiv kann diese Dynamik im Lauf der Zeit eskalieren. Der Impulsive, der in einer langen Reihe von Konflikten nicht die Reaktion bekommt, die er sich wünscht, wird immer häufiger feindselig und zunehmend negativ, wenn er versucht, zum anderen durchzudringen; als Reaktion darauf wird der Validierer immer distanzierter, und keiner erreicht noch in irgendeiner Weise den anderen. Wenn das so weitergeht, nehmen Verachtung und Mauern stetig zu, und wir landen im Bereich der Feindseligkeit.

Dieses Paar war jedoch im Ganzen durch eine feste Freundschaft verbunden; allerdings litten beide darunter, dass sie inzwischen nicht mehr genügend Zeit miteinander verbringen konnten – die neue Arbeitsstelle hatte Derek länger als gewohnt von zu Hause ferngehalten, und beide empfanden die Einbuße an gemeinsamer Zeit als schmerzhaft. Dadurch gab es weniger Gelegenheiten, sich einander zuzuwenden, und mehr Gelegenheiten für Konflikte und

Missverständnisse. Und da Tamara impulsiv war, wollte sie bei diesem Problem ein unmittelbares intensives Engagement von Derek – und als sie das nicht bekam, weil er versuchte, die Situation zu entschärfen, drehte sie erst recht hoch.

Damit es für sie besser lief, mussten wir mit Derek daran arbeiten, sich wirklich in Tamaras Lage zu versetzen, damit er ein Gefühl dafür bekam, was es heißt, Mutter zu sein und hauptsächlich zu Hause und für ein Kind zuständig zu sein, wie es sich anfühlte, diese unglaubliche Verletzlichkeit und Angst zu spüren. Sein validierender Stil trieb ihn dazu an, die Beilegung des Konflikts als sein primäres Ziel anzusehen: Er fokussierte sich weniger darauf, ihre Perspektive zu verstehen, als darauf, sie zu beruhigen und ihr Erleichterung zu verschaffen. Er war gelassen und beruhigend, aber sie brauchte jemanden, der sich *mit ihr gemeinsam* Sorgen machte, damit sie sich nicht so allein fühlte. Als er seine Taktik bei Auseinandersetzungen veränderte und sie mehr bestätigte (Ironischerweise musste ausgerechnet ein Validierer lernen, wie man wirklich validiert!), war das sehr effektiv. Tamara hatte noch immer einen eher impulsiven Stil und neigte dazu, öfter hochemotional zu sein als Derek, aber wenn er die Sorgen anerkannte, die sie ansprach, dann senkte das die Temperatur der Debatte erheblich ab, und zwar in einen Bereich, in dem sich Derek nicht mehr so leicht überwältigt fühlte.

Die Kombination impulsiv-validierend hat ihre Herausforderungen, aber dieses Paar fand zu einer glücklichen Beziehung.

Impulsive – Vermeider

Die Unverträglichkeit zwischen Vermeider und Impulsivem ist, ehrlich gesagt, am schwersten zu handhaben. Hier fühlt sich der vermeidende Partner oft anfangs von der lebendigen Energie des Impulsiven angezogen (siehe »Gegensätze ziehen sich an«), aber wenn sich die beiden zusammentun, kommt die dunkle Seite zum Vorschein. Sie sprechen ganz und gar nicht dieselbe Sprache. Meist trennen sie sich rasch wieder, bei dieser Kombination ist die Scheidungsrate hoch.[29] Wenn sie zusammenbleiben, haben sie ein hohes Risiko, in die Feindseligkeit zu driften.

Dave war zum Beispiel impulsiv – jemand, der sich bei Konflikten intensiv engagierte. Er fühlte sich wohl mit Kontroversen, suchte den Streit sogar. Für ihn war das eine eigene, ganz legitime Form der Interaktion. Ihm machte ein bisschen Reibung Spaß, er fand sie aufregend und sogar erotisch. Seine Frau Lila war aber eher konfliktvermeidend. Sie fühlte sich bei einem Streit zutiefst unwohl und neigte dazu, zu erstarren oder sich angegriffen zu fühlen, wenn er versuchte, sie in ein spielerisches Gefecht zu verwickeln. Wenn sie nicht so reagierte, wie er gehofft hatte, fing er an, sie zu necken. Er fand das lustig! Ein impulsives Gegenüber hätte das unter vergleichbaren Umständen vielleicht auch getan und ihn seinerseits ebenfalls geneckt. Doch mit Lila klappte das überhaupt nicht. Sie fand es beleidigend, fühlte sich in die Ecke gedrängt und angegriffen. Als sie eines Abends auf einem Valet-Parkplatz zu viel bezahlt hatte, zog er sie auf dem Heimweg auf.

»Du lässt dir von denen einfach auf der Nase herumtanzen«, sagte er. »Sei beim nächsten Mal bloß nicht wieder so eine Lusche. Leben wir nicht angeblich im Zeitalter der Emanzipation? Hast du nicht gesagt, du wärst Feministin? Sei doch kein solcher Angsthase!«

Sie, leise: »Sag doch nicht so was.«

Ungerührt zündelte er weiter. »Bist du aber«, fuhr er fort. »Wie ein nettes kleines Mäuschen! Du bist ja auch im Schlafzimmer ein Angsthase.«

Sie drehte ihm den Rücken zu und schaute aus dem Fenster. Sie empfand seine Neckerei als Angriff, er ihr Schweigen als kalte Zurückweisung. Als Impulsiver wollte er gerne, dass sie zurückschoss und vielleicht sagte: *Du kommst so schnell, dass uns gar keine Zeit bleibt, Spaß zu haben!* Diese Bemerkung würde ihn vielleicht ein bisschen kränken, aber ein solches Aufblitzen von Kampfgeist fände er anziehend: *Ah, jetzt kommen wir der Sache näher!*

De facto war dieser Mangel an Übereinstimmung jedoch zu groß für die beiden – sie konnten einander keine guten Partner sein. Sie empfand sein Verhalten als grausam, er erlebte sie als kalt und verschlossen.

Kurz gesagt: Manche Diskrepanzen zwischen den Metaemotionen stellen eine größere Herausforderung dar als andere, und es ist hilfreich, wenn Sie sich überlegen, an welcher Stelle des Spektrums von Konfliktstilen Sie und Ihr Partner oder Ihre Partnerin angesiedelt sind. Je weiter die Überzeugungen zweier Personen in Bezug darauf, *wie*, *wann* und *wo* Emotionen erlebt und ausgedrückt werden sollten, voneinander entfernt sind, desto wahrscheinlicher geraten sie bei einer Auseinandersetzung in raue See – einfach, weil sie in der Tiefe ihres Herzens so unterschiedlich kommunizieren möchten und fundamental gegensätzliche Glaubenssätze in Bezug darauf haben, was ein Konflikt überhaupt *ist*. Für den einen ist er etwas, was er um jeden Preis vermeiden möchte, etwas, was Überflutung und ein extremes Gefühl des Überwältigtwerdens auslöst; für den anderen ist er ein zentraler Weg, Probleme zu bearbeiten und sich näherzukommen. Hier prallen zwei Kulturen aufeinander: Sie sprechen nicht dieselbe Sprache.

Die Daten zeigen, dass wir normalerweise (falls die Lage nicht schon in den Bereich der »Feindseligkeit« gerutscht ist, sodass es wieder anders aussieht) nicht die *Absicht* haben, einander im Streit zu verletzen. Bei einer unserer Studien im Love Lab nahmen wir uns vor, die Korrelation von *Absicht* und *Wirkung* zu messen. Wenn die Probanden kritisch oder geringschätzig waren, wenn sie ihre Partner verletzten und das Gefühl der Überflutung bei ihnen auslösten, taten sie das dann vorsätzlich? Versuchten sie, einander zu verletzen? Die Antwort lautete in der großen Mehrzahl der Fälle: *Nein*.

Wir filmten Streitgespräche und baten die beteiligten Paare dann, sich das Band mit ihrem eigenen Streit anzusehen. Dabei saßen sie an einem Schaltpult, an dem sie an einer Wählscheibe drehen konnten, um ihre Zuordnung einer jeden Einheit des Streits in die beiden Kategorien Absicht und Wirkung vorzunehmen. Sie sollten die Wirkung, die ihr Partner oder ihre Partnerin auf sie hatte, daraufhin beurteilen, wie positiv oder negativ ein Kommentar oder ein Verhalten sie berührt hatte. Gleichzeitig verzeichnete das Gegenüber seine Absicht in diesem Moment. Dabei stellten wir fest: *Die Wirkung entsprach nicht der Absicht!*[30] Die Streitenden hatten fast nie eine böswillige Absicht. Sie versuchten alle einfach, sich verständlich zu machen.

Das Auseinanderklaffen von Gefühlen über Gefühle gehört zu den zentralsten, grundlegendsten »Kulturkonflikten«, die man in einer Liebespartnerschaft erleben kann. Es prägt alles sehr tiefgreifend – auch Ihre Konflikte. Und alle Konfliktstile divergieren in einer ganz spezifischen und sehr einflussreichen Hinsicht: wie sie mit dem Überzeugen umgehen, einem der drei Stadien eines Streits.

Die Stadien eines Streits

Jeder Streit hat die gleiche Grundstruktur, und die sieht so aus:

- Erstens **erstellen wir eine Agenda**: Ein Partner oder beide bringen ihr Anliegen vor.

- Zweitens versuchen wir, uns gegenseitig von unserer Ansicht zu **überzeugen**, damit der andere auf unsere Seite wechselt.
- Drittens versuchen wir, einen **Kompromiss zu erreichen**.

Agenda, Überzeugung und *Versuch, einen Kompromiss zu erreichen.* Das sind die drei Phasen eines Streits. Worin sich all unsere Konfliktstile unterscheiden, ist das Überzeugen.

Der Konfliktvermeider möchte das Stadium des Überzeugens am liebsten ganz auslassen – in seiner Vorstellung hat es wenig Sinn. »Das ist eine Senkgrube«, denkt er. »Ich kann den anderen sowieso nicht überzeugen, am besten lassen wir das einfach hinter uns.« Der impulsive Streiter möchte hingegen gleich mit dem Überzeugen loslegen und den Teil auslassen, bei dem es gilt, sich den Standpunkt des Partners oder der Partnerin anzuhören. Validierer durchlaufen die Phasen methodischer, machen sich aber oft ein bisschen zu früh ans Überzeugen und sind zu sehr darum besorgt, die Dinge nett und freundlich zu halten, um tief genug zu gehen. Sie können das Überzeugen ein bisschen länger aufschieben als die impulsiven Paare, bringen es aber oft nicht fertig, sich damit lange genug zurückzuhalten, um das Problem richtig auszuleuchten.

Nehmen wir als Beispiel ein klassisches Szenario: einen Streit um Geld. Er hat mehr ausgegeben, als sie mit einem guten Gefühl tolerieren kann, und sie gerät unter Stress.

Wenn die beiden Validierer sind, könnte das Gespräch so aussehen:

Die Anatomie eines Streits

Sie: Ich habe gestern Abend die Auszüge des Girokontos durchgesehen, und mir ist aufgefallen, dass dort eine Menge Sonderausgaben drinstehen. Sieht so aus, als würde es diesen Monat wieder knapp werden. Haben wir diese Campingartikel wirklich gebraucht? **Er:** Ja, schon, wir haben doch geplant, mit den Davis' diesen Wochenendausflug zu machen, erinnerst du dich? Die Kinder haben alle einen Schlafsack gebraucht. **Sie:** Ich weiß, ich habe nur den Eindruck, dass immer irgendwas auftaucht. Wir sagen dauernd, wir wollen sparen, und dann tun wir es nie. **Er:** Ach komm, geben wir wirklich so viel aus? Ich weiß, dass wir ein bisschen sparen müssen, aber was sollen wir machen – sollen wir nie ein bisschen Spaß haben? **Sie:** Ich wäre froh, wir könnten *ein bisschen* sparen, aber Schatz, wir sparen in Wirklichkeit einfach gar nichts.	**Eine Agenda erstellen**
Er: Hab ich dir eigentlich mal von meinem Onkel Brody erzählt? Niemand wusste, dass er ein Multimillionär war. Brody hat einfach gespart und gespart. Er hielt sich von der Familie fern. Er kam zu Familientreffen, aber er war ein sehr stiller Bursche, der sich praktisch unsichtbar machte. Mit 50 ging er in den Ruhestand, aber dann bekam er plötzlich einen Herzinfarkt und starb! Dann stellte sich heraus, dass er fünf Millionen Dollar gespart und nie einen Penny für sich selbst ausgegeben hatte. Er lebte in einem kleinen Appartement und reiste nie. Er hatte einen tollen Job bei Microsoft, jede Menge Aktien. Und kam nie dazu, etwas davon zu genießen!	**Überzeugen**

Sie: Okay, aber wie war es bei meinen Eltern? Sie haben Geld für Schnickschnack ausgegeben, und wenn wir dann wirklich mal etwas brauchten – wie damals, als der Motor von unserem Auto kaputtging und wir ihn reparieren lassen mussten –, konnten wir uns das nicht leisten. Wir waren immer im Rückstand und hatten nie genug. Das war so stressig. So kann ich nicht leben. Ich brauche nicht so zu sein wie dein Onkel Brody, aber ich möchte etwas für Reisen und Abenteuer sparen.
Er: Jetzt hast du dir selbst widersprochen – sparen wir für die Zukunft oder sparen wir für Reisen und Abenteuer? Ich hasse es, den ganzen Tag über Geld nachzudenken und jeden Pfennig zweimal umzudrehen, so will *ich* nicht leben.

Versuch, einen Kompromiss zu finden

Sie: Okay, okay. Ich höre, was du sagst, aber du kannst nicht einfach ausgeben, was immer du willst und wann immer du willst. Wir haben diesen Monat mehr auf der Kreditkarte, als wir bezahlen können – das kostet eine Menge Zinsen, weißt du das nicht? Wir werden für deine Lattes am Morgen bezahlen, bis wir ins Grab sinken. Wir müssen uns einen Ausgabenplan überlegen, den wir einhalten können.
Er: Ich werde es versuchen, aber der Plan kann nicht sein »Diese Woche null Dollar ausgeben«, das ist nicht vernünftig.
Sie: Wie wäre es, wenn wir uns auf eine bestimmte Summe Bargeld einigen, die wir Anfang der Woche abheben – und wenn sie aufgebraucht ist, gibst du nichts mehr aus. Könntest du das so machen?

Bitte beachten Sie, dass bei diesem validierenden Paar zwar eine gewisse Spannung aufkommt, aber die beiden ziemlich ruhig bleiben. Beide legen ihre Schwierigkeiten dar, aber in der Phase der Überzeugung nehmen sie sich nicht viel Zeit, die tieferen Gefühle zu erforschen, die sie beide in Bezug auf Geld, Sicherheit und das, was im Leben zählt, haben. Sie sind daran interessiert, voranzukommen und eine Lösung zu finden. Aber da sie nicht über die tiefer liegenden Probleme sprechen, kann es sein, dass die Lösung, die sie relativ friedlich gefunden haben, nicht hält. Es kann ihnen passieren, dass sie einen Monat später wieder exakt dasselbe Gespräch führen, wenn auf dem Girokonto erneut zu wenig Geld ist.

Wie könnten Paare, die auf dem Spektrum der Konfliktstile anderswo angesiedelt sind, mit einem solchen Problem umgehen?

- **Bei einem vermeidenden Paar** … würde dieser Streit einfach nach der Erstellung einer Agenda aufhören. Die beiden würden niemals bis zum Überzeugen vordringen. Stattdessen werden sie sich auf das Positive in ihrem Leben konzentrieren und einander versichern, dass sie sich darüber eigentlich gar keine Sorgen zu machen brauchen.

  Er: Wir sparen im Augenblick nicht viel, aber schau, wir haben beide einen Job, in dem es gut läuft, sodass wir bald eine Beförderung bekommen müssten. Wahrscheinlich können wir dann nächstes Jahr anfangen zu sparen.

  Sie: Ja, das stimmt. Wir kommen gut klar. Das Haus gehört uns, selbst wenn wir noch lange an der Hypothek abzuzahlen haben, und Hypothekenraten abzuzahlen ist auch so ähnlich wie auf ein Sparkonto einzuzahlen.

  Er: Die Kinder freuen sich auf den Campingausflug, ich denke, die Ausgabe war in Ordnung.

- **Ein impulsives Paar** … wird sich kaum Luft lassen, eine Agenda zu erstellen – sie legen *sofort* mit dem Überzeugen los!

  Sie: Ich sehe, du hast Campingutensilien gekauft, obwohl ich dir gesagt hatte, dass wir diesen Monat knapp bei Kasse sind – wann fangen wir endlich an zu sparen? Wir haben doch abgesprochen, dass wir jeden Monat Geld zur Seite legen wollen! Wenn wir nicht jetzt etwas sparen, sterben wir eines Tages arm.

  Er: Hey, hör dir mal die Geschichte von meinem Onkel Brody an! (*Er erzählt sie.*)

  Sie: Klingt, als wäre dieser Brody ein ganz schöner Idiot gewesen! Aber bloß, weil er so dämlich mit seinen Millionen umgegangen ist, sollen wir überhaupt nichts sparen? Das ist bekloppt.

Impulsive stürzen sich unmittelbar in eine Debatte. Für sie ist das Überzeugen des anderen der einzige Teil des Streits, auf den es ankommt.

Hier möchten wir zwei wichtige Anmerkungen machen:

Erstens: Die meisten Menschen quer durch alle Konfliktstile neigen dazu, sehr schnell zum Überzeugen überzugehen (mit Ausnahme der Vermeider, die es auslassen). Entweder springen sie mitten hinein (die Impulsiven) oder sie versuchen schnell, den anderen auf ihre Seite zu ziehen, sobald das Problem auf dem Tisch liegt (die Validierer). Doch zwischen dem Erstellen einer Agenda und dem Versuch, den anderen zu überzeugen, muss es *viel* mehr Raum für die Erforschung der Innenwelt des anderen geben – und die meisten von uns wissen nicht, wie man das innerhalb eines Konflikts tun kann.

Die drei Konfliktstile und Überzeugungsversuche

Vermeider: Kein Versuch, zu überzeugen: Sie »einigen sich darauf«, dass sie unterschiedlicher Meinung sind.
Validierer: Sie legen zuerst das Problem dar (»Erstellen einer Agenda«), gehen aber allzu schnell zu Überzeugungsversuchen über.
Impulsive: Fangen sofort mit einem Überzeugungsversuch an; wollen, dass das Gegenüber sich sofort engagiert und in die Debatte stürzt.

Zweitens: Man kann sehen, dass diese unterschiedliche Einstellung zum Überzeugen leicht zu Missverständnissen und Streit führen kann. Während ein eher konfliktvermeidender Mensch *jeden* Versuch, ihn zu überzeugen, als Angriff werten wird, kann ein eher impulsiver Partner eine Weigerung, auf einen Überzeugungsversuch einzugehen, als Zurückweisung oder als bewusstes, kaltes Abwenden interpretieren.

Beziehungen müssen nicht an unverträglichen Streitstilen scheitern!

Für den Fall, dass sich das in Ihren Ohren grimmig anhört, möchten wir hier innehalten und Sie beruhigen: Wenn Sie den Verdacht hegen, dass Sie und Ihr Partner oder Ihre Partnerin auf der Ebene der Metaemotion nicht zusammenpassen, *sind Sie nicht zum Scheitern verurteilt.* Denken Sie immer daran, dass wir Menschen sind – und nicht Etiketten entsprechen. Sie können einen einzigen, klaren, ausgeprägten Konfliktstil haben, oder Sie sind vielleicht eine Mischung aus zweien, mit einer Tendenz in die eine oder andere Richtung. Dasselbe gilt für Ihren Partner oder Ihre Partnerin. Wir legen Ihnen diese generalisierten Profile nicht dar, um Ihnen zu suggerieren, unverträgliche Metaemotionen bedeuteten für Sie das Ende der Fahnenstange. Vielmehr möchten wir, dass Sie informiert sind, damit Sie über Ihre eigenen Glaubenssätze über Emotionen und Ihre Einstellung zu Konflikten nachdenken können und ebenso darüber, ob und wie Ihnen das erlaubt, sinnvoll mit Ihrem Partner oder Ihrer Partnerin in Kontakt zu treten, oder Sie daran hindert. Denken Sie an Tyler und Noah – zwei Partner, die sich tatsächlich über die tiefe Kluft ihrer unterschiedlichen Streitkultur hinweg erreichen konnten, als sie erst einmal erkannt hatten, dass diese Kluft da war. Stellen Sie sich vor, zwei Menschen würden sich zu einem Brettspiel hinsetzen und bekämen zwei Anleitungen mit vollkommen verschiedenen Regeln überreicht.

Woher kommen also diese Glaubenssätze über Emotionen?

Könnten Sie einen Blick in die Vergangenheit von Tyler und Noah werfen, würden Sie Folgendes sehen: Tyler, der impulsive Teil des Paars, war in einer Familie aufgewachsen, in der bei einem Streit die Wogen hochgehen konnten, die aber schnell wieder alles in Ordnung brachte. In dem Haus, in dem er mit seinen Eltern und Geschwistern lebte, gab es im Lauf eines Tages häufig Krach und Explosionen, aber alle Stürme waren kurz und gingen schnell vorbei. In der Kultur von Tylers Familie waren Konflikte normal – sie wurden sogar als Kontaktform *angestrebt*.

In Noahs Familie neigte man dazu, das Ansprechen von Problemen zu vermeiden; man akzeptierte die Dinge lieber so, wie sie waren, als ein Gespräch beginnen zu müssen, das Spannungen bringen oder sich in einer unvorhergesehenen Weise entwickeln konnte. Seine Eltern stritten sich selten, aber wenn, dann war es schlimm. Der Streit eskalierte rasch, und es wurden sehr verletzende Dinge gesagt – Dinge, die hinterher schwer wieder zurückzunehmen waren. Es endete fast immer damit, dass einer der beiden aus dem Haus stürmte. Einmal war seine Mutter tagelang weg, ohne eine Nachricht hinterlassen zu haben, wohin sie ging und wann sie wiederkommen würde. Noah hatte eine klare und eindeutige Lektion gelernt: Streit musste um jeden Preis vermieden werden, weil die Konsequenzen einer Meinungsverschiedenheit einfach zu schlimm waren.

Es gibt keine feste Formel dafür, warum genau wir uns zu einem impulsiven, validierenden oder vermeidenden Streiter entwickeln – jeder Einzelne von uns ist eine einzigartige Mischung unserer neurologischen Ausstattung und unserer lebenslangen Erfahrungen, und jeder reagiert anders auf die Kräfte, die uns geprägt haben. Wenn jemand beispielsweise mit Eltern aufgewachsen ist, die sich anschrien, wenn sie stritten, kann er das nachahmen und ebenfalls impulsiv werden, oder er kann in die andere Richtung gehen und ein Vermeider werden.

All das legt die Frage nahe …

Kann man seinen Konfliktstil ändern?

KURZ GESAGT: Ja! Es erfordert eine Menge Arbeit, aber wenn die Unverträglichkeit der Konfliktstile bei Ihnen und Ihrem Partner oder Ihrer Partnerin wirklich große Probleme verursacht, ist das machbar. Wir können wachsen und andere Stile erlernen, um unseren Partnern dort zu begegnen, wo sie sind.

Sie müssen Ihren Konfliktstil jedoch nicht ändern – das Wichtigste ist im Augenblick, dass Sie Ihren eigenen derzeitigen Konfliktstil und den Ihres Gegenübers *verstehen*, besonders, wenn er sich von Ihrem unterscheidet. Bei Ihrem Bestreben, den Konfliktstil Ihres

Partners oder Ihrer Partnerin verstehen zu lernen, stellen Sie sich am besten vor, Sie würden seine oder ihre Sprache lernen. Und um Ihren eigenen zu verstehen, sollten Sie bedenken: Die Art und Weise, wie wir erzogen wurden, hat tiefe Spuren in unserem Gehirn hinterlassen, ähnlich wie Räder Spuren in feuchtem Beton hinterlassen. Unter den entsprechenden Umständen rutschen unsere Räder einfach wieder in die alten Spuren zurück. Um unseren Konfliktstil zu ändern, müssen wir eine ganz neue Straße anlegen, einen alternativen Weg zum Kompromiss.

Angenommen, wir sind sehr impulsiv, würden aber lieber mehr validierend werden. Das verlangt, dass wir lernen, innezuhalten und erst einmal durchzuatmen, ehe wir etwas sagen. Dann müssen wir genau überlegen, was wir sagen wollen, und wie das auf unseren Partner oder unsere Partnerin wirkt, und entscheiden, wie wir das, was wir sagen müssen, freundlicher ausdrücken können. Achtsamkeit oder Meditation sind sehr hilfreiche Werkzeuge, die uns Wege zeigen, das Tempo zu verlangsamen. Haben wir unsere Reaktionen in den ersten Gang zurückgeschaltet, dann haben wir Zeit, sie sorgfältig zu bedenken, ehe wir die falschen Worte heraustrompeten. Das verlangt Übung, aber es ist machbar!

Gleichzeitig gibt es eine ganze Reihe von äußeren Kräften – kulturelle, gesellschaftliche, familiäre –, die unseren Konfliktstil mit der Zeit beeinflussen. Wir sehen oft Paare, die anfangs sehr stark einen Stil vertreten (vermeidend, validierend oder impulsiv) und lernen, einige Elemente eines anderen Stils mit aufzunehmen. Sie sind dazu fähig, ihren Konfliktstil etwas zu erweitern, sodass sie eine größere Bandbreite haben. Es gibt auch einen kulturellen Kontext dafür: So haben etwa mit dem Voranschreiten des Feminismus Frauen begonnen, selbstsicherer aufzutreten, und erlauben sich nun auch, Ärger und Wut auszudrücken, was traditionell nur Männern vorbehalten war. Frauen, denen man in der Vergangenheit vielleicht aberzogen hat, je einen impulsiven Stil zu entwickeln, erlauben sich heute, solche Tendenzen intensiver auszuleben.

UNTER DEM STRICH KANN MAN SAGEN: Wenn Menschen zu uns in Therapie kommen, dann nicht, weil sie einen bestimmten Konfliktstil haben. Sondern weil sie keine *glücklichen* Vermeider, Validierer oder Impulsiven sind. Die Konflikte laufen nicht gut. Sie sind gegen die Wand gefahren, ihre Auseinandersetzungen fühlen sich außerordentlich schlecht an, und sie wissen nicht, was sie dagegen unternehmen können. Jedes Paar ist einzigartig, und seine spezifische Dynamik wiederholt sich nicht, aber auf einer ganz elementaren Ebene geht normalerweise etwas sehr Einfaches schief: *Sie hören einander nicht zu.* Wenn Paare dagegen das Verhältnis von mindestens 5:1 oder mehr einhalten, sind sie tendenziell neugieriger, offener und aneinander interessiert. Doch wenn die Positivität entfällt, dann endet die Neugier. Die beiden greifen sich an oder verteidigen sich und reden aneinander vorbei. Das sieht dann mehr nach kollektivem Monologisieren aus. Auf beiden Seiten herrscht das Gefühl vor, nicht zum anderen durchzudringen, als würde man in ein Walkie-Talkie hineinsprechen und nie etwas zurückbekommen – keine Anerkennung, kein Verständnis, nichts. Und das fühlt sich sehr schlecht an. Was wir daher vorhaben, wenn wir die fünf in diesem Buch geschilderten Konflikte durchgehen, ist, diesen eisernen Vorhang zu öffnen, damit wir *doch* zueinander durchdringen – ganz gleich, wie unsere »Standardeinstellung« aussehen mag.

Nehmen wir nur uns beide. Anfangs waren wir beide impulsiv. Wir sind noch immer ziemlich emotional. Mit der Zeit haben wir vielleicht gelernt, etwas mehr validierend zu sein – wir nutzen beide bei Konflikten validierende Strategien und empfinden das als sehr hilfreich. Aber selbst nach so vielen Jahren ist unsere *Standardeinstellung* noch immer impulsiv – das ist die Spur, in der unsere Räder einfach landen.

Wenn wir uns anschauen, warum das so ist, stoßen wir auf ein ganzes Bündel von Faktoren. Wir sind beide Juden, und es gibt ein Sprichwort: »Streit ist die jüdische Form der Liebe!« Das hat seinen kulturellen Ursprung darin, dass die Debatte als Weg gesehen wurde, die Bedeutung unserer Heiligen Schriften zu verstehen. Wir haben kein Dogma, das uns vorschreibt, was wir denken sollen: Wir streiten und debattieren die ganze Zeit, um unsere Kernüberzeugungen und die Interpretationen unserer Texte herauszufinden. Das ist in unser Erbe hineinverwoben. Im Grunde haben wir eine 4000 Jahre lange Geschichte als Streithähne hinter uns.

In den frühen Jahren unserer Ehe führte unsere rasch aufflammende Emotionalität zu wenig erbaulichen Resultaten: Wir stritten uns, wir schrien uns an, Julie fühlte sich überwältigt, stürmte aus dem Haus und ging joggen (ein altes Kindheitsmuster von ihr), während John frustriert zurückblieb und im Haus auf und ab tigerte. Wir hatten alle beide eine starke Neigung zu heftigen Emotionen, stürzten uns ins Überzeugen und *wollten die Debatte gewinnen*. John war in einer Familie aufgewachsen, in der hitzige Diskussionen vom Grundsatz her liebevoll waren, bei Julie war das nicht ganz so – am Esstisch hatten die Meinungen der Männer Priorität, während man den Frauen sagte, sie sollten den Mund halten. Und bei Alltagsinteraktionen, auch bei Konflikten, hatte Julie es mit einer einflussreichen Mutter zu tun, die oft Verachtung und Kritik äußerte. Das war das Kommunikationsmodell, mit dem sie aufgewachsen war.

Kurz nachdem wir geheiratet hatten, war Julie einmal über das Wochenende nach Portland gefahren, um ihre Mutter zu besuchen. Das war, ehe wir unsere Tochter Moriah bekamen, und Julie hatte kurz zuvor eine Fehlgeburt erlitten. Sie beging den Fehler, das ihrer Mutter zu sagen, die sie sofort angriff und behauptete, die Fehlgeburt sei ihre eigene Schuld. Julie fuhr schäumend vor Wut nach Seattle zurück und hatte das Gefühl, es sei eine Dummheit gewesen, überhaupt dorthin zu fahren – sie fühlte sich zwingend verpflichtet, die Mutter zu besuchen, kam aber immer mit dieser schrecklichen Energie von den Fahrten zurück.

Wir hatten verabredet, uns nach der langen Trennung am Wochenende in einem feudalen Fischrestaurant direkt am Ufer des Lake Washington zu treffen. Es war sehr beliebt, die Tische standen dicht an dicht, und an diesem Abend waren alle besetzt. Wir saßen Ellbogen an Ellbogen mit anderen Gästen. Als wäre sie das Sprachrohr ihrer Mutter, fing Julie augenblicklich an, John zu kritisieren und ihm schreckliche Tischmanieren vorzuwerfen, weil er manches mit den Fingern aß. John wurde defensiv, und ein hässlicher Streit braute sich – mitten im Restaurant – zusammen. »Deine Manieren sind *fürchterlich*«, sagte Julie, schon haarscharf an der Grenze zur Verachtung – die ganze schlechte Laune von dem Wochenende bei ihrer Mutter quoll in diesem Moment aus ihr heraus. »Es ist mir peinlich, in der Öffentlichkeit mit dir unterwegs zu sein.«

John war mit einem kritischen Moment der Entscheidung konfrontiert und erinnerte sich plötzlich an die Spielhalle, in die er vor ewigen Zeiten zu gehen pflegte, als er noch auf dem College war. Bei einem der Spielautomaten, die man mit Münzen fütterte, musste man eine Spielzeugpistole auf Wyatt Earp richten. Wenn man sie schneller zog als Wyatt, sagte er mit seiner blechernen Roboterstimme einen ganz bestimmten Satz, der John jetzt schlagartig einfiel, und so stand er mitten in dem vollen Restaurant auf, fasste sich theatralisch an die Brust, sagte: »Super Schuss, Partner! Volltreffer!«, und fiel zu Boden.

Im ganzen Restaurant wurde es totenstill, so schockiert waren die Leute. Ein Ober stürzte herbei, weil er dachte, John hätte einen Herzinfarkt erlitten.

Julie indessen lachte, bis ihr die Tränen kamen.

Und das war das Ende des Streits – noch ehe er angefangen hatte.

Wir haben immer Humor eingesetzt, um bei Konflikten wieder Land zu gewinnen – aber die heftigen ganz am Anfang endeten oft damit, dass Julie ins Freie rannte (sie lief schneller als John), dass Türen knallten und wir beide sehr kritisch und verächtlich waren, weil wir nicht merkten, wie viel das kaputt macht und wie viel mehr Wiedergutmachung es erfordert. Dem Himmel sei Dank für Johns Forschung! Sie hat uns wirklich geholfen, und wir nutzen sämtliche Interventionen, die wir Ihnen im Abschnitt »Konflikte« in diesem Buch vorstellen werden, auch selbst. Wir sind noch immer ein impulsives Paar, aber im Lauf der Jahre sind wir bessere, liebevollere Impulsive geworden. Und das ist letztlich das Ziel – nicht, dass Sie Ihren Konfliktstil ändern (außer Sie wollen das ernsthaft), sondern ihn besser anwenden. Mit mehr Mitgefühl für die dauerhaft verletzlichen Stellen des jeweils anderen, wie John es an jenem Abend für Julie aufbrachte, weil er wusste, woher sie gerade gekommen war, und verstand, wie das ihre Reaktionen auf ihn beeinflusste.

FASSEN WIR ZUSAMMEN: Ihr Stil kann sich sicherlich mit der Zeit weiterentwickeln. Sie können lernen, Ihr Repertoire zu erweitern, um Ihren Partner oder Ihre Partnerin zu erreichen. Aber es ist wichtig, zu erkennen, dass wir alle diesen tief eingespurten Ausgangsstil haben, zu dem wir immer wieder zurückkehren werden – besonders unter Druck. Ob Sie also mit jemandem zusammen sind, der den gleichen Stil hat wie Sie, oder ob Sie den Verdacht haben, dass Ihre Stile sich nicht gut vertragen – reden Sie darüber!

Nehmen Sie sich jetzt einen Augenblick Zeit, um sich mit Ihrem Partner oder Ihrer Partnerin auszutauschen:

1. Welche Konfliktkultur hat mich geprägt? Was habe ich in meiner Herkunftsfamilie über Auseinandersetzungen gelernt? Welche Glaubenssätze über Streit habe ich daraus mitgenommen?
2. Welcher der drei Stile ist mein persönlicher Konfliktstil? Welche

Art von Metaemotion habe ich – welche Gefühle habe ich in Bezug auf Gefühle? Kann ich manche Gefühle leichter ausdrücken als andere?

3. Wie interagieren unsere Konfliktstile? Haben wir den gleichen Stil oder zwei verschiedene? Wie beeinflusst das unsere Streitgespräche?

Wenn wir eine Wahrnehmung dieser wichtigen Faktoren aufbauen, die prägen, wie wir streiten, erlaubt uns das, all unsere Konflikte künftig besser zu steuern. Ihren eigenen Stil und den Ihres Partners oder Ihrer Partnerin zu verstehen, fördert Empathie und Mitgefühl, und das bedeutet, dass selbst ein Streit ein Raum werden kann, in dem Sie sich sicher genug fühlen, um Ihre Probleme wirklich gemeinsam zu erforschen und etwas Entscheidendes zu tun: herauszufinden, worüber Sie in der Tiefe Ihres Herzens eigentlich streiten.

Worüber wir streiten

Kürzlich suchte uns eine Klientin auf, die bereits eine Scheidung hinter sich hatte. Ihre erste Ehe war auseinandergegangen, und jetzt lebte sie in einer zweiten – die sie im vollen Vertrauen darauf eingegangen war, dass sie auf lange Sicht glücklich sein würde. Und doch schien die Beziehung jetzt wieder in dieselbe qualvolle Richtung zu laufen wie die vorige. Diesmal wollte sie aber, dass die Sache anders ausging. Sie liebte ihren Mann. Sie wollte mit ihm zusammenbleiben. Doch sie mochten versuchen, was sie wollten, die Lage schien trotzdem immer schlechter zu werden. Die Frau fragte sich, warum sich das Muster anscheinend wiederholte.

»Am Anfang ist es immer ganz wunderbar«, sagte sie uns. »Monatelang, ja sogar jahrelang fühlt sich alles gut und richtig an. Und dann beginnt dieser Teufelskreis – wir streiten uns über so gut wie alles. Das fühlt sich an, als hätten wir eine Art negative Superpower, denn wir können uns über *alles* zanken. Wir zanken uns über die Einkaufsliste. Und sogar auch über Dinge, über die wir uns schon geeinigt hatten!«

Erst neulich hatten sie und ihr Mann mitten in einem hässlichen Streit, in dem sie einander mit Schimpfwörtern bombardiert hatten, innegehalten und sich klargemacht, was ihren Konflikt ausgelöst hatte: ob man die Gabeln mit den Zinken nach oben oder nach unten in die Spülmaschine räumen musste.

Entsetzt starrten sie sich an. Sie brauchten Hilfe.

Sie fasste das Problem folgendermaßen zusammen: »Anscheinend fangen Beziehungen immer prima an, und dann kommen sie irgendwann an einen Punkt, an dem niemand mehr ein Wort sagen kann, ohne damit einen Streit vom Zaun zu brechen. Anfangs ist es die reine Ekstase, und später müssen wir jedes Wort auf die Goldwaage legen.«

Eine Frage, die uns ständig gestellt wird, lautet: Worüber streiten sich Paare am allerhäufigsten?

Diese Frage wurde uns schon von Patienten und Studienteilnehmern gestellt. Von Gastgebern in Talkshows. Von Moderatoren im Radio. Von Freundinnen und neuen Bekannten. Sie gehört normalerweise zu den ersten Fragen, die Menschen stellen, wenn sie von unserer Arbeit erfahren. Vielleicht denken die Leute, wenn es ihnen gelingt, dieses eine heiße Thema zu vermeiden, das die meisten Paare zum Streiten bringt, dann könnten sie ihre eigene Beziehung leichter harmonisch halten; vielleicht schätzen sie auch, wenn sie wüssten, mit welchem Hauptproblem die meisten Paare zu kämpfen haben, dann könnten sie diesem Bereich etwas mehr Aufmerksamkeit schenken und dafür sorgen, dass er bei ihnen nicht zum Problem wird. Wir würden Ihnen liebend gerne eine Antwort geben, aber das können wir nicht, denn am allerhäufigsten streiten sich Paare über *nichts*.

Von der Ekstase zur Goldwaage: Worüber streiten wir?

SZENE: Matt und Sophie, ein Paar Ende 30, sind in ihrer chaotischen Küche am Werk und wollen ihre drei lärmenden, hungrigen Kinder abfüttern, und Matt macht sich bereit, zu einem späten Meeting zu gehen. Zum Abendessen gibt es Pizza, ein Bote hat sie schon gebracht, und Sophie hat sie samt Verpackung im Backofen zwischengeparkt, damit sie warm bleibt, solange sie den Tisch deckt. Die

Kinder wuseln ihr um die Füße. Sie blickt auf und sieht Matt am Tresen lehnen und schon ein Stück Pizza essen. Okay, in Ordnung, denkt sie, er muss jeden Augenblick gehen, und das ist seine einzige Chance, noch etwas zu essen zu bekommen. Aber dann sieht sie hinter ihm auf dem Tresen die Kartons mit den Pizzen, die sie warm halten wollte. Er macht das ständig: sich zuerst etwas nehmen und dann das Essen stehen und kalt werden lassen.

»Hat das irgendeinen Grund, dass die Pizzakartons draußen auf dem Tresen stehen?«, fragt sie.

Matt bemerkt ihren sarkastischen Ton und kontert entsprechend: »Ich weiß nicht, vielleicht liegt es daran, dass ich gerade esse!«

»Außer dir ist noch niemand so weit.«

»An exakt welchem Fleck hättest du die Pizzakartons denn gerne? Ich bitte um Erleuchtung.«

»Hm, schwierige Frage. Wir wäre es mit dem Backofen, den ich dafür schon vorgeheizt habe?«

Selbst die Kinder schnappen den Sarkasmus auf, der aus jedem Wort trieft. Die Pizza ist nicht das Einzige im Raum, das rapide abkühlt – die Stimmung ist frostig, jeder Kommentar spitz wie ein Eiszapfen.

Ist das ein Streit über Pizza?

SZENE: Nina und Rohan, frisch verheiratet, haben gerade ihr erstes Haus gekauft und überlegen, wo sie einen Amerikanischen Heidelbeerbusch hinpflanzen wollen. Nina möchte ihn in einem Pflanzkübel haben, damit man ihn leichter umstellen kann, Rohan möchte ihn im Garten einpflanzen.

»Er wird in einem Kübel nicht gut gedeihen«, sagt Rohan und fängt schon an zu graben. »Heidelbeeren brauchen unheimlich viel Wasser, das gut wieder ablaufen kann.«

»Woher weißt du das?«, fragt Nina, die plötzlich irritiert ist. »Bist du plötzlich ein Landwirt? Hör auf zu graben! Ich bin damit nicht einverstanden!«

»Hey, hey«, sagt Rohan. »Es ist bloß eine Pflanze.«

»Es ist bloß eine Pflanze. Es ist bloß ein Haus, es sind bloß unsere sämtlichen Ersparnisse und ein riesiger Kredit, den wir vielleicht nie im Leben abbezahlen können – für dich ist wohl nichts eine große Sache! Es gibt nie einen Grund, sich über irgendetwas Sorgen zu machen, alles wird wie von Zauberhand wunderbar glatt laufen!«

Sie bricht in Tränen aus, rennt ins Haus und lässt den verblüfften Rohan mit seinem Spaten stehen.

Ist das ein Streit über eine Pflanze?

SZENE: Brandon und Todd sind sechs Monate lang miteinander ausgegangen, und so langsam wird die Sache für sie verbindlich. Sie haben das Gefühl, es sei der richtige Zeitpunkt, die Familie des anderen kennenzulernen. Vor ein paar Wochen waren sie zum Abendessen bei Todds Eltern und Geschwistern, und es lief spitze – sie sind eine liebevolle, laute Familie und haben Brandon sofort akzeptiert. Er ist sich ganz und gar nicht sicher, ob das Essen bei seinen Eltern ebenso glattgehen wird. Seine Eltern verhielten sich seinen bisherigen Freunden gegenüber immer steif und distanziert.

Auf dem Weg zu diesem Abendessen halten sie an einem Geschäft an, um ein paar Blumen und eine Flasche Wein zu besorgen. Todd nimmt eine Flasche vom Regal.

»Meine Mutter mag keinen Chardonnay«, sagt Brandon und reißt Todd die Flasche aus der Hand.

»Okay«, sagt Todd friedlich. »Wie wär's mit einem Rosé?«

Brandon inspiziert das Etikett. »Der sieht billig aus.«

»Ist aber gut, den habe ich schon getrunken.«

»Mir ist egal, ob *du* denkst, er ist gut, ich will etwas mitbringen, was meine *Mutter* gut findet!«

Todd ist betroffen und sichtlich verletzt. »Also, ich finde, wir müssen nicht unbedingt eine Menge Geld ausgeben, um eine nette Geste zu machen.«

»Du hörst mir gar nicht zu.«

»Natürlich höre ich dir zu. Aber was willst du denn überhaupt sagen? Nimm, was immer du willst. Ich bezahle den Wein.«

Brandon knallt die Flasche wieder ins Regal, stürmt aus der Weinabteilung und ruft über die Schulter zurück: »Vergiss es. Am besten gehen wir gar nicht hin!«

Ist das ein Streit über Wein?

Wenn wir sagen, der allerhäufigste Grund dafür, dass wir streiten, sei *nichts*, dann meinen wir damit, dass praktisch *alles und jedes* eine Auseinandersetzung zwischen Partnern auslösen kann, wenn die Bedingungen dafür stimmen. Pizza, eine Pflanze, eine Flasche Wein – das waren zwar die Themen, an denen sich die oben geschilderten Konflikte entzündet haben, aber bei allen drei Beispielen sind offenkundig tiefer liegende Schwierigkeiten im Spiel.

Wenn Sie zwei Partner sehen, die sich in einen hitzigen Streit über etwas verbissen haben, das ganz trivial aussieht, ist es meistens überhaupt nicht trivial. Unsere Konflikte speisen sich aus unterirdischen Quellen, Gründen unter der Oberfläche, die den Streit darüber anheizen, wie die Hausarbeit aufgeteilt werden soll, wofür man Geld ausgeben soll oder was man am nächsten Wochenende mit seiner Freizeit anfangen soll. Tiefer betrachtet streiten wir uns oft über:

1. **Werte:** Was ist Liebe? Was ist ein Zuhause? Was heißt es, eine Familie zu sein?
2. **Unbeachtete Bedürfnisse:** Es gibt viele, aber zu den wichtigen gehören das Bedürfnis nach Spiel, Verbundenheit und romanti-

scher Liebe – 80 Prozent aller Paare, die eine Therapie beginnen, sagen, es gebe bei ihnen »keine Romantik« mehr.

3. **Verborgene Träume:** Was sind meine Hoffnungen und Träume, sowohl jetzt als auch für die Zukunft? Was ist Sinn und Zweck meines Lebens, mein Daseinsgrund?

Für eine befriedigende langfristige Liebesbeziehung ist es sehr wichtig, im Lauf der Zeit erkennen zu lernen, wann wir im Grunde nicht über eine erkaltende Pizza, sondern über die Sehnsucht nach der Würdigung unserer Bemühungen streiten; dass es nicht um eine Pflanze geht, sondern um den Druck, der durch neue Verpflichtungen entstanden ist, ohne dass es Zeit und Raum gegeben hätte, darüber zu sprechen; dass nicht der Preis einer Flasche Wein das Thema ist, sondern die tief sitzende Angst vor elterlicher Ablehnung.

Doch die Wahrheit ist: Das ist schwer! Und zwar deshalb, weil wir uns im typischen Fall nicht in aller Ruhe an den Tisch setzen und sagen: »Also, Schatz, worüber möchtest du denn heute streiten?« Vielmehr flammt der Streit in Momenten wie den gerade geschilderten auf: mitten im geschäftigen Alltag, in Situationen, die wir uns *gut* vorgestellt hatten, unter Druck und »aus heiterem Himmel«, wie so viele Paare sagen.

Zu den Hauptgründen dafür zählen unter anderem *fehlgeschlagene Kontaktangebote*.

Kontaktangebote: Ein Kernstück des Konflikt-Puzzles

Ein »Kontaktangebot« ist, einfach ausgedrückt, alles, was Sie selbst oder Ihr Partner oder Ihre Partnerin tun, um die Aufmerksamkeit des Gegenübers zu bekommen und mit ihm in Verbindung zu treten. Das kann ein Kommentar oder eine Geste sein. Es kann subtil oder offen und direkt sein. Es kann positiv oder negativ sein. Wenn Sie zu Ihrem Partner sagen »Schau mal, was für ein witziges Meme!« und ihm dabei Ihr Handy hinhalten, ist das ein offensichtliches Kontaktangebot. Traurig zu seufzen könnte ein subtileres sein. Die Hauptsache, die es dabei zu beachten gilt, ist, dass wir hier nicht lange, tiefgründige Gespräche oder Gipfeltreffen vom Typ »wir müssen reden« meinen. Hier geht es um die kleinen, flüchtigen Momente im Alltag – die beiläufigen Nebenbemerkungen und Interaktionen, die man leicht verpassen kann, wenn man sehr beschäftigt oder gestresst ist. Aber im Love Lab haben wir anhand unserer 3000 Paare erkannt, dass diese Dinge wichtig sind – *sehr* wichtig. Bei der Beobachtung der Paare haben wir regelmäßig gesehen, dass die Partner meist eine von drei Möglichkeiten nutzen, mit den Kontaktangeboten des anderen umzugehen:

1. Sie **wenden sich zu,** was bedeutet, dass sie positiv auf das Angebot ihres Partners oder ihrer Partnerin reagieren. Für die beiden genannten Beispiele könnte das so aussehen: Sie sagen zu Ihrem Partner: »Schau mal, was für ein witziges Meme!«, und er schaut hin, lacht und sagt vielleicht: »Ja, das habe ich schon mal irgendwo gesehen, das ist toll.« Oder beim anderen Beispiel: Ihre Partnerin seufzt traurig, und Sie sagen: »Was ist los, Schatz?«
2. Sie **wenden sich ab**, was bedeutet, dass sie das Angebot ihres Partners oder ihrer Partnerin ignorieren. Sie halten ihm Ihr Handy hin, aber er ist zu beschäftigt, um hinzuschauen. »Sekunde«, murmelt er und tippt an einer E-Mail weiter. Oder: Ihre Partnerin seufzt, aber Sie reagieren einfach überhaupt nicht. Sie tun so, als hätten Sie den Seufzer gar nicht gehört – sie regt sich

immer über irgendetwas auf, und Sie wollen im Moment keine Lawine von Klagen lostreten.

3. Sie **wenden sich gegen** den anderen, was bedeutet, dass sie negativ oder barsch auf das Angebot reagieren. Sie halten ihm Ihr Handy hin, und Ihr Partner sagt: »Habe ich dir nicht gesagt, du sollst mich nicht dauernd unterbrechen? Ich versuche, diese E-Mail für die Arbeit zu Ende zu bringen!« Oder Ihre Partnerin seufzt, und Sie klappen geräuschvoll Ihren Laptop zu: »Was ist denn jetzt schon wieder los?«

Wenn Paare mit einem heftigen Streit zu uns kommen, versuchen wir als Erstes herauszufinden: Gab es einmal ein Muster der Zuwendung? Oder war das gemeinsame Leben geprägt von Abwendung oder sogar von Feindseligkeit? Für ein Paar, das mit ständigem oder intensivem Streit zu kämpfen hat, kann die Antwort auf diese Frage unglaublich aufschlussreich sein.

Bei den sieben Längsschnittstudien, die wir im Love Lab durchgeführt und bei denen wir das Leben von Paaren bis zu 20 Jahre lang verfolgt haben, hat sich gezeigt, dass Kontaktangebote – diese kleinen, alltäglichen, flüchtigen Momente, die unsere Tage letztlich ausmachen – zu den wichtigsten Vorhersagefaktoren für das künftige Gelingen einer Beziehung gehören: Glückliche Paare wandten sich ihren Partnern sehr oft zu, unglückliche Paare tendenziell eher nicht. Und als wir uns die Paare, die 24 Stunden in unserem wie ein normales Appartement eingerichteten Labor verbracht hatten, sechs Jahre später noch einmal ansahen und unsere Daten analysierten, entdeckten wir zwei weit auseinanderliegende Messwerte: Die »Meister und Meisterinnen« der Liebe – die zusammenblieben und stabile, glückliche Paare bildeten – hatten sich auf 86 Prozent aller Kontaktangebote hin dem anderen zugewandt. Paare, die in Schwierigkeiten steckten, nur auf 33 Prozent hin.[31]

Warum war das so wichtig? Weil Kontaktangebote, die mit Zuwendung beantwortet werden, zu einer Art Einzahlung in eine »Beziehungsbank« werden. Wir begannen irgendwann, die Reaktionen von Partnern aufeinander als »emotionales Bankkonto« zu bezeichnen. Jedes Mal, wenn einer der beiden ein Angebot wahrnimmt und sich daraufhin zuwendet – sogar auf ein subtiles hin und besonders auf ein negatives hin –, ist das, als werfe man eine Münze in ein metaphorisches Sparschwein. Paare, die sich einander häufig zuwenden, haben einen großen, gut gefüllten Vorrat an Wohlwollen, Verbundenheit und Zuneigung, auf den sie zurückgreifen können, wenn es einmal Momente der Reibung gibt, sei es wegen des Abendessens, einer Topfpflanze oder einer Flasche zu billigen Weins bis hin zu Themen wie Kinderbetreuung und Fairness, Wohnen und Dauerhaftigkeit, Akzeptanz und Respekt. Paare, die ein Muster der Abwendung oder gar der Feindseligkeit haben, sind hingegen schon in den roten Zahlen. Das heißt, wenn sie in einen Konflikt geraten, gibt es wenig oder gar kein Wohlwollen und kaum Zuneigung, auf die man zurückgreifen kann, um die Konfrontation abzufedern, damit sie nicht allzu hart wird.

Jeder Streit kann hässlich werden, wenn zwei Partner nicht miteinander verbunden sind – wenn die Kontaktangebote routinemäßig verpasst oder ignoriert wurden. Dann kommt es auch häufiger zu Fehldeutungen des Verhaltens des anderen, und wir vermuten das Schlimmste. Wir haben eine Voreinstellung, die uns den Partner oder sein Handeln von vornherein durch die Brille der Negativität betrachten lässt, und verlieren die Fähigkeit, etwas zugunsten des anderen zu interpretieren. Wir neigen auch mehr dazu, die vier apokalyptischen Reiter auf den Plan zu rufen (Kritik, Verachtung, Rechtfertigung und Mauern), wenn das emotionale Bankkonto leer ist.

Wenn häufigere oder schlimmere Konflikte in letzter Zeit ein

Thema für Sie und Ihren Partner oder Ihre Partnerin waren, dann lohnt es sich, dass Sie sich fragen:

1. Wie wurden in letzter Zeit Ihre Kontaktangebote an den anderen aufgenommen?
2. Wie haben Sie auf die Kontaktangebote Ihres Partners oder Ihrer Partnerin reagiert?
3. Gab es in letzter Zeit ein Muster der Abwendung oder gar der Feindseligkeit?
4. Wie gut gefüllt ist Ihr emotionales Bankkonto im Moment? Um das einzuschätzen, fragen Sie sich bitte einmal, wie zutreffend sich die folgenden Aussagen anfühlen:
    - Ich freue mich darauf, heute Zeit mit meinem Partner oder mit meiner Partnerin zu verbringen.
    - Wir haben einen gemeinsamen Humor – wenn wir zusammen sind, haben wir Spaß.
    - Ich habe ein Gefühl dafür, was mit meinem Partner oder mit meiner Partnerin diese Woche los ist – was ihn oder sie stresst oder worauf er oder sie stolz ist.
    - Wenn ich meinen Partner oder meine Partnerin anschaue, bin ich dankbar dafür, dass er oder sie da ist, und auch für das, was er oder sie zu unserer Beziehung und unserem häuslichen Leben beiträgt.
    - Ich wache morgens mit einem »Wir-Gefühl« auf; selbst wenn mein Partner oder meine Partnerin und ich einen vollen Tag haben, fühle ich mich unterstützt und weiß, dass er oder sie hinter mir steht. Ich wache nicht mit dem Gefühl auf, allein zu sein.

Wenn Sie auf einen dieser Sätze mit »im Grunde nicht« geantwortet haben, ist ihr emotionaler Kontostand vielleicht ein bisschen niedrig, und wenn sich keine dieser Aussagen wirklich wahr angefühlt hat, dann sind Sie vielleicht schon tief in den roten Zahlen. Was uns wieder an den Anfang dieser Liste zurückbringt: *Kontaktangebote.* Es könnte an der Zeit sein, dass Sie sich ganz bewusst bemühen, sich viel öfter einander zuzuwenden, mit kleinen Gesten, jeden Tag, um dieses Konto wieder zu füllen.

Wenn Sie nach Ihrer eigenen Einschätzung im Augenblick keine Eins mit Sternchen für Kontaktaufnahme bekommen, dann sollten Sie wissen, dass Sie damit nicht allein sind. Bitte machen Sie sich deswegen nicht fertig! Schauen wir uns einmal an, was Sie gegen sich haben. Was glauben Sie, wie groß die Chancen sind, dass sowohl Sie als auch Ihr Partner oder Ihre Partnerin im gleichen Moment emotional für einen Kontakt verfügbar sind? Dass also, mit anderen Worten, einer von Ihnen ein Kontaktangebot macht und der andere dafür offen und empfangsbereit ist? Spoilerwarnung: Die Mathematik spricht hier nicht zu unseren Gunsten. Selbst wenn Sie in etwa 50 Prozent aller Fälle emotional für einen Kontakt mit Ihrem Partner oder Ihrer Partnerin zu haben sind und Ihr Gegenüber etwa genauso oft für einen Kontakt mit Ihnen, dann liegt die Chance, dass Ihre Verfügbarkeit zusammenfällt, bei 0,50 × 0,50, also bei 0,25. Folglich liegt die Wahrscheinlichkeit, dass Ihre Verfügbarkeit zusammenfällt, nur bei 25 Prozent.[32] Das bedeutet, dass sie es in 75 Prozent aller Fälle nicht tut. Wenn Sie es also dem Zufall überlassen und sich nicht ganz gezielt einander zuwenden, stehen die Chancen dafür, dass Sie einander auf magische Weise gleichzeitig in einem Moment der Offenheit und Verfügbarkeit vorfinden, verdammt schlecht.

Ehe wir zu den spezifischen Konfliktstrategien kommen, die im nächsten Teil des Buchs beginnen, ist Ihre erste Aufgabe einfach die: *Wenden Sie sich einander zu.* Unser Leben sieht nicht immer so aus, dass das leicht ist. Wir haben so vieles, was uns Druck macht – Arbeitsanforderungen, Kinder, die erweiterte Familie, dringende Aufgaben, die ganze endlose Organisation des Lebens – und all das ist sehr real. In einer bahnbrechenden Studie, die das Sloan Center an der UCLA durchführte, fanden Wissenschaftler heraus, dass berufstätige Paare mit zwei Einkommen und Kindern im Durchschnitt *nur 35 Minuten in der Woche*[33] unter vier Augen miteinander sprachen. Das ist nicht viel! Wir müssen uns deshalb bewusst vornehmen, was wir wollen: das Handy weglegen, das E-Mail-Fenster schließen, das Buch oder die wichtigen Unterlagen beiseitelegen, in die wir vertieft sind, das Geschirr oder die Waschmaschine warten lassen. Eine Menge Dinge erscheinen einem im Augenblick so viel dringlicher, als mit der Partnerin über den Vogel zu reden, den sie gerade vor dem Fenster gesehen hat, oder als innezuhalten und den Partner zu fragen, warum er so gestresst aussieht. Aber auf lange Sicht sieht es anders aus. Über Jahrzehnte gesammelte Daten stützen das: Diese flüchtigen Gelegenheiten für einen Kontakt, die sich jeden Tag in Hülle und Fülle bieten, haben einen enormen Einfluss auf die künftige Entwicklung unserer Beziehung.[34] Sie halten uns nicht nur in Verbindung, sondern sie bauen Vertrauen auf. Und in einem Konflikt fragen wir immer: *Kann ich dir vertrauen?*

1. Kann ich darauf vertrauen, dass dir mein Bestes am Herzen liegt?
2. Kann ich darauf vertrauen, dass du freundlich mit mir umgehst, auch gerade jetzt?
3. Kann ich darauf vertrauen, dass du mich während dieses Gespräches respektvoll behandeln wirst?
4. Kann ich darauf vertrauen, dass du mit mir zusammen ein Team bildest, auch wenn wir unterschiedlicher Meinung sind?

Die Antworten auf diese Fragen sind wichtig, ganz gleich, ob der Konflikt, in dem wir uns befinden, *lösbar* oder *ewig* ist.

Die zwei Arten von Konflikten: Lösbar versus ewig

Wie wir bereits in der Einleitung erwähnt haben, fallen all unsere Kontroversen in eine von zwei Kategorien: lösbar oder ewig. Unsere lösbaren Konflikte haben Lösungen. Sie lassen sich aus der Welt schaffen. Das heißt nicht, dass sie immer *leicht* zu lösen sind – gleich folgt mehr dazu. Aber grundsätzlich handelt es sich dabei um Probleme, für die es Lösungen gibt, und wenn sie bewältigt sind, tauchen sie wahrscheinlich auch nicht wieder auf.

Unsere ewigen Probleme hingegen führen nirgendwohin. Das sind Konflikte, die wir niemals lösen werden, sondern mit denen wir leben müssen, solange unsere Partnerschaft besteht, und mit denen wir zurechtkommen müssen. Die spezifischen Themen ewiger Konflikte werden bei jedem Paar verschieden sein, aber jedes Paar hat sie. Und sie machen bei allen Paaren den weitaus größten Teil aller Streitigkeiten aus.

Als wir Paare ins Love Lab geholt haben, um ihre Interaktionen und Streitgespräche zu beobachten, und dann bis zu 20 Jahre lang alle paar Jahre nachschauten, wie es mit ihnen weiterging, sahen wir, dass Paare alle Jahre wieder ins Love Lab kamen und wieder und wieder *über dieselben Themen stritten.*[35] Wir beobachteten etwa, dass ein Paar im Lab über sein soziales Leben diskutierte und darüber, wie oft es mit Freunden ausgehen oder lieber zu Hause bleiben sollte: Der eine traf gerne Freunde, war glücklich und fühlte sich mit Energie aufgeladen, wenn er im Kontakt mit anderen war; dem anderen fehlte es an ruhiger Zeit mit dem Partner, und er fühlte sich auf Partys ignoriert und unwohl. Als das Paar später wiederkam, war das noch immer ein Streitpunkt! Sechs Jahre später ging es noch immer darum, ob sie an einem Freitagabend zu einer Party gehen sollten. Das Einzige, was sich geändert hatte, war ihre Kleidung und ihre Frisur.

Warum ist das für dieses Paar ein ewiges Problem? Weil unterhalb der Frage, ob man eine einfache Einladung zu einer Party annehmen oder ablehnen sollte, eine Menge andere Dinge mitschwingen, die mit den Persönlichkeitsunterschieden zwischen den beiden Partnern zu tun haben (einer extrovertiert, der andere introvertiert), mit ihren unterschiedlichen Bedürfnissen innerhalb der Partnerschaft und mit Prioritäten in Bezug darauf, wie sie ihre Zeit verbringen möchten. Muss dieser Konflikt sie zwangsläufig auseinanderbringen? Keineswegs. Aber das ist ein Bereich, in dem sie außerordentlich verschieden sind, und so müssen sie im Lauf ihres Lebens immer wieder neue Wege finden, wie sie mit dieser Kontroverse umgehen können, ihre Bedürfnisse ausdrücken, Kompromisse finden und bis zu einem gewissen Grad die Unterschiede zwischen sich akzeptieren können.

Erinnern Sie sich daran, dass 69 Prozent unserer Konflikte in die Kategorie »ewig« fallen – das ist eine Menge Konfliktstoff, mit dem wir leben müssen! Aber die Meister und Meisterinnen der Liebe begreifen: Ewige Konflikte sind in jeder Beziehung unvermeidlich. Wenn wir jemanden fürs Leben aussuchen, dann wählen wir nicht nur jemanden, den wir lieben können, sondern zugleich auch einen ganzen Schwung von ewigen Konflikten, Reibungspunkten, die von Zeit zu Zeit immer wieder heiß laufen und manchmal ein Feuer entfachen können. Es gibt keine magische, konfliktfreie Beziehung irgendwo auf der Welt – es gibt sie einfach nicht! Das Ziel ist daher, *mit* diesen Streitpunkten *gut* zu leben – zu akzeptieren, dass es sie gibt, mitfühlend und neugierig mit ihnen umzugehen und nicht defensiv und kritisch.

Welche Art von Konflikten ist tendenziell eher lösbar, welche ewig?

Das kommt darauf an. Für jedes konkrete Paar kann jedes beliebige Thema – von den Finanzen über die Hausarbeit bis hin zur

Kindererziehung und der Frage, wie man die Geschirrspülmaschine einräumen muss – entweder lösbar oder ewig sein. Die Frage ist: Ist das Problem auf dieses eine Szenario beschränkt? Oder verbindet es sich für Sie mit einem tieferen Konflikt, der seinen Widerhall auch in anderen Auseinandersetzungen findet, und der mit einem tief liegenden, zentralen Persönlichkeitsunterschied zwischen Ihnen in Verbindung steht, mit Ihren Werten und Prioritäten, Ihren Glaubenssätzen darüber, »wie die Dinge sein sollen«?

Manchmal ist ein Streit darüber, wie herum die Gabeln in die Geschirrspülmaschine sollen, nur ein Streit über Gabeln! Sie sind beide gereizt, Sie haben in letzter Zeit nicht oft Kontakt zueinander aufgenommen, und irgendetwas Doofes führt zur Explosion. So was kommt vor. Aber wenn Sie sich über die offene Klappe und die Halterungen für Tassen und Teller und den Besteckkorb hinweg anschreien (»Du hörst mir *nie* zu! Immer soll alles so gehen, wie *du* willst!«), dann sollten Sie vielleicht ein Gespräch über Kontrolle und Einfluss in der Beziehung führen. Wenn Sie darüber streiten, welches Auto Sie sich als nächstes kaufen sollen, dann kann das ein lösbares Problem sein, für das sich leicht eine Lösung erreichen lässt … oder es kann den Dritten Weltkrieg auslösen, wenn Unterschiede in Ihrem sozialen Hintergrund Zusammenstöße darüber verursachen, wie Sie sich der Welt präsentieren wollen (zum Beispiel welches Auto Sie vor aller Augen fahren).

Also – denken Sie einmal an den letzten Streit (oder auch die letzten zwei oder drei Konflikte) zwischen Ihnen und Ihrem Partner oder Ihrer Partnerin.

In welche Kategorie sind diese Auseinandersetzungen gefallen?

Falls sie ewig waren: Was meinen Sie, was der tiefer liegende Grund oder welche die tiefer liegenden Gründe sein mögen? Geht es um etwas, das in der einen oder anderen Form auch in anderen Konflikten aufgetaucht ist? Vielleicht lauern bei Ihnen im Untergrund unerfüllte Bedürfnisse oder unerreichte Ziele; vielleicht haben Sie das Gefühl, das Leben sollte so oder so gelebt werden, und Sie und Ihr Partner oder Ihre Partnerin liegen dabei im Augenblick nicht auf der gleichen Linie. (Machen Sie sich im Moment keine Gedanken darüber, dass Sie diese Themen mit Ihrem Partner oder Ihrer Partnerin bereden sollten – wir wollen nicht, dass Sie sich streiten, ehe wir Ihnen neues Werkzeug an die Hand gegeben haben, das Ihnen hilft, Ihr Problem in Ruhe zu diskutieren.)

Und wenn sie in die Kategorie »lösbar« fallen? Wie haben sich diese Streitigkeiten angefühlt? Selbst lösbare Konflikte können sich ziemlich schlecht anfühlen, besonders wenn wir Fehler machen, die in Auseinandersetzungen häufig vorkommen. Konnten Sie und Ihr Gegenüber eine Lösung oder einen Kompromiss erzielen, oder sind Sie stecken geblieben? Es ist in Ordnung, wenn das der Fall ist! Es passiert oft.

Letzten Endes gibt es jedoch, unabhängig davon, ob Ihr Problem lösbar oder ewig ist, noch immer *einen* beiden Arten gemeinsamen Faktor, der darüber entscheidet, ob dieser Konflikt destruktiv wird.

Der gemeinsame Nenner von Konflikten, die schiefgehen

Alle Kontroversen, die aus dem Ruder laufen, haben typischerweise ein wichtiges Merkmal gemeinsam: **Wir übergehen die negativen Emotionen unseres Partners oder unserer Partnerin.**

Unsere reflexartige Reaktion darauf, dass jemand starke Emotionen uns gegenüber ausdrückt, ist häufig, dass wir sie herunterspielen, nicht gelten lassen, abtun. Aber wenn wir nicht dazu fähig sind, die Gefühle unseres Partners oder unserer Partnerin anzuhören, ohne defensiv darauf zu reagieren, wird der Streit eskalieren – gleichgültig, ob er lösbar oder ewig ist. Wenn negative Emotionen kein Gehör finden, werden sie intensiver, weil wir nicht die Aufmerksamkeit unseres Gegenübers bekommen. Also legen wir nach. Wir werden überflutet. Die vier apokalyptischen Reiter erscheinen. Und wir landen in einem Konflikt, der schwer wieder in Ordnung zu bringen ist und von dem wir uns nur mit Mühe wieder erholen können.

Was verursacht eine Eskalation?

Es wird eine negative Emotion ausgedrückt (»Ich bin wirklich sauer, weil du meinen Geburtstag vergessen hast.«).

Der Partner oder die Partnerin reagiert mit Herunterspielen oder Abtun (»Wir haben doch letzte Woche gefeiert, das ist ja wohl keine große Sache.«).

Die Emotion wird stärker.

Eine Überflutung droht.

Die vier apokalyptischen Reiter treten auf (Abwehr, Kritik, Verachtung, Mauern).

Der Streit eskaliert.

Es entsteht Schaden.

Zu lösbar versus ewig lässt sich sagen: Wenn es darum geht, *richtig zu streiten*, spielt es keine große Rolle, welche Art von Konflikt man hat. Ewige Probleme werden eine existenzielle Qualität haben und können sich wesentlich »größer« anfühlen, aber auch lösbare Probleme erfordern unsere besten Konfliktmanagementfähigkeiten, damit wir sie erfolgreich lösen können. Wir werden dieselben Strategien für beide Arten anwenden, um sicherzustellen, dass wir wohlwollend miteinander streiten und dass alle gehört werden. Doch wenn Sie identifizieren können, mit welcher Art Sie es zu tun haben, wird Ihnen das helfen, Ihr Ziel zu klären. Arbeiten Sie auf die Lösung eines isolierten Problems hin? Oder arbeiten Sie darauf hin, einander besser zu verstehen und mit einem langfristigen Streitpunkt zwischen Ihnen besser umgehen zu können? Zu den größten Missverständnissen in Bezug auf Streitigkeiten, die wir bei Paaren beobachten, gehört die hartnäckige und unausrottbare Überzeugung, dass *alle Konflikte gelöst werden sollten*, andernfalls sei etwas mit der Beziehung nicht in Ordnung. Das ist ein reiner Mythos! Lassen Sie ihn los! Die meisten Ihrer Kontroversen werden niemals völlig gelöst werden, und das ist in Ordnung. Es ist sogar gut – normal und gesund!

Wenn die tieferen Gründe jedoch nicht angesprochen werden, können ewige Probleme einen Keil der Unstimmigkeit zwischen die Partner treiben. Wenn unsere Konflikte über ewige Probleme sich so oft wiederholen und so unproduktiv sind, dass wir uns einander gar nicht mehr öffnen können und keinen Fortschritt hinsichtlich einer Lösung oder eines Kompromisses erreichen, können wir an einem toten Punkt landen, und das ist kein schöner Ort.

Toter Punkt: Was ist das, und wie kommen wir wieder davon weg?

Wenn ein toter Punkt erreicht ist, sieht das so aus:

Derselbe Streit ein ums andere Mal – und er fühlt sich scheußlich an. Zuneigung, Wärme und Humor sind verschwunden, die vier apokalyptischen Reiter erscheinen immer öfter.

Sie haben sich tief in Ihren Positionen verbarrikadiert. Jeglicher Fortschritt in Richtung eines Kompromisses oder einer Entscheidung scheint ausgeschlossen. Sie haben das Gefühl, Sie *können* sich nicht auf einen Kompromiss einlassen: Wenn Sie dem Partner oder der Partnerin den kleinen Finger geben, wird er oder sie die ganze Hand nehmen. (Ihr Gegenüber empfindet das wahrscheinlich genauso.)

Sie sind jedes Mal verletzt und frustriert, wenn Sie und Ihr Partner oder Ihre Partnerin über dieses Problem diskutieren.

Ihre Haltungen polarisieren sich immer stärker – je mehr Ihr Partner Sie an dieser Stelle bekämpft, desto aggressiver müssen Sie Ihrem Gefühl nach Ihre eigene Position verteidigen (und umgekehrt). Es ist wie bei einer chinesischen Fingerfalle, einem Scherzartikel, dessen Geflecht immer enger wird, je stärker Sie an den Fingern ziehen, die darin feststecken.

Sie fühlen sich von Ihrem Partner abgelehnt.

Sie verlieren nach und nach immer mehr Ihre Verbundenheit.

Am toten Punkt verschließen wir uns vollständig gegenüber dem anderen. Niemand hört mehr zu, keiner öffnet sich für den anderen, es gibt keine Kooperation, keine Verständigung. Der ewig wiederkehrende Konflikt kann uns so auslaugen, dass wir überhaupt nicht mehr viel Emotion zeigen. Nachdem wir denselben Streit ein Dutzend Mal, hundertmal, gefühlt eine Million Mal geführt haben, ist alle Emotion – die Wärme, die Leidenschaft, sogar die Wut – verschwunden. Wir denken nur noch negativ voneinander. *Du bist so egoistisch. So stur. Du versperrst jeden Ausweg. Wir werden da nie mehr herauskommen.* Festgefahrene Streitgespräche enden mitunter damit, dass einer der Beteiligten hoffnungslos sagt: »Ich will nicht mehr über das Thema reden.« Wir haben das schon so oft durchgespielt, dass wir aufgeben wollen. Wenn wir von einem *toten Punkt* sprechen, dann reden wir normalerweise von einem ganz spezifischen

Problembereich – darin unterscheidet er sich vom »feindseligen« Konfliktstil. Bei einer Dynamik der Feindseligkeit beherrscht diese sämtliche Konfliktsituationen eines Paars: Jedes Mal, wenn es Reibung oder eine Meinungsverschiedenheit gibt, tritt die Feindseligkeit zutage. Aber jeder Konfliktstil kann dazu führen, dass bei einem speziellen Thema ein toter Punkt erreicht wird. Doch welche heißen Themen führen uns oft zu einer solchen Blockade?

Alles und jedes.

Wir können uns bei Problemen völlig festfahren, die einem Außenstehenden trivial, sogar kindisch erscheinen mögen. Wenn Sie zwei Personen in einem festgefahrenen Gespräch beobachten, denken Sie vielleicht: *Also, mir fallen auf Anhieb ein halbes Dutzend mögliche Lösungen für ihr Problem ein – warum arbeiten sie nicht einfach zusammen und überlegen sich etwas, das sie ausprobieren können?* Aber wer gerade in einer Sackgasse steckt, empfindet das als unmöglich. Und zwar deshalb, weil es bei einer festgefahrenen Kontroverse wie bei allen ewigen Konflikten um etwas wesentlich Tieferes als das aktuelle Thema geht.

Wir haben nämlich herausgefunden: Bei fast allen festgefahrenen Konflikten geht es in Wahrheit um *unerfüllte Träume*.

Wir alle haben Hoffnungen und Träume für unser Leben und seinen Verlauf. Manchmal haben wir diese Träume auch unserem Partner oder unserer Partnerin mitgeteilt – aber sehr oft eben auch nicht. Vielleicht haben wir sie nicht einmal uns selbst gegenüber klar formuliert. Vielleicht haben sie sich eher unterschwellig gezeigt – in einem Drang, einer Sehnsucht, einem Wunsch; in einem Gefühl, etwas Wichtiges zu verpassen.

Nehmen wir Amy und Matthew, ein asiatisch-amerikanisches Paar, das in der Nähe von San Francisco lebt. Sie haben zwei kleine Kinder und sind aus dem winzigen Bungalow mit zwei Schlafzimmern herausgewachsen, den sie schon vor ihrer Heirat gemietet hatten. Seit Langem wollten sie ein Haus mit mehr Platz für die Kinder kaufen, aber sie wohnen in einer teuren Gegend, und bisher konnten sie sich das noch nicht leisten. Sie sprechen viel darüber, wie sie beruflich aufsteigen könnten – Amy arbeitet derzeit in Teilzeit bei einer Non-Profit-Organisation vor Ort, für die sie Förderanträge schreibt; Matthew ist UX Designer bei einem großen Unternehmen für soziale Medien. Amy, die nach der Geburt der Kinder auf Teilzeitarbeit umstieg, hat Interesse an einem Job, in dem sie mehr Stunden arbeiten kann, während Matthew versucht hat, innerhalb der Firma aufzusteigen und Projektmanager zu werden. Beide machen sich Sorgen über ihre Finanzen und wünschen sich, dass sie ihre Studiendarlehen zurückzahlen können, sich ein Haus leisten und das College für die Kinder bezahlen können. Als Matthew daher ein tolles Jobangebot bekommt, das eine Gehaltserhöhung von 30 Prozent mit sich bringt und genau dem Rollenwechsel entspricht, den er gewollt hat, sieht es so aus, als bräuchte man darüber nicht lange nachzudenken. Es gibt nur ein einziges Problem: Der neue Job ist bei einem Technologieunternehmen in Seattle, also müsste die Familie umziehen, und zwar schnell. Er bekommt zwei Wochen Zeit, um sich zu entscheiden.

Das Gespräch zwischen Amy und Matt über die Frage, ob er den Job annehmen sollte oder nicht, beginnt gut – und wird dann rasch kritisch. Zunächst notierten sie sich die Zahlen auf einem Arbeitsblatt: Lebensunterhalt, Kosten für den Umzug, wie stark sich die Gehaltserhöhung auswirken wird, sowohl jetzt gleich als auch im Lauf der Zeit. Aber die finanzielle Lage zeichnet sich nicht klar ab: Der Umzug ist enorm teuer, und die Kosten für den Lebensunterhalt sind in Seattle nicht niedriger als dort, wo sie bisher wohnen. Sie werden sich noch immer kein Haus leisten können.

»Aber *irgendwann* können wir das, wenn ich den Job nehme«, sagt Matt zuversichtlich. »Klar, im ersten Jahr wird die Steigerung von den Kosten des Umzugs aufgezehrt werden. Aber anschließend werden wir anfangen, voranzukommen.«

»Aber ist es das wirklich wert? Dass wir den ganzen Umzugsstress auf uns nehmen, die Kinder aus der Schule herausreißen und am Ende finanziell genauso zu kämpfen haben wie hier?«

»Ich sage dir, auf lange Sicht wird es das wert sein.«

»Und wenn es das nicht ist? Was, wenn wir die Kreditkarte mit weiteren 10 000 Dollar belasten, um umzuziehen und eine neue Wohnung zu mieten, und wir können es nicht abbezahlen, wie alles andere, von dem wir sagen, wir wollten es abbezahlen? Wir können das ja nicht ewig so machen.«

»Amy, der Weg, aus den Schulden herauszukommen, besteht darin, dass wir *mehr verdienen*.« Matt wird allmählich nachdrücklicher. »Das ist doch keine höhere Mathematik.«

»Weißt du was? Wenn du in Mathe besser wärst, wären wir vielleicht gar nicht in dieser Situation!«

Mittlerweile weint Amy.

Das Problem ist: Sie versuchen, das so auszudiskutieren, als ginge es dabei nur um Geld. Aber es geht um viel mehr, und keiner von beiden gibt das zu – oder erkennt es überhaupt.

Unter Amys Protesten über die hohen Kosten eines Umzugs lauert die große Angst davor, die Gemeinschaft zu verlieren, die sie in ihrer derzeitigen Nachbarschaft aufgebaut haben – Freunde, Schulen, Netzwerke, die sie unterstützen. Da das jüngere Kind demnächst drei Jahre alt und etwas selbstständiger sein wird, hatte sie ein wenig mehr Freiheit erlangt, konnte mit Freundinnen ausgehen und alte Verbindungen wieder neu knüpfen. Sie hat das Gefühl, *gerade eben* ihr Leben wiederzubekommen – und jetzt will Matt, dass sie das aufgibt und wieder von vorne anfängt. Ihre Vision war ein Leben *hier* gewesen. Lohnt es sich, dieses Leben für einen Job aufzugeben?

Matt wiederum wurde in den letzten paar Jahren immer wieder bei Beförderungen übergangen. Er hat das Gefühl, dass niemand an seinem derzeitigen Arbeitsplatz seinen Wert erkennt und schätzt. Kürzlich hatte sein Vorgesetzter ihm sogar abgeraten, sich überhaupt um die Stelle eines Projektmanagers zu bewerben, die in seiner Abteilung frei wurde. Die Firma fühlt sich für ihn inzwischen wie eine Sackgasse an – und das hat ihm wirklich zu schaffen gemacht und ihm das Gefühl gegeben, er sei eine Niete. Als er zu dem Bewerbungsgespräch für den neuen Job gegangen war, wollte ihn das Team unbedingt ins Boot holen. Die Leute sahen sein Können und seine Erfahrung. Es fühlte sich wunderbar an, geschätzt zu werden und zu erleben, dass sein Potenzial erkannt wurde. Matt hatte eine Vision von einer Karriere, in der er vorankommen, sich weiterentwickeln und eine Arbeit tun konnte, die ihm Freude machte. Lohnte es sich, diese seltene Chance zu vertun und stattdessen in einer teuren Stadt zu bleiben, in der sie weiterhin zu kämpfen haben würden? Aber diese tieferen Fragen sind unsichtbar. Stattdessen findet der Streit über die »Finanzen« jeden Tag neu statt und wird immer erbitterter, als die Deadline für Matts Entscheidung näher rückt.

Können die beiden über den toten Punkt hinwegkommen? *Jawohl.* Selbst die festgefahrenste Situation lässt sich auflösen. Aber dafür müssen wir fähig sein, den tieferen Themen auf den Grund zu gehen, die unter der Oberfläche dieses festgefahrenen Streits herumgeistern. Wir müssen dazu fähig sein, einander die sehr persönlichen, sehr bedeutsamen Lebensträume mitzuteilen. Erst dann können wir anfangen, nach einem Ausweg zu suchen, der den Träumen *beider* gerecht wird. Bei dem Paar, von dem wir gerade sprechen, kann es sein, dass es am Ende zugunsten dieses Jobs umzieht, oder dass es bleibt, wo es ist, und Matt sich in der Region nach aufregenderen Möglichkeiten umsieht. Es gibt keine richtige Antwort. Aber die Antwort, die für *diese beiden* richtig ist, wird sich erst zeigen, wenn sie wirklich anfangen, darüber zu reden, welche Vision sie von dem Leben haben, das sie sich wünschen, und wie sie sich in diesem Konflikt zeigt.

Wenn wir sehen, dass Paare festgefahren sind, kommen wir direkt zu den Träumen, so schnell wir können. Welches Kernbedürfnis wird hier nicht gestillt? Welcher Traum nicht erfüllt? Und warum ist er so zentral für ihr Selbstgefühl?

Wenn Sie uns fragen würden: »Worüber streiten wir?«, dann ist das *die* Antwort, die so gut wie all unsere ewigen Konflikte bündeln könnte: *Träume*. Und deshalb werden all unsere Leitlinien für Auseinandersetzungen zu dem Thema »Träume in den Konflikten« führen, ehe wir zu irgendeiner Art von Entschluss oder Kompromiss weitergehen – das müssen wir zuerst erledigen.

Wann ein toter Punkt das Ende der Beziehung bedeutet

Den meisten Paaren, die zu unseren Workshops gekommen sind – selbst den allerunglücklichsten –, ist es gelungen, mithilfe der in diesem Buch beschriebenen Leitlinien für Konflikte einen großen Durchbruch zu erzielen. Aber manchmal ist der Traum des einen der Albtraum des anderen – wie etwa dann, wenn jemand Kinder haben möchte und der andere definitiv nicht. In einer solchen Situation müssen Sie vielleicht eine Beziehung beenden. Aber selbst unter diesen schmerzhaften Umständen kann es für beide Partner erhellend und heilsam sein, den hier skizzierten Konfliktprozess zu durchlaufen – denn dann verstehen Sie wenigstens, warum Sie sich trennen und dass niemandem ein Vorwurf zu machen ist.

Lange ehe John Julie kennenlernte, war er schon einmal verheiratet. In dieser ersten Ehe träumte er davon, Vater zu werden. Seine Frau hatte ebenfalls einen Traum: niemals Mutter zu werden. Aber diesen Traum hatte sie nicht wirklich erkannt, ihn nicht einmal sich selbst eingestanden. Die beiden versuchten ziemlich lange, ein Baby zu bekommen und die Unfruchtbarkeit zu besiegen. Schließlich gingen sie zu einem Experten für Reproduktionsmedizin, der das Problem identifizierte – eine Endometriose, die oft behandelbar ist – und sagte: »Ich kann dafür sorgen, dass Sie in sechs Monaten schwanger sind!«

John war nach diesem Termin hochbeglückt.

Sie ging tief deprimiert dort weg.

Nach einigen heftigen Wortgefechten darüber, ob, wann und wie sie die Behandlung angehen sollten, führten sie schließlich ein Gespräch über ihre jeweilige Vision für ihr Leben, und dabei kam alles heraus: John hatte den tiefen Wunsch, Vater zu werden, und sie wollte keine Kinder. Sie hatte andere Ziele, eine andere Vorstellung von der Zukunft, und wenn sie ein Baby bekäme, müsste sie diese Ziele aufgeben. Eine Zeit lang versuchte John, sich auf ihren Traum einzulassen, und sagte sich: *Vielleicht brauchen wir keine Kinder, um glücklich zu sein.* Aber er brauchte welche. Für diesen Konflikt gab es keine Lösung, und es war auch kein Kompromiss möglich – und niemand war daran schuld.

Wenn Sie das Gefühl haben, dass Ihre Träume und die Ihres Partners oder Ihrer Partnerin einander im Wege stehen, dann sollten Sie wissen: In den meisten Fällen kann beiden Träumen Rechnung getragen werden, auch wenn das im Augenblick nicht möglich scheint. Wenn Sie noch am Anfang Ihrer Konfliktgeschichte stehen, dann seien Sie bitte für die Möglichkeit offen, dass sich auf dem Weg durch die kommenden Kapitel sehr wohl neue Möglichkeiten für Sie und Ihren Partner oder Ihre Partnerin auftun können – und zwar solche, die Sie von dort, wo Sie momentan stehen, gar nicht sehen können. Und wenn Sie nach unseren Konfliktleitlinien vorgehen und dabei feststellen, dass Sie tatsächlich in einer Situation sind, die der gerade geschilderten von John gleicht, dann hoffen wir, dass Sie durch das Befolgen unserer Anleitung mit Mitgefühl und Verständnis ans Ende Ihrer Beziehung gelangen, und nicht verletzt und voller Gift sind.

In unserer langen Geschichte der Arbeit mit Paaren haben wir nur drei »Dealbreaker« in diesem Bereich gefunden, die Paare nicht überwinden können (und sollten):

Dealbreaker Nr. 1:
Misshandlung

Wenn ein Partner den anderen misshandelt, ist das ein Dealbreaker, der unvermeidlich zum Ende einer Beziehung führt. Allerdings haben bis zu 50 Prozent der Paare, die um Therapie nachsuchen, bei Konflikten ein gewisses Maß an Gewalt erlebt, und das bedeutet nicht zwangsläufig das Ende der Fahnenstange. Schauen wir uns die Unterschiede an.

Die Forschung (sowohl unsere eigene als auch die von anderen) hat zwei Arten von häuslicher Gewalt identifiziert: *situationsbedingte* und *charakterbedingte*. Zu situationsbedingter Gewalt kommt es, wenn ein Streit aus dem Ruder läuft: Es kommt zu einer Eskalation, gefolgt von den vier apokalyptischen Reitern, die in Gesten der Gewalt wie Schubsen oder Ohrfeigen gipfelt. Beide Seiten sind gleichermaßen aktiv beteiligt, beide fühlen sich hinterher schrecklich, beide wollen damit aufhören. In den USA ist der größte Anteil der häuslichen Gewalt – 80 Prozent[36] – situationsbedingt: auf einzelne Vorfälle beschränkt, die außer Kontrolle geraten; sie stehen nicht für ein Muster der Dominanz oder Kontrolle des einen Partners über den anderen. Situationsbedingte häusliche Gewalt kann man *mit Training und Unterstützung* überwinden: In einer über 20 Wochen laufenden Studie mit Paaren, die leichte Formen der

Gewalt ausübten[37], haben wir festgestellt, dass wir situationsbedingte häusliche Gewalt *eliminieren* konnten, indem wir den Paaren Techniken des Konfliktmanagements, der Selbstberuhigung bei Überflutung mithilfe von Biofeedbackgeräten und Strategien für die Förderung von Freundschaft und Intimität beibrachten. Selbst bei einer Folgestudie 18 Monate später gingen die an der Studie beteiligten Paare ruhiger mit Konflikten um, und es hatte keine häusliche Gewalt mehr gegeben. Wenn Sie und Ihr Partner oder Ihre Partnerin schon einmal situationsbedingte Gewalt erlebt haben, dann wenden Sie sich bitte an eine dafür ausgebildete Fachkraft, die Ihnen Unterstützung und Hilfe anbieten kann: Siehe Gottman Referral Network unter der Adresse www.gottmanreferralnetwork.com, dort finden Sie auch Therapeuten in Deutschland und der Schweiz.

Bei *charakterbedingter* Gewalt sieht es anders aus. Bei dieser Art von häuslicher Gewalt ist ein Partner der Täter, der andere das Opfer. In 85 Prozent aller Fälle ist das Opfer weiblich. Bei unserer Forschung haben wir zwei Arten von *charakterbedingter* Gewalt identifiziert: »Pitbull« und »Kobra«. Pitbulls sind eifersüchtig und possessiv, leiden an Verlustangst und neigen dazu, ihre Partnerinnen von Freunden und Familie zu isolieren. Kobras sind unberechenbar, launisch und explosiv und schlagen aus heiterem Himmel zu. Beide Typen von Tätern übernehmen keine wirkliche Verantwortung für ihre Gewalt, sondern werfen dem Opfer vor, es verursache sie durch sein Verhalten.[38]

Für *charakterbedingte* Gewalt gibt es keine wirksame Behandlungsform. Sollten Sie damit konfrontiert sein, gehen Sie bitte aus der Beziehung heraus. Eine erste Anlaufstelle könnte das Hilfetelefon des Bundesamts für Familie »Gewalt gegen Frauen« sein, Telefonnummer 116016, www. Hilfetelefon.de.

Dealbreaker Nr. 2:

Die Weigerung, bei Drogensucht Hilfe zu suchen

Laut dem U.S. Department of Health and Human Services haben allein in den USA etwa 40 Millionen Menschen mit einer Drogensucht zu kämpfen.[39] Und eine Sucht ist eine Krankheit – kein moralisches Versagen. Eine Heilung ist absolut möglich, und in unserem Netzwerk gibt es viele eigens dafür qualifizierte Therapeuten und Therapeutinnen, die sich darauf fokussiert haben, Paare bei einem solchen Heilungsprozess zu unterstützen. Dieser Weg kann lang sein, die Partner von Betroffenen, die daran arbeiten, die Sucht zu überwinden, brauchen Unterstützung dabei, gut für sich selbst zu sorgen, sich vom Trauma und den Auswirkungen der Sucht zu erholen, sich wieder mit dem anderen zu verbinden und neues Vertrauen aufzubauen. Wir konzentrieren uns häufig darauf, neue Verbindungsrituale für Paare zu schaffen, die daran arbeiten, Suchtprobleme zu überwinden, da die alten Verbindungsrituale (wie zum Beispiel gemeinsamer Urlaub oder essen gehen) Rückfälle verursachen können.

Bedauerlicherweise begeben sich viele Leute nie in Therapie. Bei einer Umfrage[40] nach den Gründen dafür gaben die Betroffenen unter anderem an, sie hätten Schwierigkeiten, die spezifische Behandlung zu finden, die sie bräuchten, Schwierigkeiten mit den Kosten für eine solche Behandlung, und sie würden sich Gedanken darüber machen, was andere (ihre Angehörigen, Nachbarn und Kollegen) denken. Aber der Grund Nummer eins war, dass sie nicht glaubten, dass sie eine Behandlung nötig hätten. Wenn eine Sucht Ihnen in Ihrer Beziehung Leid beschert und Ihr Partner oder Ihre Partnerin das nicht anerkennen kann oder will und deshalb auch keine Hilfe sucht, dann gibt es vielleicht keinen Weg in die Zukunft.

Sucht an sich ist kein Dealbreaker – viele haben irgendwann einmal damit zu kämpfen. Aber eine Weigerung, etwas dagegen zu unternehmen, kann sehr wohl ein Trennungsgrund sein.

Dealbreaker Nr. 3:
Unterschiede beim Kinderwunsch

Die Entscheidung, ob man ein Kind bekommen möchte oder nicht, prägt das Leben eines Paars in jeder Hinsicht. Wenn der Traum des einen ein Leben ohne Kinder ist und der andere möchte Vater oder Mutter werden, dann ist es vielleicht am besten, dass jeder seinen eigenen Weg geht, selbst wenn die beiden sich sehr lieben. Paare können eine Menge kreative Kompromisse finden, um Träume erfüllbar zu machen, die sich auf den ersten Blick auszuschließen scheinen – mehr darüber später. Aber der Traum, ein Kind zu bekommen oder auch nicht, kann vielleicht nicht aufgegeben werden.

Wenn das ein Reibungspunkt in Ihrer Beziehung ist, kann die Diskussion über »den Traum in Konflikten«, an die wir Sie im nächsten Teil des Buchs heranführen werden, hoffentlich dazu beitragen, dass Sie mehr Klarheit darüber gewinnen, ob es einen gemeinsamen Weg in die Zukunft gibt oder ob das Leben, das Sie führen müssen, um sich erfüllt zu fühlen, ganz anders ist als das, das Ihr Partner oder Ihre Partnerin braucht.

Sie sollten wissen, dass das Gespräch über »den Traum in Konflikten« bei den meisten Paaren nicht das Ende der Beziehung bedeutet. Wir haben gesehen, dass in 87 Prozent der Fälle selbst Paare in einer völlig festgefahrenen Situation wesentliche Durchbrüche erzielen können, wenn sie die Konfliktleitlinien anwenden, die wir im nächsten Teil des Buchs darlegen werden, und zwar weitgehend deshalb, weil sie uns erlauben, die zentralen Bedürfnisse und Träume beider Partner aufzudecken und ihnen Raum zu geben.[41] Wenn Sie und Ihr Partner oder Ihre Partnerin sich diesem Buch mit dem Ziel zugewandt haben, besser streiten zu lernen, dann sind wir bereit zu wetten – ganz gleich, wo Ihr Startpunkt liegt –, dass Sie nicht in einer Sackgasse gelandet, sondern vielleicht kurz vor dem Einbiegen in eine neue Straße sind.

Die zehn wichtigsten Mythen über Konflikte

In diesem ersten Teil des Buchs haben wir Ihnen den »Grundkurs Konflikte« nahegebracht. Wir haben die elementaren Gründe dafür dargelegt, warum wir mit den Menschen, die wir lieben, so viel streiten, woher unsere Konfliktstile kommen und wie das unsere Auseinandersetzungen und auch das prägt, worüber wir wirklich streiten, wenn wir uns streiten. Jetzt gehen wir weiter zum Fortgeschrittenenkurs: Wie man richtig streitet.

Wenn Sie und Ihr Partner oder Ihre Partnerin zu einem von uns zur Therapie kämen, würden wir so beginnen, wie wir das oft tun: Wir würden einige der gängigsten Missverständnisse über Liebe und Konflikte ausräumen, die selbst für lang erprobte Paare eine Stolperfalle darstellen können. Einige davon rekapitulieren wichtige Konzepte, die wir hier bereits vorgestellt haben, und einige sind neu.

Mythos Nr. 1: Wenn wir erst einmal eine Lösung für den großen Streit gefunden haben, den wir gerade haben, wird alles in Ordnung sein – es wird keinen Streit mehr geben!

DIE WIRKLICHKEIT: Die meisten Konflikte sind ewig. Wir müssen lernen, Kontroversen anders anzugehen, auf einer elementaren Ebene, nicht nur herausfinden, wie man einen ganz bestimmten Streit schlichtet.

Mythos Nr. 2: Wenn es in unserer Beziehung Konflikte gibt, dann sind wir nicht füreinander geschaffen.

Wir werden mit Märchen über die romantische Liebe bombardiert: *Und sie lebten glücklich zusammen bis an ihr Ende*. Keine der Geschichten, die in unserer Kultur allgegenwärtig sind, in Kinderbüchern bis hin zu romantischen Komödien, endet mit: *Und sie lebten glücklich zusammen bis an ihr Lebensende und stritten sich den Rest ihres Lebens jeden Montagabend darüber, wer den Müll runterbringen soll.* Wenn das der Fall wäre, wären wir vielleicht allesamt besser dran!

DIE WIRKLICHKEIT: Konflikte sind unvermeidlich, selbst für die glücklichsten Paare.

Mythos Nr. 3: Ein Konflikt ist ein Problem, das es zu lösen gilt.

Unser Drang, Probleme zu lösen, ist sehr stark ausgeprägt. Und ja – ein Drittel unserer Konflikte hat im Allgemeinen eine Lösung. Aber die meisten nicht.

DIE WIRKLICHKEIT: Wir managen die meisten unserer Kontroversen durch einen ständigen Dialog – wir lösen sie nicht.

Mythos Nr. 4: Einer von uns hat recht und der andere unrecht.

DIE WIRKLICHKEIT: Die Erfahrungen und Ansichten beider Partner haben Gültigkeit. Beide Realitäten sind wahr. Worauf es ankommt, ist, wie wir jeweils die Dinge sehen, was wir fühlen, was wir brauchen und ob wir einander hören und gelten lassen können. Das ist immer wichtiger als die Frage, wer »recht hat«.

Mythos Nr. 5: Männer sind logischer als Frauen, Frauen sind emotionaler als Männer.

Dieser Irrtum hält sich hartnäckig bis heute, und dieses Klischee ist schädlich, einschränkend und einfach nicht wahr: In einer internationalen Studie wurde untersucht, was bei Menschen im Lauf eines normalen Tages emotionale Reaktionen hervorrief, und es zeigte sich, dass es dabei keinerlei Unterschiede aufgrund der Geschlechtsidentität gab – die Menschen reagierten auf die gleichen Dinge mit der gleichen Häufigkeit emotional.[42]

DIE WIRKLICHKEIT: Logik und Emotionen haben kein Geschlecht. Männer haben Emotionen und müssen sie ausdrücken, und Frauen brauchen, dass man ihnen zuhört und glaubt, wenn sie ihre Wirklichkeit beschreiben.

Mythos Nr. 6: Das beste Konfliktmanagement ist logisch, rational und emotionslos.

Diese Ansicht ist bei konfliktvermeidenden Paaren gar nicht selten, zeigt sich aber auch querbeet und wird oft ein Thema bei unverträglichen Metaemotionen, wenn ein Partner denkt, das Ziel sei die Logik, und der andere denkt, das Ziel sei Verbundenheit oder Ausdruck.

DIE WIRKLICHKEIT: Die neuropsychologische Forschung hat gezeigt, dass Emotionen und logisches Denken beim Problemlösen miteinander verflochten sind. Man kann Probleme nicht gut ohne die Informationen lösen, die einem seine Emotionen liefern.[43] Das beste Konfliktmanagement ermöglicht uns, *einander besser zu verstehen, weil wir auf die Gefühle und Ideen des jeweils anderen hören.*

Mythos Nr. 7: Negative Emotionen sind schlecht und sollten vermieden werden.

Wir glauben, wir könnten uns aus unseren negativen Emotionen »herausdenken«, was zur Ungeduld mit den negativen Emotionen unseres Partners oder unserer Partnerin und auch mit unseren eigenen führt. Wir denken, Ärger und Wut seien schlecht und sollten gemieden werden.

DIE WIRKLICHKEIT: An Ärger und Wut ist nichts verkehrt. Es kommt nur darauf an, wie sie artikuliert werden. Wir sollten beides nie dadurch ausdrücken, dass wir unserem Gegenüber Verachtung oder Kritik entgegenschleudern.

Mythos Nr. 8: Niemand kann dich verletzen, außer du lässt es zu.

Das entstammt der New-Age-Philosophie, und eine Menge Leute glauben es: dass man zu 100 Prozent die Kontrolle über seine eigenen Emotionen hat (oder haben sollte). Sie »entscheiden sich dafür«, sich von einem Kommentar verletzen zu lassen. Sie »entscheiden sich dafür«, sich durch diese oder jene Handlung verraten zu fühlen. Der Reiz daran ist der Glaube, dass Ihre Emotionen kontrolliert und verändert werden können, besonders die negativen, und wenn Sie sich dafür entscheiden, sich nicht verletzt zu fühlen, dann kann Sie auch niemand verletzen. Die Kehrseite davon ist, dass Sie von aller Verantwortung gegenüber Ihrem Partner oder Ihrer Partnerin befreit sind. Wenn Sie etwas sagen, von dem er oder sie sagt, es schmerze, dann ist das sein oder ihr Problem, nicht Ihres. Aber so funktionieren wir Menschen nicht! Emotionen sind so instinktiv und ursprünglich für uns wie das Hungergefühl, wenn wir stundenlang nichts gegessen haben, oder die Müdigkeit, wenn wir nicht gut geschlafen haben. Emotionen sind fest in unser Gehirn einprogrammiert, und unter den entsprechenden Umständen werden die dazu passenden Emotionen an die Oberfläche kommen. Wenn jemand etwas Geringschätziges zu uns sagt, dann fühlen wir uns vermutlich verletzt und wütend. Wenn uns Geburtstage viel bedeuten und unser Partner oder unsere Partnerin vergisst den unseren, fühlen wir uns wahrscheinlich verletzt. Aber wir können diese Verletzungen wieder heilen, wenn wir wollen.

DIE WIRKLICHKEIT: Wir können einander verletzen und tun das auch. Alle Paare tun das, wie wunderbar ihre Beziehung auch sein mag. Der Unterschied zwischen den »Meistern und Meisterinnen« unter den Paaren und den »Katastrophen« ist, dass die Meister *verarbeiten*, was geschehen ist, und es *wieder in Ordnung bringen.* Später sagen wir Ihnen, wie genau das geht.

Mythos Nr. 9: Man muss sich selbst lieben, ehe man jemand anders lieben kann.

Niemand liebt sich die ganze Zeit in jeder erdenklichen Hinsicht. Wir haben alle Selbstzweifel und Augenblicke, in denen wir selbstkritisch sind und uns nicht lieben. Wenn wir erst einmal die hohe Kunst der Selbstliebe perfekt beherrschen müssten, ehe wir eine Beziehung haben können, *hätten* die meisten von uns gar keine Beziehungen!

Die unschöne Folge dieser Überzeugung ist, dass Sie dann, wenn Ihre Beziehung in die Brüche geht, ganz gleich aus welchem Grunde, selbst daran schuld sind, weil Sie nicht genügend Selbstliebe hatten – die Verantwortung für alles, was schiefgeht, liegt bei Ihnen. Stimmt nicht! In den meisten Fällen gilt für unsere Beziehungen und auch für unsere Konflikte der alte Spruch: »Es gehören immer zwei dazu.« Falsch kann vielleicht sein, dass wir versuchen, mit den falschen Mitteln zu streiten statt mit den richtigen, die uns helfen, in Ruhe und freundlich miteinander zu streiten.

DIE WIRKLICHKEIT: Wir haben alle dauerhaft verletzliche Stellen – Trigger, Traumata, seelische Wunden, die vielleicht niemals ganz heilen –, und diese verletzlichen Stellen können dazu führen, dass wir uns nicht vorbehaltlos lieben können. Aber wir können dennoch eine lebenslange Beziehung haben. Unsere Aufgabe als Lebenspartner besteht darin, füreinander zu sorgen, selbst bei einem Konflikt, und unsere Partner zu lieben, sogar wenn sie sich selbst nicht lieben können.

Mythos Nr. 10: Damit es uns »erlaubt ist«, Bedürfnisse zu haben, müssen wir sie rechtfertigen oder erklären.

Ein sehr großer Teil von dysfunktionalen Konflikten hat mit diesem tief verwurzelten Glauben zu tun, wir hätten kein Recht auf unsere Bedürfnisse. Viele von uns sind in Kulturen aufgewachsen, in denen »Bedürfnis« ein unanständiges Wort ist. Wir sollen unabhängig sein, auf eigenen Füßen stehen und von niemandem etwas brauchen, nicht einmal von unserem Partner oder unserer Partnerin. Wenn wir doch ein Bedürfnis haben, können wir es nur dadurch rechtfertigen, dass wir dem anderen nachweisen, wie böse er zu uns war, sodass er dieses Bedürfnis in uns hervorgerufen hat – es ist seine Schuld, dass wir ein Bedürfnis haben.

DIE WIRKLICHKEIT: Menschen sind soziale Wesen. Äonenlang haben wir dadurch überlebt, dass wir uns zusammengeschlossen und miteinander kommuniziert haben, um einander zu nähren und

Gefahren abzuwehren. Mit anderen Worten sind wir so angelegt, dass wir Bedürfnisse haben, denn diese verbinden uns und helfen uns zu gedeihen – *gemeinsam*. Sie können und sollen Bedürfnisse haben – *ohne* Rechtfertigung! Aber Sie haben die Verantwortung dafür, *sie auch zu kommunizieren*. Einer der Hauptgründe für die Eskalation von Konflikten ist, dass wir nicht um das bitten, was wir brauchen. Stattdessen erwarten wir von unseren Partnern, dass sie unsere Gedanken lesen können und unsere Bedürfnisse auf magische Weise erfüllen. Uns sind in letzter Zeit keine Hellseher begegnet, und bis wir welche treffen, sollten wir all unsere Bedürfnisse laut und deutlich äußern.

Keine Mythen oder großen Fehler mehr: Wie man *richtig* streitet

Wir machen beim Streiten eine Menge Fehler – wegen der hartnäckigen Mythen, die wir gerade aufgeführt haben, wegen unserer unterschiedlichen Streitkulturen und weil »richtig streiten« nichts ist, über das wir viel reden oder das wir den Menschen beibringen. Aber ein Streit muss nicht Schmerz und Leiden bedeuten – auch wenn er nie »Spaß« machen wird, kann er einfach einer der zahlreichen Fäden im Gewebe unseres nuancenreichen und vielseitigen Lebens sein, etwas, was wir als unvermeidlichen Teil der Liebe und des langfristigen Zusammenlebens mit einem anderen Menschen akzeptieren, und etwas, was wir zum *Guten* nutzen können. Aber um unsere Reibungspunkte dafür nutzen zu können, *uns noch besser kennenzulernen*, müssen wir aufhören, dieselben Fehler wieder und wieder zu machen, und uns einiger einfacher, aber wirksamer Dreh- und Angelpunkte bedienen.

Der nächste Teil dieses Buchs führt Sie also durch die Anatomie eines Streits, von Anfang bis Ende. Wir werden Schritt für Schritt vorgehen, angefangen bei dem Moment, in dem ein Streit aufflammt, durch die unübersichtliche Mitte hindurch und bis ans Ende zu den Nachwirkungen. Wir werden auf jede Weggabelung hinweisen, an der wir typischerweise *falsch abbiegen,* und zeigen Ihnen, wohin Sie sich drehen müssen, um auf einen besseren Weg zu kommen. Die geschilderten Konflikte werden Sie durch alle wesentlichen Punkte in einer Auseinandersetzung führen, an denen Sie die Möglichkeit haben, die Art und Weise zu beeinflussen, wie Ihr nächster Konflikt verläuft – und dadurch den künftigen Kurs Ihrer Beziehung zu verändern.

Wir werden die brennenden Fragen beantworten, die die meisten Paare haben:

1. Wie können wir ein Problem ansprechen, ohne damit den Dritten Weltkrieg auszulösen?
2. Wenn das Gespräch in die falsche Richtung läuft, wie bekommen wir es dann wieder in die richtige Spur?
3. Wie können wir in einem Konflikt kooperativ sein, wenn die Spannungen hoch sind und die Emotionen hohe Wellen schlagen?
4. Wie können wir Abwehr und Kampfgeist hintanstellen und die tieferen Themen ergründen, die eine Rolle spielen?
5. Wie erreichen wir einen Kompromiss, bei dem keiner das Gefühl hat, allzu viel opfern zu müssen?
6. Wie können wir es verarbeiten und wieder in Ordnung bringen, wenn ein Konflikt schlecht läuft, und sicherstellen, dass wir dasselbe Muster nicht noch einmal wiederholen?

Jeder Streit, durch den wir Sie hier führen, wird sich auf Daten aus dem Love Lab und aus unserer jüngsten Forschung stützen, zu der auch eine internationale Studie mit 40 000 Paaren gehört, die uns offen über ihre Konflikte Auskunft gaben. Jedes Kapitel wird eine Art »Röntgenaufnahme« von einem Streit bieten und die tieferen Ursachen aufzeigen, die dabei eine Rolle spielen, ohne auf den ersten Blick sichtbar zu sein – nicht einmal für diejenigen, die an dem Streit beteiligt sind. Ein jedes wird auch mehrere wirksame Interventionen vorstellen, die Sie unmittelbar mit Ihrem Partner oder Ihrer Partnerin in die Tat umsetzen können. Und ein jedes wird ein authentisches Beispiel eines Paars enthalten, mit dem wir gearbeitet haben oder das uns großzügigerweise seine Geschichte geschildert hat und dem es gelungen ist, seine Konflikte vom Destruktiven ins Produktive zu wenden, von einem toten Punkt zu Offenheit und größerer Nähe.

Manche Auseinandersetzungen, die wir Ihnen im nächsten Teil vorführen, werden ziemlich heftig – auch eine, die wir selbst hatten. Diese Geschichten handeln von echten Menschen. Sie machen Fehler, sie sagen verletzende Dinge, genau wie wir alle. Aber wir geben Ihnen vorab eine Spoilerwarnung: All diese Paare haben eine Erfolgsgeschichte zu erzählen.

Legen wir also los und fangen in dem Augenblick an, in dem ein Streit beginnt.

ZWEITER TEIL

Die fünf Konflikte, die alle haben

Konflikt Nr. 1: Die Bombe

Fehler: Falsch anfangen

Kristen und Steve stehen am Rand eines Abgrunds.

Das ist keine Metapher.

Sie sind in Sedona in Arizona. Es ist heiß, trocken und umwerfend schön. Der Himmel über der Wüste ist kornblumenblau. Der Felsenpfad unter ihren Füßen, auf dem sie wandern, ist von einem unglaublichen Rot. Die nackten Felswände, die senkrecht nach unten abfallen und hoch über ihnen aufragen, sind rot gestreift, als wären die Farben des Sonnenaufgangs in der Wüste in den Fels eingebacken worden. Kristen nimmt all das hingerissen auf – es fühlt sich herrlich an, hier zu sein, nur Steve und sie, draußen in der Natur, bei einem Abenteuer, *endlich*. Es ist der erste Urlaub »nur für die Erwachsenen«, den sie seit sehr langer Zeit genommen haben. Wahrscheinlich seit sie überhaupt Kinder haben. Und ihr ältestes ist gerade zehn geworden! Es war höchste Zeit für diese Reise.

Der Pfad wird steiler, aber Kristen fühlt sich hervorragend, wenn sie sich körperlich anstrengen muss. Normalerweise müssen sie alles im Tempo der Kinder machen. Sie blickt hinter sich, um sich zu vergewissern, dass ihr Mann mithält. Er ist schließlich 15 Jahre älter als sie, aber er war immer aktiv und fit, und das gehörte zu den Dingen, die sie zuerst an ihm anziehend fand. Damals war er ihr Kardiologe – ihr *Herzdoktor*, wie sie häufig witzelten, als aus dem subtilen Flirten zwischen ihnen mehr wurde und sie anfingen, miteinander auszugehen. Sie klettert einen rutschigen Teil des schmalen Pfads hinauf, wobei unter ihren Stiefeln lose Steine davonrollen. Sie brennt darauf, den Gipfel zu erreichen. Im Reiseführer steht, dass man von dort aus eine unglaubliche Aussicht hat.

Steve hingegen ist nervös. Sehr nervös. Sie sind niemandem begegnet, seit sie vor einiger Zeit an einer Weggabelung nach links gegangen sind, was einerseits gut ist, denn der Pfad ist so schmal, dass es schwierig wäre, aneinander vorbeizukommen, wenn jemand von oben herunterkäme. Andererseits kann die Tatsache, dass außer ihnen niemand hier geht, auch bedeuten, dass sie die Einzigen sind, die verrückt genug sind, ihn zu begehen. Ein falscher Schritt, und man würde über den Rand des Felsens weit in die Tiefe stürzen. Als Kristen ihm heute Morgen den Weg auf der Karte gezeigt hatte, waren dieser keine topografischen Informationen darüber zu entnehmen gewesen, dass sie die ganze Zeit nur eine Handbreit vom sicheren Tod entfernt wandern würden. Er hat sowieso nicht viel Freude am Wandern, aber sie war so begeistert und wollte so gerne gehen, dass er beschloss, es mal zu versuchen. Aber *so* hatte er sich das nicht vorgestellt. Und jetzt wird der Pfad sogar noch schmaler und windet sich steil um eine Felswand herum nach oben. Kristen klettert ihn hoch, hinter ihr prasselt loses Gestein in die Tiefe, und Steve bleibt stehen. Sein ganzer Körper ist erstarrt – das ist ein schreckliches Vorhaben. Diesen Weg weiterzugehen ist Wahnsinn.

»Schatz«, sagt er.

Sie dreht sich um, schaut ihn an, und ihr Gesicht verfinstert sich auf der Stelle. Sie weiß genau, was er jetzt gleich sagen wird.

»Ich glaube nicht, dass das hier eine gute Idee ist.«

»Steve, komm weiter.« Ihre Stimme ist angespannt, brüchig. »Wir sind fast da. Sei nicht albern.« Sie dreht sich wieder um und geht weiter.

Sei nicht albern. Er wird wütend. »Ich gehe nicht mehr weiter«, sagt er und versucht, seinen Ton ruhig und gleichmäßig zu halten – rational. »Und ich möchte auch nicht, dass du weitergehst. Dieser Weg ist zu gefährlich – er war eine wahnwitzige Idee. Wir kehren um und gehen zurück.«

Kristen schaut ihren Mann an – der dort auf dem Pfad steht, mit seinem Wanderstock, seinem breitkrempigen Hut, seinem Rucksack voller Wasserflaschen und Proviant. Die Wut und Enttäuschung, die sie empfindet, verdichten sich in ihrer Brust zu einem großen Druck – sie hat das Gefühl, gleich zu explodieren.

»*Natürlich* gehst du nicht weiter«, sagt sie. Sie kocht. »Ich hätte wissen sollen, dass du ein viel zu großer Angsthase bist, um mit mir eine Wanderung zu machen. Es ist immer das Gleiche mit dir – du findest Gründe, warum wir dieses nicht machen können, und Gründe, warum wir jenes nicht machen können. Und so von oben herab! Du behandelst mich wie ein Kind! Aber weißt du was? Ich gehe bis zum Gipfel. Kommst du mit oder bist du so feige wie sonst auch immer?«

Er starrt sie an, schockiert, zornig und unfähig, etwas zu sagen.

»Reißt du dich jetzt zusammen und benimmst dich wie ein Mann, Steve? Oder bleibst du einfach belämmert da stehen?«

Er schaut seiner Frau in die Augen – sie tauschen einen langen, brennenden Blick. Dann dreht er sich um, stakst den rutschigen Pfad wieder zurück und denkt: Wenn ich jetzt abstürze, wird sie sich ganz schön mies fühlen.

Kristen sieht ihn gehen. Er verschwindet um eine Biegung und lässt sie allein auf dem hohen, roten Sims stehen. Sie kann es nicht fassen, dass er ihr einfach den Rücken gekehrt und sie hier im Stich gelassen hat.

Sie denkt: Wenn ich jetzt abstürze, wird er sich ganz schön mies fühlen.

Steve ist davonmarschiert, sodass die Spannung kurz abflaut –

aber keiner von beiden kann sich beruhigen. Beide sind verletzt, gedemütigt und wütend.

Kristen geht ihrem Mann hinterher bergab. Sie hat ihm noch eine Menge zu sagen über diesen ruinierten Urlaub – auf den sie so lange gewartet und auf den sie sich so gefreut hatte, nachdem sie, wie immer, Tag für Tag alles für Steve und die Kinder getan hatte, niemals etwas für sich selbst. Und er konnte ihr nicht mal diesen *einen*, einzigen Gefallen tun? Er konnte sich keinen Millimeter weit über seine elend kleine Komfortzone hinauswagen? Das ist erbärmlich, und das wird sie ihm auch sagen.

Als er ihre Schritte hinter sich hört, fährt er herum – er hat seiner Frau eine Menge zu sagen: über ihre Rücksichtslosigkeit, ihren Egoismus und ihre hässlichen Vorwürfe. Was für eine Frau geht denn so mit ihrem Ehemann um? Was für eine Mutter greift ihn vor ihren Kindern so an? Denn das hat sie getan – es ist nicht das erste Mal, dass sie ihn so wütend attackiert. Er hätte niemals eine so junge, unreife Frau heiraten sollen, und das wird er ihr auch sagen.

Das Gespräch, das Kristen und Steve auf diesem Pfad führen, am Rande einer Felswand, die 300 Meter senkrecht abfällt, läuft nicht gut. Dieser Streit war von Anfang an hitzig, und er kühlte sich auch nicht ab, nicht einmal ein bisschen.

Sie schreien sich an.

Er droht ihr mit Scheidung.

Sie weint.

Der Streit endet, als sie beide so überflutet und überwältigt sind, dass sie nicht mehr können. Sie schaffen es nach unten, und als sie in ihrem Mietauto zum Hotel zurückfahren, herrscht eisiges Schweigen.

Ein kleines – und entscheidendes – Zeitfenster für eine Wendung zum Guten

180 Sekunden – so viel Zeit haben wir für einen guten Start. Nach dieser Spanne sind der Ton und der Verlauf des Streits weitgehend festgelegt. Die Chancen, dass wir die Dinge noch zum Guten wenden können, wenn wir so anfangen wie Kristen – wir nennen das einen »harten Einstieg« –, sind minimal bis null.

Woher wir das wissen? Als wir Paare ins Love Lab holten und ihnen die »Konfliktaufgabe« stellten – bei der wir sie bitten, über ein Thema zu diskutieren, bei dem sie anhaltend unterschiedlicher Meinung sind –, codierten wir ihre Worte, Gesten und Emotionen von der Millisekunde an, in der die Diskussion begann. Nach 15 Minuten stoppten wir die Paare. Wir merkten sofort, dass Konfliktgespräche, die negativ anfingen, häufig auch so endeten, und das galt unabhängig vom Konfliktstil. (Erinnern Sie sich: Es geht nicht um die Impulsivität – sondern um das Verhältnis von positiven zu negativen Interaktionen.) Aber die Nuancen der Daten waren noch faszinierender.

Wir stellten die Auseinandersetzungen bildlich dar und erzeugten ein »kumulatives Summendiagramm«, das im Wesentlichen wie ein Dow-Jones-Chart aussieht, nur für einen Paarkonflikt statt für den Aktienmarkt.[44] Das war eine visuelle Zusammenfassung der Gespräche der Paare, bei der die steigende und fallende Linie die wechselnden Anteile von Positivität und Negativität im Lauf dieses Streits repräsentiert. Unsere Erwartung war, dass bei den Konflikten, die wirklich negativ waren und schlecht ausgingen, die Partner einfach durch die gesamte Konfliktaufgabe hindurch eine Menge Negativität einbrachten (wie die vier apokalyptischen Reiter). Aber das traf nicht unbedingt zu. Selbst diejenigen, die hart anfingen – und die ein tiefes Tal der Negativität ganz am Anfang ihres Diagramms hatten –, versuchten oft, Positivität in ihr Streitgespräch einzubringen, indem sie verschiedene Versuche der Kurskorrektur unternahmen, genau wie die Paare, die insgesamt besser abschnitten und zu einem positiveren Ende kamen. Aber an dem Diagramm konnte man sehen, dass ihr Streit nie mehr wirklich ins rechte Gleis kam. Die Momente der Positivität mitten im Konflikt konnten den harten Einstieg nicht wettmachen. Als wir die kumulative Summe aller Gespräche aufzeichneten, die wir beobachtet hatten, stellten wir fest, dass in *96 Prozent aller Fälle* der Verlauf des Streits in den ersten drei Minuten nicht nur über seine weitere Entwicklung entschied, sondern auch darüber, wie die ganze Beziehung sechs Jahre später aussehen würde.[45]

Die Daten waren eindeutig: Wenn man negativ anfängt, ist es sehr schwer, die Stimmung noch zu drehen. Stellen Sie sich einen blockierten Flipperautomaten vor: Sie drücken die Knöpfe zu heftig, und die Flipperhebel verklemmen sich. Jetzt bekommen Sie überhaupt keine Kugel mehr durch – niemand kann jetzt noch irgendetwas kommunizieren. Sie können es weiterhin versuchen, aber diese Runde ist schon verloren.

Außerdem zieht ein harter Einstieg Kreise, die nicht mit diesem speziellen Streit wieder verschwinden – sie wirken noch weit in die Zukunft hinein.

Wir verfolgten das Leben der Paare, deren Diskussionen bei der Konfliktaufgabe wir beobachtet und codiert hatten, nach ihrem ersten Besuch im Love Lab noch viele Jahre, um zu sehen, wie es ihnen auf lange Sicht erging. Wie bereits erwähnt, fanden wir heraus, dass die Paare, die ihre Auseinandersetzungen hart begannen, mit negativen Worten, Gesten und Emotionen, sechs Jahre später mit weitaus höherer Wahrscheinlichkeit geschieden waren. Als wir die SPAFF-Codierung anwandten, um vorherzusagen, ob die untersuchten Paare zusammenbleiben oder sich trennen würden, entdeckten wir, dass wir auch diese Vorhersage mit einer Trefferquote von 90 Prozent machen konnten, wenn wir nur die ersten drei Minuten anschauten. Anders gesagt: Wären Sie ins Love Lab gekommen und hätten einen Streit mit Ihrem Partner oder Ihrer Partnerin begonnen, hätten wir Sie gleich am Anfang stoppen können – kaum, dass Sie Ihren Streit begonnen hätten – und Ihnen sagen können, ob Sie sechs Jahre später noch glücklich zusammenleben würden oder sich getrennt hätten. Und in neun von zehn Fällen hätten wir recht gehabt.

Ein wichtiger Punkt dabei ist: Diese datengestützten Vorhersagen waren keine Prophezeiungen. Wenn wir uns die Verhaltensmuster eines Paars anschauen und ein böses Ende vorhersagen, dann muss das keineswegs auch so kommen! *Verhaltensweisen kann man ändern.* Die Tatsache, dass diese ersten drei Minuten eines Konfliktgesprächs so entscheidend für seinen Ausgang sind (und langfristig für die Beziehung selbst), ist in Wahrheit eine gute Nachricht: Sie bietet uns einen Ansatzpunkt für eine wirksame Intervention. Sehen wir uns also den ersten großen Fehler beim Streiten an, zu dem die meisten Paare neigen, und schauen, wie wir ihn zum Guten wenden können.

Fehler Nr. 1 beim Streiten: Der harte Einstieg

Wir waren natürlich nicht auf jenem Bergpfad in Sedona mit Kristen und Steve und haben sie beobachtet und ihre Interaktionen codiert, wie wir das bei einem Paar im Love Lab machen würden – sie haben uns diesen Streit in einer bequem eingerichteten Praxis geschildert, wo sie sicher auf einer Couch saßen, weit weg von Felswänden, die tausend Fuß abfielen. Aber sie bewegten sich immer noch auf einem schmalen Pfad – oder zumindest ihre Ehe. Selbst Monate später, als sie uns von diesem Streit berichteten, konnte man sehen, dass sie emotional sofort wieder mitten hineingerieten. Sie hätten ebenso gut noch immer auf dem schmalen Felsvorsprung stehen und verbale Granaten aufeinander schleudern können, beginnend mit der ersten: Kristen hatte ein Problem mit Steve angesprochen, und zwar eines, das ihr schon lange auf der Seele lag. Aber sie hat es nicht einfach nur angesprochen – sie ließ eine Bombe platzen.

Werfen Sie einen Blick auf einige weitere Beispiele für klassische »Bomben« und schauen Sie, ob Ihnen irgendeines davon bekannt vorkommt:

1. Sie haben die Kinder ins Bett gebracht, kommen nun die Treppe herunter und freuen sich darauf, endlich entspannen zu können, da sehen Sie Ihren Partner gemütlich auf dem Sofa sitzen und etwas auf seinem Smartphone lesen, während sich im Spülbecken das schmutzige Geschirr vom Abendessen türmt. Ihr Blutdruck schnellt blitzartig in die Höhe: »*Entschuldigung*, würdest du nicht bitte einmal aufstehen und die Küche aufräumen, wie ich dich gebeten hatte? Oder dachtest du, das Geschirr würde wie von Zauberhand ganz von selber sauber werden? So wie alles andere hier einfach ›wie von Zauberhand‹ erledigt wird?«
2. Sie kommen verspätet nach Hause, nachdem Sie noch mit Ihren Freunden einen trinken waren, und Ihr Handy hat schon vor einer Stunde den Geist aufgegeben. Sie gehen ins Haus und wollen sich entschuldigen, aber Ihre Partnerin überfällt Sie mit: »Wo zum Teufel bist du gewesen? Du kommst wohl nicht auf die Idee, dass ich mir Sorgen machen könnte, weil du ja anscheinend sowieso nur an dich selber denkst.«
3. Sie sind zu einer dienstlichen Konferenz eingeladen worden und möchten unbedingt hingehen – aber Ihr Partner sagt, er kann nicht auf die Kinder aufpassen, weil er eine Deadline für ein großes Projekt einhalten muss und auch Verpflichtungen am Ar-

beitsplatz hat. Sie: »Du denkst immer, deine Arbeit sei so viel wichtiger als meine. Was glaubst du denn, was mein Job ist, ein Hobby? Auch ich habe so was wie eine Karriere. Ich gehe jedenfalls, und du kannst sehen, wie du damit fertigwirst.«
4. Ihre Partnerin kommt aufgebracht aus dem Schlafzimmer. »Ich sehe, du hast schon wieder vergessen, die Wasserrechnung zu bezahlen. Was ist bloß los mit dir? Hast du eine Ahnung, wie viel uns deine Schlamperei kostet?«

Der harte Einstieg ist ein sehr häufiges Problem. Bei unserer kürzlich durchgeführten Studie mit 40 000 Paaren zeigte sich, dass 90 Prozent aller Paare, die eine Therapie beginnen, ob heterosexuell, schwul oder lesbisch, Schwierigkeiten mit einem harten Einstieg und den Problemen hatten, die daraus entstehen. Ein Paar, das *nicht* mit diesem Thema zu kämpfen hatte, war eine große Ausnahme.[46]

Harte Einstiege haben meist einige Schlüsselmerkmale gemeinsam:

1. Wir beginnen mit Kritik.
2. Wir reden vom anderen statt von uns selbst.
3. Wir packen noch andere Ärgernisse obendrauf, über die wir schon länger grollen – wir nennen das »großen Abwasch machen«. (»Du hebst nie deine Socken vom Boden auf, du hast wahrscheinlich wieder vergessen, die Sachen von der Reinigung abzuholen, du hast mich nicht einmal gefragt, wie denn *mein* Tag war, und weißt du was? Du bist im Bett eine echte Niete!«)

Schauen wir uns jetzt diese drei Hauptmerkmale eines harten Einstiegs sowie die Gründe dafür an, warum sie bei einem Streit so viel Schaden anrichten.

Problem Nr. 1 beim harten Einstieg: Sie kritisieren

Kritik ist niemals produktiv. Was Kritik von einer produktiven Beschwerde unterscheidet, ist, dass sie die Form eines Angriffs auf den Charakter oder die Persönlichkeit Ihres Partners oder Ihrer Partnerin hat. Sie weisen nicht auf ein Problem mit einer aktuellen Situation hin, sondern Sie weisen auf ein Problem damit hin, *wer der andere als Mensch ist*.

Hier sehen Sie den Unterschied:

Kritik	»Warum bist du so ein Schlamper? Kannst du nicht zur Abwechslung mal deinen Kram aufräumen?«
Beschwerde	»Auf dem Boden liegt jede Menge schmutzige Wäsche. Könntest du sie bitte aufheben, ehe wir schlafen gehen?«

Wir haben das schon einmal gesagt, und wir sagen es jetzt noch einmal: »Konstruktive Kritik« gibt es gar nicht. Kritik ist immer destruktiv.

Problem Nr.2 beim harten Einstieg: Sie reden von Ihrem Partner oder Ihrer Partnerin statt von sich selbst

Oft, und ganz besonders, wenn wir aufgebracht sind, eröffnen wir einen Streit mit einer *Aussage über den anderen* und alles, was er falsch macht. Wir neigen dazu, Gespräche über das, was uns stört, mit der Grundannahme zu eröffnen: *Alles, was ich mache, ist vernünftig, und alles, was du machst, ist falsch.* »Immer ...« oder »nie ...« sind hier die klassischen Formen der Kritik – die *implizit* einen Charakterfehler Ihres Gegenübers anprangern.

Aussage über Ihren Partner oder Ihre Partnerin	»Du lässt deine Klamotten immer überall im Schlafzimmer verstreut liegen. Warum kannst du sie nicht in den Wäschekorb werfen? Das dauert nur zehn Sekunden.«
Aussage über Sie selbst	»Es stresst mich total, wenn das Schlafzimmer so unordentlich ist. Könntest du bitte daran denken, deine Sachen in den Wäschekorb zu werfen?

Problem Nr.3 beim harten Einstieg: »Die Generalabrechnung«

Wir nennen das »der große Abwasch«, weil wir nicht nur ein einzelnes Problem ansprechen, sondern noch jede Menge andere Dinge obendrauf packen, die uns schon lange stören. Als wäre das Motto: *Wenn wir schon gerade beim Streiten sind, habe ich gleich noch ein paar andere Hühnchen mit dir zu rupfen!* Das tun wir sehr oft, weil wir das Gefühl haben wollen, unser Ärger sei »gerechtfertigt« und das aktuell vorliegende Problem sei dafür »zu klein«. Oder wir haben die Gewohnheit, kleinere Ärgernisse gar nicht anzusprechen, bis sich eine so große Menge angesammelt hat, dass wir glauben, explodieren zu müssen. Aber ein großer Abwasch führt nie zu einer effektiven Konfliktlösung: Statt nur ein Problem lösen zu müssen oder einen Teller abwaschen zu müssen, haben wir einen ganzen Stapel vor uns, und wo sollen wir da anfangen? Es ist überwältigend.

Generalabrechnung	»Wie ich sehe, liegen hier schon wieder überall im Schlafzimmer Klamotten herum – es ist ein einziges Chaos. Das Auto ist zugemüllt, und die Garage hast du am Wochenende auch nicht aufgeräumt, wie du versprochen hattest. Und du hast sogar den Valentinstag vergessen! Du denkst überhaupt nie an mich!«
Nehmen Sie sich nur das Problem vor, das gerade dran ist!	(Und heben Sie den Rest für später auf.)

Die Moral von der Geschicht ist hier: Horten Sie niemals Beschwerden und Groll. Sprechen Sie Ärgernisse an, wenn sie auftauchen. Sie in sich hineinzufressen führt – neben anderen Gründen – dazu, dass es zu einem harten Einstieg kommt.

Warum der harte Einstieg ein so gängiger Fehler ist

Wenn wir Sie jetzt im Moment fragen würden: »Wie können Sie ein heikles Thema am besten bei Ihrem Partner oder Ihrer Partnerin ansprechen?«, dann würden Sie nicht antworten: »Ins Zimmer stürmen und ihn mit Vorwürfen bombardieren!« Und doch machen wir genau das. Kurz gesagt: Wir sind sauer, voller Groll und fangen auf wenig verheißungsvolle Weise an. Aber gehen wir ein paar der Hauptfaktoren durch, die uns zu einem harten Einstieg treiben.

Stress

Wir sind auch nur Menschen, wir haben alle eine Menge zu stemmen, und in Zeiten mit einem hohen Stresspegel sehen wir auch öfter harte Eröffnungszüge und deren Nachwirkungen. Die Pandemie war ein perfektes Beispiel dafür: Die Anfangszeit von Covid war eine Phase extremer Unsicherheit und Unberechenbarkeit, und damals bekamen wir *viel häufiger* einen harten Einstieg zu sehen. Aufgrund der Quarantäne verwandelte sich das Zuhause der Menschen in einen Dampfkochtopf ohne Sicherheitsventil, und Auseinandersetzungen wurden explosiver. Paare fühlten sich oft angespannt, voller Angst und hilflos und ließen dann unabsichtlich ihre Besorgnis, Angst, Frustration und Ohnmachtsgefühle aneinander und an anderen Familienmitgliedern aus. Zeiten mit großem Stress treiben die Ausschüttung von Cortisol und Adrenalin in unserem Körper hoch, und wenn wir kognitiv mit Sorgen überladen sind, beansprucht das schnell unsere gesamte mentale Bandbreite, sodass wir kognitiv erschöpft sind und uns weniger gut emotional regulieren können. Wir rasten aus, wenn nur noch ein einziger Strohhalm auf unsere Last obendrauf kommt – was auch immer das sein mag. Wo wir sonst vielleicht gesagt hätten: »Hör zu, ich habe diese Woche jeden Abend das Geschirr gespült, könntest du das bitte heute übernehmen?«, heißt es dann plötzlich: »Warum, zum Teufel, kannst du nie die Küche aufräumen? Du bist so ein Faulenzer!«

Groll

Wir häufen Groll über eine Reihe von Ärgernissen hinweg an und fressen ihn in uns hinein; und wenn wir ihn dann endlich herauslassen, sind wir so zornig und haben so viel aufgestaut, dass er mit Bitterkeit und Sarkasmus herausbricht. Wir haben nicht um das gebeten, was wir brauchen, weil wir glauben, unser Partner oder unsere Partnerin sollte schon wissen, was das ist, und würde sich sehenden Auges dafür *entscheiden,* es uns vorzuenthalten. Der Groll wächst und wächst, bis wir platzen. Nehmen Sie Kristen – sie hatte etwa eine Tonne Groll in sich aufgestaut, als sie auf der Wanderung Steve attackierte. Sie hatte ihre eigenen Wünsche fortwährend zurückgestellt und den Bedürfnissen der Kinder oder den Grenzen ihres Mannes Priorität eingeräumt. An jenem Tag auf der Wanderung brach der Damm, und alles kam heraus. Sie hatte Steve nicht gesagt, was sie brauchte, und wenn man Bedürfnisse zu lange unterdrückt, werden sie bitter und sauer und verwandeln sich in Groll.

Abwendung

Die Alternative: Manchmal *haben* wir um das gebeten, was wir brauchen, und unser Partner oder unsere Partnerin ist nicht darauf eingegangen, sondern hat sich abgewendet oder sogar feindselig reagiert. Hier kommen wieder unsere Muster im Umgang mit Kontaktangeboten ins Spiel: Wir steigen vielleicht hart ein, weil wir den anderen wieder und wieder auf sanftere Weise zu erreichen versucht haben, ohne eine Reaktion zu bekommen, und jetzt möchten wir die Aufmerksamkeit unseres Partners oder unserer Partnerin unbedingt gewinnen – mit dem Holzhammer. Wir haben das Gefühl, wir müssten ihm oder ihr eins auf die Rübe geben, um eine Reaktion zu bekommen – und an diesem Punkt ist *jede* Reaktion besser, als ignoriert oder abgebürstet zu werden, selbst eine zornige.

Wir wissen es nicht besser

Und schließlich haben manche von uns nie eine andere Möglichkeit gelernt, ein Streitgespräch zu beginnen: *Der harte Einstieg ist der einzige Eröffnungszug, den wir kennen.* Wir haben gelernt, dass man so ein Problem anspricht, und es ist eine eingefleischte Gewohnheit geworden, von der wir nicht wissen, wie wir mit ihr brechen sollen, oder manchmal nicht einmal merken, dass sie geändert werden sollte. Julie denkt etwa an ihre Mutter als Beispiel für einen Menschen, der nie gelernt hat, etwas Schwieriges ohne Härte, Kritik, Geringschätzung und Vorwürfe anzusprechen. Sie hatte gelernt, so mit anderen zu interagieren, und das war so eingefleischt, dass sie sich nie geändert hat. Als sie John kennenlernen sollte, hatten wir sie zu uns zum Mittagessen eingeladen, und Julie – die immer nervös war, wenn sie versuchte, den unerfüllbaren Erwartungen ihrer Mutter gerecht zu werden – rannte herum und putzte in letzter Minute noch ein paar Stellen, die es nötig hatten, während John auf seinem Lieblingsstuhl eine Pause einlegte, nachdem er den ganzen Morgen Gemüse klein geschnitten hatte. Als Julies Mutter ankam, stand Julie draußen auf einem Hocker und schrubbte die Markise über dem Vordach. Ihre Mutter, die den neuen Freund ihrer Tochter noch nicht einmal kannte, marschierte in die Küche und sagte zu John: »Du Faulpelz, warum bist du nicht draußen und hilfst meiner Tochter putzen?«

Das war ein klassischer harter Einstieg. Und sogar John – seines Zeichens Beziehungsforscher – wurde augenblicklich defensiv, sprang auf und zeigte auf das Essen, das auf dem Herd stand. »Ich mache hier *das Essen für dich!*«, fauchte er zurück. »Was zum Teufel hast du denn gedacht?«

Das Entscheidende dabei ist: *Es ist schwer, auf einen harten Einstieg anders als defensiv zu reagieren.* Wenn Sie hart anfangen, lassen Sie Ihrem Partner oder Ihrer Partnerin sehr wenig Raum für etwas anderes.

Das Gespräch eröffnen

Wir müssen unserem Gegenüber Raum geben, sich auf das Problem einzustellen, mit dem wir zu ihm kommen, statt seine Optionen von vornherein auf eine einzige Reaktion zu begrenzen: *Verteidige dich.* Von einer Ausgangsposition von Angriff / Verteidigung aus gibt es keine Kommunikation. Keinen Kontakt. Keine Verständigung. Keinen Fortschritt. Und normalerweise auch keine Positivität, die wir – wie wir jetzt wissen – in einem Konflikt wirklich brauchen.

Aber wie machen wir das in der Hitze des Gefechts, wenn wir aufgebracht sind, wenn wir mit unserer Geduld am Ende sind, wenn ein Versprechen gebrochen oder eine Zusage nicht eingehalten wurde, wenn wir uns ausgenutzt oder überwältigt fühlen oder wütend sind? Als wir bei unserer Forschung erkannten, dass Auseinandersetzungen, die mit einem harten Einstieg begannen, sich nur selten wieder einrenkten und im Lauf der Zeit überwiegend zu ungesunden Beziehungen führten, wussten wir, dass wir uns eine praktische Intervention ausdenken mussten, um die harten Einstiege in »weiche Einstiege« zu verwandeln. Wir mussten den Paaren eine klare Anleitung für die ersten Minuten eines Streits an die Hand geben, damit sie sich selbst die besten Chancen für einen positiven Ausgang ihres Konflikts – und für ihre gemeinsame Zukunft – eröffnen konnten.

Wir wandten uns der Forschung von Anatol Rapoport zu, einem russisch-amerikanischen Wissenschaftler, der erst in Mathematik promoviert und dann einen zweiten Doktor in Sozialpsychologie gemacht hatte. Unter der Perspektive von »Mathematik trifft auf menschliches Verhalten« verlagerte Rapoport bald den Schwerpunkt seiner Forschung auf eine drängende und stets relevante Frage: Wie schließen Nationen Frieden? Das war auch für uns eine drängende Frage – wie können Paare Frieden schließen, bei sich zu Hause statt auf der großen Weltbühne? Wie sich dabei herausstellte, gibt es eine Menge Parallelen zwischen Nationen und Paaren und der bestmöglichen Kommunikation zwischen ihnen.

Rapoport untersuchte die Arbeit von internationalen Diplomaten und sah sich insbesondere an, wie die erfolgreichsten von ihnen vorgingen. Wie brachten sie es fertig, mit anderen Nationen zu kommunizieren und zusammenzuarbeiten – vor allem, wenn diese Nationen andere kulturelle Gepflogenheiten, entgegengesetzte Ziele und Standpunkte hatten oder dem anderen Land sogar feindselig gegenüberstanden? Rapoport beobachtete und analysierte die Meister der Diplomatie so, wie John später im Love Lab die »Meister und Meisterinnen der Liebe« unter die Lupe nahm. Und er entdeckte, dass diejenigen, die am erfolgreichsten verhandelten, ein Problem oder eine Beschwerde in einer ganz spezifischen Weise zur Sprache brachten:

1. Ohne Vorwurf
2. Ohne Kritik
3. Ohne Geringschätzung

Dadurch neutralisierten sie die Abwehr der anderen Partei. Ihre Botschaften wurden besser aufgenommen und ihre Erfolgsrate für ein positives Ergebnis der Interaktion war wesentlich höher.[47]

Als wir uns wieder dem Labor zuwandten, sahen wir, dass die erfolgreichsten Paare *exakt* das Gleiche machten wie die erfolgreichen Diplomaten: Sie brachten ihr Anliegen ohne Vorwurf, Kritik oder Geringschätzung vor. Wie? Statt das Streitgespräch mit einer Aussage über den Partner und alles, was er falsch macht, zu beginnen – was sehr leicht das Standardvorgehen ist, wenn wir erregt sind –, drehten sie die Sache um. Sie sprachen die Schwierigkeit so an, dass sie über *sich selbst* und ihre eigenen Gefühle redeten – nicht über das schlechte Benehmen und die Charakterschwächen ihres Partners. Dann schilderten sie das Problem oder die Situation sachlich und neutral, ohne einen Vorwurf zu erheben. Und schließlich sagten sie, was sie brauchten, damit sich die Lage bessern konnte, und zwar auf positive Weise. Da war sie: die Grundformel für den erfolgreichen Auftakt eines Streits.

Ich fühle (mich) x.
Das Problem ist y.
Ich brauche z.

Sehr simpel, aber auch hocheffektiv – sowohl bei internationalen Gipfeltreffen als auch am Küchentisch. Oder auf glühend heißen Wanderwegen in der Wüste von Arizona.

Wir werden Ihnen am Ende des Kapitels noch detaillierter die einzelnen Schritte eines weichen Einstiegs erläutern, damit Sie genau wissen, was Sie tun sollen – für den Augenblick wollen wir zu Kristen und Steve zurückkehren.

Einen guten Start hinlegen: Ein ganz neuer Verlauf

Für Kristen und Steve war jener Tag auf dem Felsenpfad von Sedona der Augenblick, in dem sie erkannten, dass sie Hilfe brauchten. Als sie zu einer Intensivtherapie zu uns kamen, erfragten wir zunächst ihren Hintergrund, damit wir besser verstehen konnten, was da lief und woher sie kamen.

Als Kristen und Steve sich kennenlernten, waren sie verheiratet – aber mit anderen Partnern. Beide Ehen waren in einer schwierigen Phase, von der die beiden nicht wussten, ob sie sie je überwinden konnten. Beide fühlten sich einsam und ohne Verbindung zu ihren Partnern, und obwohl sie nicht auf eine neue Beziehung aus waren, fühlten sie den Reiz des Kontaktes und der Anziehung, als sie sich begegneten. Steve war Kardiologe. Kristen war seine Patientin. Als sie einander ihre Telefonnummern gaben, geschah das im professionellen Kontext – er gab seinen Patienten häufig seine Telefonnummer, damit sie anrufen konnten, wenn sie dringende Fragen hatten. Er war ein sehr engagierter Arzt und wollte, dass sich seine Patienten bei ihm gut aufgehoben fühlten. Anfangs fokussierten sich ihre Textnachrichten auf Kristens Gesundheit. Dann wurde mehr daraus. Sie begannen zu flirten.

Er fragte sie, ob sie sich gut um ihr Herz kümmerte.

Sie schrieb zurück und meinte, sie brauche vielleicht bald einmal einen Termin, damit er das überprüfen könne.

Kurz und gut: Sie verliebten sich ineinander. Ließen sich scheiden. Heirateten einander.

Kristen, die 15 Jahre jünger war als ihr Mann, brachte drei kleine Kinder in die Ehe mit; Steve brachte eine große Hingabe an seinen Beruf und eine Arbeitsethik mit, die ihn oft lange in der Praxis hielt, fern von der Familie. In den folgenden Jahren bekamen sie noch zwei gemeinsame Kinder. Das Leben war hektisch, und es gab immer viel zu tun, und sie rutschten – notgedrungen, wie es schien – in sehr getrennte Rollen hinein: Kristen betreute zu Hause die Kinder, Steve arbeitete als engagierter Arzt viele Stunden täglich. Die Konflikte begannen lange vor dem Urlaub in Sedona, und sie fingen immer ganz schrecklich an, weil Kristens aufgestaute Frustration plötzlich aus ihr herausbrach und Steve aus heiterem Himmel traf (zumindest empfand er das so). Er fühlte sich urplötzlich überfallen, reagierte mit Überflutung und brach das Gespräch ab – anscheinend gab es keine andere Möglichkeit, mit Kristen umzugehen.

Kristen wiederum kannte keinen anderen Weg, sich in einem Konflikt auszudrücken. Sie war als einziges Kind einer alleinerziehenden Mutter aufgewachsen, die ihrer Tochter mit Geringschätzung und Kritik begegnete, sodass diese Art von Umgang mit jemandem, mit dem sie vertraut war, ein Stück weit Normalität für sie war. Außerdem beschrieb Kristen ihre Mutter als ausgesprochen melodramatisch – alles war eine große Sache, alles rief eine heftige, überzogene Reaktion hervor, und die Mutter legte sich mächtig ins Zeug, um ihrer Tochter Aufmerksamkeit und eine Reaktion abzuringen. Sie sagte ständig: »Ich könnte sterben, und dann wird es dir leidtun!« Einmal war Kristen von der Schule nach Hause gekommen und hatte ihre Mutter auf dem Küchenboden liegend vorgefunden, voller Blut, anscheinend tot. *Aber es war gar kein Blut, es war Ketchup.* Ihre Mutter setzte sich auf und sagte: »Vielleicht erkennst du jetzt endlich, wie wichtig ich für dich bin!«

In ihrer aktuellen Situation reagierte Kristen außerordentlich heftig auf alles, was nach Melodram und Überreaktion roch. Und durch genau diesen Filter hörte sie ihren Mann am Tag jener Wanderung. Sie nahm an, er dramatisiere und mache wegen nichts und wieder nichts ein Theater. Und seine Weigerung, noch weiter mitzugehen – die in ihren Augen *völlig unbegründet war* –, zapfte ein riesiges Reservoir von Verlassenheitsgefühlen und vereitelten Träumen an. Sie hatte sich ihren Mann immer als jemanden vorgestellt, der mit ihr zusammen Abenteuer bestehen würde – ein Partner, mit dem sie die Welt erkunden konnte. Als er sich weigerte, ihre Hand zu nehmen und mitzumachen, fühlte sich das wie eine massive Zurückweisung an.

Steve erklärte ihr, dass er in jenem Moment auf dem Bergpfad alles andere als theatralisch war – er hatte tatsächlich schreckliche Angst gehabt. Einer der Gründe dafür, dass er sich für die Kardiologie entschieden hatte, war, dass er Leben retten wollte. Er erzählte seine Geschichte: Als Teenager hatte er mitangesehen, wie ein Kind aus einem Boot fiel und ertrank, direkt vor seinen Augen. Niemand konnte den Jungen retten, obwohl viele es versuchten. In seiner Berufslaufbahn als Arzt hatte er später viele Patienten, die plötzlich einen tödlichen Herzinfarkt erlitten, bei dem es keine Rettung gab. All diese Erfahrungen waren schockierend und traumatisch gewesen, vor allem die erste, deren Zeuge er als Teenager geworden war. Seine Erfahrungen hatten ihm das Gefühl gegeben, dass das Leben außerordentlich zerbrechlich war und leicht ausgelöscht werden konnte. Ihm waren seine eigene Sterblichkeit und Verwundbarkeit und die der Menschen, die er liebte, sehr bewusst, und er war ständig besorgt, dass ein harmloser Moment in eine Tragödie umschlagen konnte. Er hatte gelernt, vorsichtig und wachsam zu sein und ein Risiko sorgfältig gegen den Nutzen abzuwägen. Zudem hatte er ein äußerst ausgeprägtes Verantwortungsgefühl für seine Frau und seine Kinder: *Wenn mir etwas passiert*, dachte er immer, *stehen sie ganz alleine da, ohne finanzielle und familiäre Unterstützung.*

Okay, da ist also eine Menge im Schwange. Können wir all das in drei Minuten lösen? Natürlich nicht! Aber das Wunderbare ist, *dass wir das auch nicht müssen*.

Erinnern Sie sich daran, dass wir nicht hier sind, um unsere ewigen Probleme in Ordnung zu bringen, und für dieses Paar handelt es sich um ein ewiges Problem. Kristen wird immer ein Bedürfnis nach Abenteuern haben, die auch Risiken mit sich bringen, und Steve wird immer ein vorsichtiger Mensch sein, der Risiken eher vermeidet. Unser Ziel ist es nicht, ihre Unterschiede aus der Welt zu schaffen – sondern wir wollen Kristen und Steve dazu bewegen, sich ihre Hoffnungen und Ängste offen mitzuteilen und auch deren Auslöser in der Vergangenheit, die diesen Unterschieden zugrunde liegen. Wenn sie einander erst einmal besser verstehen, werden sie einen Weg finden, auch bei der Erforschung der Welt und bei Abenteuern Partner zu sein – es gibt eine Menge kreative Möglichkeiten, Abenteuer zu erleben, ohne dass es 300 Meter in die Tiefe geht. Aber der Dreh- und Angelpunkt all dessen ist, wie sie in die Diskussion einsteigen.

Mit Kristen und Steve arbeiteten wir zuallererst an der Frage: Wenn Sie enttäuscht und unglücklich sind und sehr negative Gefühle haben, wie sagen Sie das dann?

Wir kehrten zu Steves Gefühlen auf dem Bergpfad zurück. Zu dem, was Kristen dort empfunden hatte. Wir sprachen darüber, wie wichtig es war, zuzuhören und *angehört zu werden* – aber wenn wir Kritik und Verachtung einsetzen, um unsere Bedürfnisse auszudrücken, sabotiert das, dass man uns anhört. Kristen hatte eine tief verwurzelte Gewohnheit, eine Diskussion mit Kritik zu beginnen, Kritik war ihre Sprache. Wir mussten diese erlernte Sprache durch eine neue ersetzen. Wir baten die beiden, ihren Streit auf dem schmalen Weg noch einmal durchzuspielen und sich so exakt wie möglich an das zu erinnern, was sie dabei gedacht und gefühlt hatten – er seine Angst, sie ihren Groll und die Wut –, aber diesmal trotz all dieser mächtigen, aufgewühlten Emotionen das Problem *ohne* Verachtung oder Kritik anzusprechen und sich stattdessen auf die eigenen Gefühle und Bedürfnisse zu fokussieren.

Kristen holte tief Luft.

»Ich bin so enttäuscht, dass du diesen Pfad nicht mit mir hinaufgehen willst«, sagte sie zu ihrem Mann. »Ich habe so gespannt darauf gewartet, was ich hinter der nächsten Biegung sehen kann – und zwar mit dir zusammen. Das war mir sehr, sehr wichtig …«

Es lief nicht alles glatt von da an, aber dieser weiche Einstieg machte einen gewaltigen Unterschied. Er gab Steve die Möglichkeit, mit Neugier auf seine Frau zu reagieren anstatt mit Abwehr.

Okay, nun haben wir weich angefangen – und jetzt?

Legen wir eine kurze Pause in der Geschichte von Kristen und Steve ein und kehren für einen Moment zu Rapoports Diplomaten zurück.

Rapoport hat herausgefunden, dass dann, wenn eine Seite ein Problem angesprochen hatte, auch der Person auf der anderen Seite eine entscheidende Rolle zukam. Und zwar die, zuzuhören, *ohne ihren eigenen Standpunkt zu formulieren*. Und im Love Lab machten es die Meister und Meisterinnen der Liebe genauso.

Wie bereits gesagt, tappen die meisten Menschen – unabhängig von ihrem Konfliktstil – in die Falle, allzu schnell in die Überzeugungsphase eines Streits einzusteigen. Aber die erfolgreichsten Diplomaten und Paare stellten die Überzeugungsarbeit zurück und konzentrierten sich stattdessen darauf, die Beschwerde oder das Problem des anderen zu verstehen. Das war eigentlich Rapoports größte Entdeckung bei den Diplomaten. Es ging nicht nur darum, dass die eine Seite ihr Anliegen weich vorbrachte – die zuhörende Seite musste auch zunächst auf jeden Versuch verzichten zu streiten, zu debattieren oder ihren eigenen Standpunkt zu diskutieren, bis sie gezeigt hatte, dass sie die Position des Sprechers wirklich verstanden hatte. Der Angesprochene hörte aufmerksam zu, stellte Fragen, wenn er etwas nicht verstand, und fasste dann den Standpunkt des Sprechers zusammen, um sicherzustellen, dass er das Problem begriffen hatte.

Aber natürlich, denken Sie jetzt vielleicht, *das sind Diplomaten – es ist ihr Job, diplomatisch zu sein*. Aber es zeigte sich, dass wir bei den Paaren im Love Lab, die auf lange Sicht eine befriedigende Beziehung hatten, exakt die gleichen Verhaltensmuster sahen. Wenn bei der Konfliktaufgabe im Labor der eine Partner ein Problem ansprach, dann machte der Zuhörende im Detail Folgendes:

1. Er hörte aufmerksam zu, ohne seine eigene Perspektive ins Spiel zu bringen, und spiegelte manchmal auch dem erzählenden Partner einen Teil der Geschichte zurück. (Beispiel: »Okay, du warst also sehr enttäuscht, als ich dir die SMS geschickt habe, in der es hieß, ich müsste noch im Büro bleiben, statt dich auf der Party treffen zu können …«).
2. Er stellte klärende oder offene Fragen, um das Problem besser zu verstehen. (»Warum glaubst du, dass du gerade heute Abend besonders traurig darüber warst? Bei anderen Gelegenheiten schien dir das nicht viel auszumachen.«)
3. Er hat das Problem so zusammengefasst, dass der andere damit zufrieden war – das heißt, wenn seine Zusammenfassung nicht korrekt war, stellte er weitere Fragen, um Klarheit zu bekommen. (»Was ich höre, ist, dass du das Gefühl hast, du hättest für mich keine Priorität, weil ich so viel gearbeitet habe – ist das richtig?«)
4. Und schließlich sagte er einige bestätigende Worte, indem er sich in seinen Partner hineinversetzte und zeigte, dass er seinen Standpunkt begriffen hatte und Mitgefühl für ihn aufbrachte – *selbst wenn er die Sichtweise des Partners bei dem Problem nicht teilte.* Bestä-

tigung ist nicht dasselbe wie Zustimmung. Sie sagten etwas wie: »Ja, ich kann verstehen, warum du dich so gefühlt hast – ich musste in letzter Zeit eine Menge Dinge absagen. Das ist begreiflich.«

Bei diesem Beispiel könnte das Paar im Folgenden darüber diskutieren, wie es Familie und Arbeit besser in Balance bringen kann, außerdem über Erwartungen in Bezug auf finanzielle Verpflichtungen, gemeinsame Zeit, berufliche Ziele und mehr. Das Entscheidende dabei ist, dass dieses Gespräch jetzt so eingefädelt ist, dass es produktiv sein und *irgendwohin führen* kann.

Unabhängig davon, wer von Ihnen ein Problem anspricht, haben beide dabei eine Rolle. Die Rolle von Partner 1 besteht darin, das Thema sanft anzusprechen. Die Rolle von Partner 2 ist, aufmerksam zuzuhören. Nachdem Partner 2 gezeigt hat, dass er den Standpunkt von Partner 1 versteht, können die beiden die Rollen tauschen. Jetzt kann Partner 2 seine eigene Haltung ausdrücken, während Partner 1 zuhört und seinerseits nachweist, dass er die Haltung von Partner 2 versteht. Erinnern Sie sich daran, dass wir quer durch alle Konfliktstile hindurch gerne den Fehler machen, allzu schnell zum Überzeugen weiterzueilen, ehe wir das Problem umfassend verstanden haben. Machen Sie diesen Fehler bitte nicht: Denken Sie daran, dass es das Beste ist, erst die Sichtweise des anderen zu begreifen. In diesem Stadium ist das einzige Ziel das Verstehen. Das Überzeugen kommt später.

Die kraftvolle Wirkung des Aufschubs der Überzeugungsphase

Mit Kristen und Steve übten wir diese Rollen bei einer Intensivtherapie für Paare im Marathonformat: Dabei wird an drei aufeinanderfolgenden Tagen jeweils fünf bis sechs Stunden gearbeitet. Für Kristen war das Ziel, einen weichen Einstieg zu wählen, wenn sie ein Problem ansprach. Für Steve bestand es darin, nicht defensiv zu reagieren, wenn sie ein Problem vorbrachte, denn das war sein Muster. Stattdessen sollte er versuchen, Kristens Gedankengängen zu folgen, als wäre sie ein Zug, der auf einem Gleis fährt: Er sollte aufmerksam verfolgen, was sie sagte, statt schon seine Erwiderung zu planen. Kristen sprach schnell, dachte schnell und glitt häufig in die Kritik ab – Julie musste sie wieder und wieder unterbrechen und sie daran erinnern, ihren Einstieg weicher zu gestalten. Es war im Grunde für beide so, als würden sie eine neue Sprache lernen.

Deshalb kann ein weicher Einstieg sehr schwer sein, so leicht er auch aussehen mag – eine neue Sprache zu erlernen ist immer schwer! Es verlangt Übung. Man schafft das nur durch Wiederholung und eine *positive Verstärkung*: Wenn Sie diese neue Sprache sprechen, werden Sie wahrscheinlich unmittelbar das Ergebnis erzielen, dass Ihr Partner oder Ihre Partnerin wirklich zuhört, anstatt defensiv zu werden. Unser nächster Arbeitsschritt mit Kristen und Steve bestand darin, uns auf das Aufbauen von Zuneigung und Bewunderung zu fokussieren. Wir benutzten unsere Checkliste von positiven Adjektiven und baten die beiden, drei Eigenschaften aus dieser Liste auszusuchen, von denen sie dachten, sie würden ihr Gegenüber charakterisieren.

Kristen schaute die Liste durch:

liebevoll / sensibel / mutig / intelligent / aufmerksam / großzügig / loyal / wahrhaftig / stark / energiegeladen / sexy / entschlussfreudig / kreativ / fantasievoll / lustig / attraktiv / interessant / unterstützend / witzig / rücksichtsvoll / zärtlich / organisiert / einfallsreich / sportlich / fröhlich / koordiniert / anmutig / verspielt / fürsorglich / ein guter Freund / eine gute

Freundin / aufregend / sparsam / zurückhaltend / engagiert / rührig / expressiv / aktiv / sorgfältig / abenteuerlustig / empfänglich / vertrauenswürdig / verantwortungsbewusst / zuverlässig / nährend / warmherzig / viril / freundlich / sanft / praktisch / munter / geistreich / locker / schön / gut aussehend / ruhig / lebhaft / ein toller Partner / eine tolle Partnerin / ein wunderbarer Vater / eine wunderbare Mutter / selbstbewusst / beschützend / süß / zart / kraftvoll / flexibel / verständnisvoll / albern / verletzlich / (ergänzen Sie eigene Einfälle!)

Dann las sie Steve die Eigenschaften vor, die sie an ihm bewunderte: loyal, unterstützend, vertrauenswürdig.

Steve suchte drei für Kristen aus: lebhaft, energiegeladen, schlagfertig.

Diese Eigenschaften, die sie aneinander bewunderten, waren natürlich zutiefst mit den Unterschieden in der Lebenseinstellung zwischen den beiden verflochten, die ihnen momentan die Konflikte bescherten. Aber bei einem Konflikt kann es immens helfen, sich einfach vor Augen zu halten: »Wir prallen wegen unserer Unterschiede aufeinander, aber gerade wegen dieser Unterschiede liebe ich dich auch.«

Kristen hatte mit dieser Aufgabe Mühe – schon seit Kindertagen war sie nicht daran gewöhnt, Komplimente zu bekommen. Sie waren für sie unbekanntes Terrain und machten ihr Angst. Als Steve die positiven Eigenschaften vorlas, die er an ihr schätzte, versuchte sie, mit einer reflexartigen Reaktion mit ihrem Unbehagen fertigzuwerden, die Steve vor den Kopf stieß: Sie nannte ihn einen Lügner.

Julie erinnerte sie: »Das klingt wie eine Kritik, Kristen: Das ist deine alte Sprache. Warum versuchst du es hier nicht einmal ein bisschen weicher?«

Kristen musste etwas tiefer graben, um von sich selbst statt von

Steve zu sprechen: »Es ist so schwer für mich, das zu hören und dir zu glauben«, sagte sie. »Meine Mutter sagte nie etwas Nettes zu mir, außer wenn sie mich manipulieren wollte. Deshalb ist es wirklich schwer für mich, dir zu trauen und anzunehmen, dass deine Komplimente ehrlich gemeint sind.«

Steve hatte anfangs auf Kristens Kommentar mit einem harten Gegenangriff, einer Form der Abwehr, reagiert: »Ach, und da erwartest du, dass ich dir glaube?«, konterte er sarkastisch. »Wenn ich so ›unterstützend‹ bin, warum behandelst du mich dann wie den letzten Dreck?«

Wir forderten Steve auf, wahrzunehmen, dass er in der Abwehr war, und dass er nicht abwehrend *reagieren*, sondern stattdessen sagen sollte: »Ich *spüre*, dass ich in die Abwehr gehe – könntest du das auch anders ausdrücken?« Es war besser, einen Korrekturversuch wie diesen zu machen und Kristen noch eine Chance zu geben, statt die Situation eskalieren und in eine Schlacht mit Angriff und Verteidigung übergehen zu lassen.

Kristen wiederum sollte dann, wenn ihr etwas Hartes herausgerutscht war und sie es merkte, ihren Fehltritt zugeben und es noch einmal versuchen.

Ihr Korrekturversuch könnte ungefähr so klingen: »Oh nein, das habe ich falsch ausgedrückt. Kann ich noch mal neu anfangen?«

Wir sind alle Menschen, wir werden Fehler machen. Selbst wenn wir »richtig« streiten, kann es chaotisch und emotional werden. Es geht nicht darum, perfekt zu sein, sondern sich zu den unvermeidlichen Ausrutschern zu bekennen, sie rasch wieder in Ordnung zu bringen und wieder aufs rechte Gleis zu kommen. Auch wir beide machen immer noch solche Fehler, wenn wir streiten, selbst nach all dieser Forschungsarbeit! Und wenn uns das passiert, dann versuchen wir nach Kräften, einander ein wenig Nachsicht zu schenken und die Chance zu geben, noch einmal neu anzusetzen.

Skript für den weichen Einstieg

Jetzt möchten wir noch etwas detaillierter über den weichen Einstieg sprechen. Wenn Paare einen sanften Auftakt praktizieren, wenn sie eine Beschwerde vorbringen wollen, macht das wirklich einen gewaltigen Unterschied. Erinnern Sie sich daran, dass in 96 Prozent aller Fälle der Beginn eines Streits die Vorhersage erlaubt, wie Sie den Streit beenden werden und auch, wie Ihre Beziehung Jahre später aussehen wird.[48] Im Lauf der Zeit werden Ihnen positive Eröffnungszüge helfen, mehr Zufriedenheit und Stabilität in Ihre Beziehung zu bringen.

Hier stellen wir Ihnen das Basis-Skript für einen weichen Einstieg vor. Sie werden es an Ihre eigenen Bedürfnisse anpassen müssen, aber halten Sie sich dabei an diese Grundformel.

»Ich fühle mich (Emotion) wegen (Situation / Problem), und ich brauche (Ihr *positiv* formuliertes Bedürfnis).«

Schauen wir uns ein paar Beispiele dafür an, wie diese Formel in der Praxis aussieht:

HARTER EINSTIEG: »Du hast schon wieder viel zu viel ausgegeben! Wann hörst du endlich auf, so unverantwortlich mit unserem Geld umzugehen?«

WEICHER EINSTIEG: »Ich fühle mich wirklich gestresst (*die Emotion*), wenn ich mir unser Budget für diesen Monat anschaue – es sieht so aus, als würde es wieder nicht reichen (*die Situation*). Können wir uns bitte zusammensetzen und planen, wie wir unsere Ausgaben reduzieren können (*das Bedürfnis*)?«

HARTER EINSTIEG: »Gehst du schon *wieder* auf Tour? Super. Und ich kann wieder allein zu Hause sitzen.« Sarkastisch: »Das macht aber Spaß!«

WEICHER EINSTIEG: »Hör mal, ich muss etwas mit dir bereden. Ich denke immer noch an letzte Woche, als du mit Freunden ausgegangen bist, statt zum Abendessen nach Hause zu kommen. Ich weiß, dass ich gesagt habe, das wäre in Ordnung, aber aus irgendeinem Grund beschäftigt mich das noch immer. Ich fühle mich irgendwie zurückgewiesen und einsam (*die Emotion*). Vielleicht, weil wir schon eine Weile nicht viel Zeit allein miteinander hatten (*die Situation*). Könntest du heute gleich nach der Arbeit nach Hause kommen? Du fehlst mir (*das Bedürfnis*).«

HARTER EINSTIEG: »Ich *fasse* es nicht, dass du deiner Mutter gesagt hast, wir würden Weihnachten wieder bei ihr verbringen. Du kannst nicht immer in allem nachgeben, was sie will. Wie es aussieht, werden wir die Feiertage nie bei meinen Eltern verbringen, weil für dich nur *deine* Familie eine Rolle spielt.«

WEICHER EINSTIEG: »Liebes, es tut mir leid, aber ich bin immer noch total frustriert (*die Emotion*). Deine Mutter hat uns wieder unter Druck gesetzt, Weihnachten mit ihr zu verbringen (*die Situation*). Es fehlt mir, dass ich die Feiertage nicht mehr mit meiner Familie verbringen kann (*noch mehr Emotion*). Könntest du bitte noch einmal zu ihr gehen und uns für dieses Jahr loseisen, damit wir stattdessen zu meinen Eltern gehen können? Das würde mir das Gefühl geben, dass du wirklich hinter mir stehst (*das Bedürfnis*).«

An diesen Beispielen sehen Sie, dass zwar Inhalt, Stil und Formulierung variieren können, aber die Grundregeln für einen weichen Einstieg konstant bleiben:

1. Sprechen Sie von sich und *Ihren* Gefühlen.
2. Schildern Sie das Problem, ohne Ihren Partner oder Ihre Partnerin dafür zu kritisieren oder ihm / ihr Vorwürfe zu machen. Sie sprechen über die *Situation*, nicht über Ihren Partner oder Ihre Partnerin.

3. Drücken Sie Ihr *positives* Bedürfnis aus – sagen Sie klar, was Ihr Partner oder Ihre Partnerin dazu beitragen kann, die Situation zu verbessern. Sie fixieren sich nicht auf das Negative und zählen auch nicht auf, was der andere falsch gemacht hat. Sie sagen ihm vielmehr genau, wie er in Ihren Augen glänzen kann.

Das sind die drei Bestandteile eines erfolgreichen weichen Einstiegs. Und das Letzte, das es zu beachten gilt: *Stapeln Sie nicht!* **Machen Sie keinen großen Abwasch!** Das heißt, bitten Sie Ihren Partner oder Ihre Partnerin nicht, sich hinzusetzen, und anschließend packen Sie ihm / ihr 14 Probleme auf den Schoß. Fokussieren Sie sich allein auf die *aktuelle Situation*, auch wenn das Problem ein Muster ist, das sich wiederholt. Kein »immer« oder »nie« (machst du, sagst du et cetera). Auch das klingt nach Kritik. Und wird Sie im Streit nie irgendwohin bringen.

Jetzt erinnern Sie sich bitte an die Rolle des Zuhörenden:

Um ein guter Zuhörer zu sein, stellen Sie die Erläuterung Ihrer eigenen Perspektive zurück und hören Sie einfach zu.

Wenn Sie etwas nicht verstehen, stellen Sie Fragen, aber nur solche, die dazu dienen, dass Sie besser verstehen.

Fassen Sie die Gefühle des anderen, sein Problem und sein Bedürfnis so zusammen, dass er damit einverstanden ist.

Sagen Sie ein paar Worte, die seine Sichtweise validieren.

FAZIT: Paare, die einen weichen Einstieg praktizieren, haben eine viel größere Chance auf eine gelingende Beziehung. Und »gelingend« heißt in diesem Fall nicht einfach, dass sie zusammenbleiben, sondern auch ein hohes Maß an Glück und Zufriedenheit erleben. Wir haben gesagt, wir könnten mit einer Treffsicherheit von 90 Prozent vorhersagen, welche Paare sich scheiden lassen würden, nachdem wir eine kurze Interaktion zwischen ihnen beobachtet haben – aber bitte beachten Sie, dass diese Quote auch für die Vorhersage gilt, wer die Meister und Meisterinnen der Beziehung sein werden. Ein weicher Einstieg ist ein starker Indikator dafür, dass ein Paar auf lange Sicht gut zusammenleben wird.

Eine universelle Eigenschaft der Meister der Liebe ist, dass sie freundlich einsteigen, selbst wenn sie aufgebracht sind.

Fehler beim weichen Einstieg vermeiden

Sieht der weiche Einstieg bei den unterschiedlichen Konfliktstilen verschieden aus?

Sicherlich, aber die Grundprinzipien bleiben dieselben. Die Formel ändert sich nicht – sie lautet noch immer: *Ich fühle (mich) x wegen der Situation y, und ich brauche z* –, aber die Intensität des Tons wird verschieden sein, je nachdem, mit welchem Konfliktstil der Partner oder die Partnerin sich wohlfühlt. Ein impulsiver Mensch wird ausdrucksvoller und leidenschaftlicher sprechen. Vermeidende Partner werden die Dinge herunterspielen und behutsamer sein. Und Validierer gehen vielleicht schneller in den Modus der Problemlösung über (was nicht immer die beste Idee ist – mehr darüber im nächsten Kapitel). Daraus folgt:

- **IMPULSIV**

  Statt zu sagen: »Was zum Teufel soll das? Du hast das noch immer nicht bezahlt? Ich fasse es nicht, dass ich die verantwortungsloseste Person der Welt geheiratet habe!«

  Der weiche Einstieg beim Impulsiven: »Ich habe das Gefühl, unsere finanzielle Lage ist völlig hoffnungslos. Einige Rechnungen sind schon wieder längst überfällig. Ich brauche dringend, dass du die

Rechnungen pünktlich bezahlst, wie wir das abgesprochen haben. Geht das?«

- **VERMEIDEND**
  Statt zu sagen: »Hm, hier sind wieder die Rechnungen.« Oder gar nichts zu sagen und sich dabei gestresst und sorgenvoll zu fühlen.
  Der weiche Einstieg beim Vermeider: »Ich bin ein bisschen nervös wegen der Rechnungen, die noch daliegen. Ich würde sie gerne bezahlen, wenn du möchtest ... oder könntest du das vielleicht machen?«

- **VALIDIEREND**
  Statt zu sagen: »Ich sehe, du hast die Rechnungen wieder nicht bezahlt. Dir ist klar, dass du damit unsere Kreditwürdigkeit ruinierst, nicht wahr?«
  Der weiche Einstieg beim Validierer: »Ich bin frustriert, weil die Rechnungen wieder nicht pünktlich bezahlt wurden – das könnte sich negativ auf unsere Kreditwürdigkeit auswirken. Als wir letztes Mal über das Thema sprachen, haben wir uns darauf geeinigt, dass du dich um die Rechnungen kümmerst und ich die Arzttermine vereinbare, erinnerst du dich? Ich könnte ja heute Abend die Kinder ins Bett bringen, damit du dich um die Rechnungen kümmern kannst, einverstanden?«

Sollten die **Konfliktstile nicht zusammenpassen**, ist die Chance größer, dass Signale unterschiedlich wahrgenommen werden. Ein vermeidender Partner kann vielleicht den Einstieg des Impulsiven auch dann noch als hart empfinden, wenn er schon abgefedert ist, weil er mit sehr intensiven Gefühlen aufgeladen ist, selbst wenn die Regeln für einen weichen Einstieg buchstabengetreu befolgt werden. Der Schlüssel zur Verständigung – ganz gleich, welchen

Konfliktstil Sie und Ihr Partner oder Ihre Partnerin bevorzugen – liegt hier darin, genau hinzuschauen, ob Sie defensiv werden oder sich angegriffen fühlen, und zu fragen: Ist hier tatsächlich Geringschätzung, ein Vorwurf oder Kritik im Spiel? Sie oder Ihr Gegenüber benutzen vielleicht tendenziell eine unterschiedlich emotional aufgeladene Sprache, aber wenn Sie sorgfältig Kritik und Vorwürfe vermeiden, kann Ihr weicher Einstieg trotzdem funktionieren.

Noch eine letzte Anmerkung: Wer seinen Partner oder seine Partnerin gewohnheitsmäßig mit einem harten Einstieg angeht, wird sein Vorgehen manchmal mit der Behauptung rechtfertigen, er sei »nur ehrlich« oder »authentisch«. Unsere Antwort darauf: Wir sagen nicht, Sie sollten nicht ehrlich sein. Wir fordern Sie auf, *sogar noch ehrlicher zu sein* und sich auf *Ihre* Gefühle zu fokussieren, statt anzuprangern, was Ihr Gegenüber falsch macht. Untermauern Sie Ihre Position nicht mit einer Liste von Beschwerden. Suchen Sie nicht nach Gründen dafür, dass Ihr Gegenüber von vornherein unrecht hat. Und richten Sie den Fokus nicht auf sämtliche Charakterfehler Ihres Partners oder Ihrer Partnerin.

Und falls Sie denken: »Aber wie soll mein Partner oder meine Partnerin sich ändern, wenn ich ihm / ihr nicht sage, was falsch ist?«

Die Antwort: Es ist nicht Ihre Aufgabe, den anderen zu verändern. Das ist allein seine Aufgabe. Ihre Aufgabe ist, die beste Version Ihrer selbst zu sein, die Sie bieten können. Und wenn Sie selbst in einem Konflikt freundlicher sind, wird wahrscheinlich auch Ihr Partner oder Ihre Partnerin kooperativer sein. Es ist eine Win-win-Situation.

Machen Sie es weicher!

Jetzt sind Sie an der Reihe, zu schauen, ob Sie eine weichere Version eines harten Einstiegs vorschlagen können. Wir geben Ihnen gleich einige Fallbeispiele zum Einüben eines weichen Einstiegs. Es gibt viele richtige Antworten darauf! Wir haben erlebt, dass Leuten alle möglichen kreativen, sanften Alternativen einfallen – und denken Sie immer daran, dass ein Schuss Humor ein gutes Stück weiterhelfen kann, solange er echt und nicht sarkastisch ist. In einem unserer Workshops fragten wir die teilnehmenden Paare, wie sie den folgenden harten Einstieg eines Ehepartners abfedern würden, der sehr gerne Sex haben möchte, sich aber von seiner Partnerin zurückgewiesen fühlt. Er sagt: »Du willst mich nicht einmal mehr anrühren! Ich schätze, du bist kalt wie ein Fisch, genau wie deine Mutter.«

Ein Teilnehmer hob die Hand und schlug vor: »Ich fühle mich gerade so geil. Ich glaube, ich geh nach oben und gönne mir eine Runde Sex. Willst du mitkommen?«

Okay, jetzt sind Sie an der Reihe. Ihre Aufgabe ist, die gleich folgenden harten Einstiege weicher zu formulieren. Wir schildern eine Situation und führen Ihnen vor, wie Sie das Problem Ihrem Partner gegenüber ansprechen könnten, wenn Sie der Teufel reitet, besonders, wenn Sie auf den ersten Impuls hören, der Ihnen dazu einfällt. Aber diesmal haben Sie die Chance, innezuhalten, noch einmal zu überlegen und Ihre Worte so zu revidieren, dass ein weicher Einstieg dabei herauskommt. Wie würden Sie die folgenden Szenen umformulieren?

SZENE: Ihr Partner hält vor dem Haus. Sie sehen auf den ersten Blick, dass eine neue Delle in der Stoßstange ist und dazu ein langer Kratzer in der Tür. Ihr Blutdruck schießt in die Höhe – erst vor zwei Wochen wurden Sie gemeinsam in einer verkehrsberuhigten Zone bei einer Schule angehalten und bekamen einen saftigen Strafzettel.

HARTER EINSTIEG: »Was zum Teufel soll das? *Schon wieder?* Ist dir auch nur im Entferntesten klar, was deine rücksichtslose Fahrweise uns kostet?«

ÜBERLEGEN SIE: Wie wird Ihr Partner oder Ihre Partnerin darauf wohl reagieren?

IHR WEICHER EINSTIEG:

____

____

____

SZENE: Ihr Partner hilft den Kindern bei den Hausaufgaben, während Sie das Abendessen machen. Sie bekommen mit, wie sie an einer Matheaufgabe arbeiten – es läuft nicht gut. Ihre Tochter bricht in Tränen aus, und Ihr Partner ist frustriert und herrscht sie an, wenn sie sich nicht konzentrieren würde, wäre es mit der Hilfe vorbei, und von ihm aus könne sie getrost durchfallen.

HARTER EINSTIEG: »Mensch, du klingst genauso schrecklich wie dein Vater! Willst du sie vielleicht genauso verkorksen, wie dich deine Eltern verkorkst haben?«

ÜBERLEGEN SIE: Wir wird Ihr Partner vermutlich darauf reagieren?

IHR WEICHER EINSTIEG:

____

____

____

SZENE: Ihre Partnerin hatte einen scheußlichen Tag im Büro und kommt sehr schlecht gelaunt nach Hause. Den ganzen Abend lang wird sie in einem fort wegen trivialer Dinge ärgerlich über Sie, wie etwa, dass Sie die Kühlschranktür zu lange offen gelassen haben.

HARTER EINSTIEG: »Warum bist du so gemein zu mir? Du bist heute Abend ein richtiges Monster!«

ÜBERLEGEN SIE: Wie wird Ihre Partnerin vermutlich darauf reagieren?

IHR WEICHER EINSTIEG:

____

____

____

Machen Sie das mit Ihrem Partner oder Ihrer Partnerin zusammen, wenn möglich, und diskutieren Sie Ihre Antworten – sowohl Ihre Einschätzungen der Reaktionen Ihres Gegenübers auf den harten Einstieg in allen drei Beispielen als auch Ihre Alternativen für einen weichen Einstieg. Falls es Ihnen schwerfällt, sich effektive Möglichkeiten für die Formulierung von Gefühlen und Bedürfnissen zu überlegen, können Sie die folgenden beiden Spalten als Inspirationsquelle nutzen. Wählen Sie für alle Situationen etwas aus der Spalte für die Gefühle und etwas aus der Spalte für die Bedürfnisse aus oder wandeln Sie es ab – oder Sie nutzen die Vorlage und Liste dafür, ein Problem anzusprechen, das Sie tatsächlich mit Ihrem Partner oder Ihrer Partnerin haben.

Ich fühle mich … / Ich bin …	Ich brauche …
… im Stich gelassen	…, dass ich weiß, was du denkst.
… angstvoll	… ein Gespräch mit dir.
… beunruhigt	…, dass du mich nach meinem Tag fragst.
… verärgert	…, dass unser Wiedersehen nach Trennungen
… beschämt	herzlich und liebevoll ausfällt.
… herabgesetzt	…, dass du dein Telefon weglegst, wenn ich mit
… verraten	dir reden möchte.
… in Konkurrenz	…, dass du mir sagst, dass ich hübsch aussehe.
… im Zwiespalt	… es, zu wissen, dass du stolz auf mich bist.
… verwirrt	… ein Weilchen Ruhe, wenn ich nach Hause
… niedergeschlagen	komme.
… verzweifelt	…, dass du mir zuhörst, wenn ich aufgeregt bin.
… am Boden	…, dass du mir zuhörst, wenn ich traurig bin,
… angewidert	und mir keine Vorwürfe machst.
… misstrauisch	… jede Woche ein Date mit dir.
… weit weg von dir	…, dass du mehr Hausarbeit übernimmst.
… verlegen	…, dass du ruhig mit mir sprichst, wenn du
… erbost	aufgebracht bist.
… panisch	…, dass du sagst, dass du meine harte Arbeit
… frustriert	schätzt.
… wütend	… es, zu wissen, dass du mich sexy findest.
… verletzt	…, dass du mich öfter liebevoll berührst.
… empört	…, dass du auf meine SMS antwortest.
… schockiert	…, dass wir mehr über die Kinder reden.
… gestresst	…, dass du mir zuhörst und nicht versuchst,
… überrascht	mir Ratschläge zu geben.
… angespannt	…, dass ich öfter mal ein Kompliment von dir
… aufgeregt	höre.
… besorgt	…, dass du zu mir stehst, wenn deine Familie
… nicht angenommen	mich kritisiert.
	… es, von dir zu hören »Ich liebe dich«.

Konflikt Nr. 2: Die Flut

Fehler: Angreifen, abwehren, sich zurückziehen

Stellen Sie sich dieses gängige Szenario vor: Ein Gespräch mit Ihrem Partner oder Ihrer Partnerin beginnt, ungemütlich zu werden. Vielleicht geht es darum, dass einer von Ihnen das Girokonto überzieht. Vielleicht ist es die Frage, was es zum Abendessen geben soll. Vielleicht diskutieren Sie, ob Sie in einen Vorort von Timbuktu ziehen sollen. Ganz gleich, um welches Thema es geht – und vielleicht sind Sie ja sogar sanft eingestiegen –, jetzt wird es kontrovers. Und Sie fühlen sich angegriffen, missverstanden, ungerecht behandelt, wütend, in der Falle oder alles zusammen.

Ihnen wird blitzartig heiß, Ihre Handflächen werden feucht.

Ihr Herz beginnt schneller zu schlagen und dröhnt Ihnen in den Ohren.

Sie haben ein Gefühl der Enge in der Brust.

Ihr Kopf fühlt sich benebelt an, Ihre Gedanken werden hektisch, Sie können sich nicht einmal mehr auf das fokussieren, was Ihr Gegenüber sagt. Stattdessen denken Sie: *Das halte ich nicht aus. Wie komme ich hier raus? Ich habe so die Nase voll von diesem Gespräch.*

Vielleicht greifen Sie an und sagen etwas Giftiges – bekämpfen Feuer mit Feuer.

Vielleicht verschanzen Sie sich in Ihrer Position, konzentrieren sich darauf, die Schläge abzuwehren, die von Ihrem Partner kommen. Sie haben kaum eine Sekunde Zeit zum Nachdenken und zum

Überlegen, was Sie als Nächstes sagen wollen, geschweige denn, wie Sie es am besten sagen. Sie sind in einer geduckten Abwehrhaltung.

Oder vielleicht haben Sie auch schon völlig zugemacht. Welchen Sinn hat es, überhaupt etwas zu sagen? Das macht alles nur noch schlimmer. Sie verstummen, ziehen sich in sich selbst zurück oder wenden sich ab, weigern sich, auf irgendetwas zu reagieren, was Ihr Partner sagt und tut, und verhalten sich, als wäre er gar nicht da – Sie müssen aus dieser Interaktion heraus, wie auch immer! Sie *mauern*: Sie werden wie eine Mauer aus Stein, um sich vor dem Angriff des Partners oder der Partnerin zu schützen. Das fühlt sich wie die einzige Möglichkeit an.

Bei allen aufgezählten Reaktionsweisen gibt es eine universelle Konstante: Überflutung.

Was ist Überflutung?

Zu einer Affektüberflutung kommt es, wenn wir bei einem Konflikt überwältigt werden, gekapert von unserem eigenen Nervensystem als Antwort auf Negativität von unserem Partner oder unserer Partnerin. Die physiologischen Wirkungen setzen augenblicklich ein. Unser Herzschlag beschleunigt sich von einem normalen Ruhepuls von rund 76 Schlägen in der Minute (bei Frauen) oder 82 Schlägen (bei Männern) auf über 100 Schläge in der Minute und kann sogar bis auf 195 steigen. Unsere Nebenniere, die das Signal bekommt, sich auf eine Situation vorzubereiten, in der es ums Überleben geht, schüttet Stresshormone ins Blut aus. Wie Tiere, die gejagt werden, gehen wir in einen Angriffs-, Flucht- oder Erstarrungsmodus; jetzt werden wir mehr von unserem rasend schnellen Herzschlag und der Freisetzung von Cortisol und Adrenalin in unseren Blutkreislauf kontrolliert als von rationalen oder empathischen mentalen Prozessen. Der Körper ist in einer voll ausgebildeten Angstreaktion: Er fährt blitzschnell unser System so weit hoch, dass wir einem Tiger entkommen könnten, und bereitet uns *nicht* darauf vor, ein ruhiges und mitfühlendes Gespräch mit dem Partner vor unserer Nase zu führen.

Wenn wir bei einem Paar im Love Lab ein Muster der Überflutung wahrnehmen, wissen wir, dass die beiden ohne Intervention auf eine Trennung zusteuern.[49] Denn wenn sie überflutet sind, sind sie nicht dazu fähig, vernünftig zu streiten. Es geht einfach nicht. Wenn wir überflutet werden, verlieren wir sehr schnell die Fähigkeit, Informationen zu verarbeiten. Es wird schwerer, aufmerksam zu sein. Wir können weder hören noch verstehen, was der andere sagt. Wir reagieren reflexhaft und setzen die ersten drei apokalyptischen Reiter ein (das heißt, wir sind wahrscheinlich kritisch, verächtlich und defensiv), was häufig dazu führt, dass der vierte Reiter (mauern) von unserem Gegenüber aktiviert wird.

Ein weicher Einstieg ist wichtig, wie wir im letzten Kapitel herausgearbeitet haben. Aber wenn ein Konflikt weiter fortschreitet, müssen wir beinahe jeden Moment neue Entscheidungen treffen: Hören wir zu oder sprechen wir, reden wir über uns selbst oder über unseren Partner oder unsere Partnerin, welchen Ton schlagen wir an und so weiter. Ein harter Einstieg am Anfang eines Gesprächs wird natürlich negativ wirkende Kreise ziehen – aber Kritik und Geringschätzung können sich an jeder Stelle eines Konfliktgesprächs einschleichen. Und wenn das geschieht, dann greifen wir oft auf zwei klassische Notbehelfslösungen zurück:

1. Wir geraten in die Dynamik von Angriff und Verteidigung, und unser Partner wird zum Feind.
2. Wir schalten ab und ziehen uns zurück: Unser Partner wird zu einem Fremden.

Aus diesen polarisierten Positionen heraus können wir einander nicht mehr erreichen. Es gibt kein Zuhören mehr, kein Lernen, keine Fähigkeit, die tieferen Ursachen des Konflikts zu ergründen – nichts. Selbst wenn ein Partner einen Schritt auf den anderen zugeht oder ein Zugeständnis macht – den Versuch einer Kurskorrektur –, wird der andere das nicht sehen oder annehmen können.

Dinge wieder in Ordnung bringen zu können ist sehr wirksam, sowohl im Gefecht als auch danach. Es gehört zu den wichtigsten Unterschieden zwischen den Meistern und Meisterinnen der Liebe und denen, die eine Katastrophe sind.[50] Erinnern Sie sich: Die Meister streiten sich genauso viel wie jedes andere Paar auf der Welt – aber sie verstehen es auch, zwischendurch immer wieder versöhnliche Gesten zu machen. Wenn Sie mitten in einem Streit eine Kurskorrektur versuchen, bedeutet das, dass Sie zugeben, den Weg eines gesunden und mitfühlenden Austauschs verlassen zu haben, doch Überflutung macht es sehr schwer, sich zu seinen eigenen Fehlern zu bekennen.

Eine *Menge* Paare sind von Überflutung betroffen. Bei unserer kürzlich durchgeführten internationalen Studie stellte sich heraus, dass satte 97 Prozent aller Paare, unabhängig von ihrer sexuellen Orientierung, Überflutung als große Herausforderung angaben.[51] Wobei diese emotionale und physiologische Reaktion während eines Streits vollkommen normal ist – wir sind Menschen, die Dinge, über die wir uns streiten, sind von großer Bedeutung für uns, und diese Reaktionen gehören zu den natürlichen seelischen und körperlichen Antworten auf einen Konflikt über etwas, was uns sehr wichtig ist. Aber wenn wir kooperativ und positiv bleiben wollen, die vier apokalyptischen Reiter auf Abstand halten und »richtig« streiten wollen, müssen wir lernen, mit diesen überwältigenden Momenten in einer Auseinandersetzung umzugehen, damit unser besseres Ich gewinnen kann.

Wir haben schon besprochen, wie wir einen Konflikt von vornherein aufs richtige Gleis setzen können. Jetzt möchten wir besprechen, wie wir auf dem richtigen Gleis *bleiben*.

Feinde und Fremde

Wir möchten Ihnen hier Einblick in die Konflikte von zwei sehr unterschiedlichen Paaren geben. Zwischen den Problemen, mit denen sie zu kämpfen haben, liegen Welten. Das eine Paar ist mit einer katastrophalen Beziehungskrise konfrontiert, die es vor die Frage stellt, ob seine Ehe noch zu retten ist. Das andere Paar erlebt, dass sich ein überraschender und verletzender Streit an einer relativ unbedeutenden und alltäglichen Sache entzündet. Aber beide Paare werden von ihren Affekten überflutet.

Paar Nr. 1: Stan und Susan

Stan und Susan haben allem Anschein nach ihr Leben bestens im Griff. Stan ist ein hochkarätiger Tennisprofi in Topform. Susan, die ihn auf seinem Weg zum Spitzensportler unterstützt hat, als er versuchte, zum Turnierspieler aufzusteigen, ist stolz darauf, wie weit sie gekommen sind. Sie zogen häufig um, als Stan sich als Sportler beweisen musste und sich zum Profi hochgearbeitet hat, aber jetzt konnten sie sich endlich in einem Haus und einer Gemeinde niederlassen, die Susan liebt. Über Geld brauchen sie sich keine Gedanken zu machen – Stans Name ist praktisch jedermann ein Begriff, und entsprechend verdient er. Nachdem sie sich jahrelang um eine Schwangerschaft bemüht hatten, entschlossen sie sich zu einer In-vitro-Fertilisation, und es klappte gleich beim ersten Versuch: *Zwillinge*.

Die Babys sind inzwischen schon Kleinkinder und ganz schön

anstrengend! Sie sind quicklebendig und sorgen ständig für Wirbel. Stan ist häufig auf Reisen und fährt zu Matches auf der ganzen Welt, sodass er oft wochenlang weg ist; Susan stemmt die Kinderbetreuung mithilfe ihres wunderbaren Kindermädchens, das sich allmählich mehr wie ein zweiter Elternteil anfühlt als Stan. Sie und die Kinder freuen sich immer auf Stans Rückkehr, aber wenn er dann endlich da ist, kann sich die Lage noch chaotischer anfühlen als sonst, weil die Kleinen lautstark die Aufmerksamkeit ihres Vaters einfordern und mächtig aufdrehen. Wenn Stan und Susan miteinander ausgehen, erzählt ihm Susan alles, was mittlerweile im Leben der Kinder passiert ist, und bedauert es, dass er so vieles davon versäumt.

Eines Tages klingelt zu Hause das Festnetztelefon. Als Susan abnimmt, fragt eine Frauenstimme, ob Stan zu Hause sei.

»Nein«, sagt Susan, »er ist bei dem Match in Tampa, aber er sollte auf dem Handy erreichbar sein. Wer spricht da?«

Die Frau sagt ihren Namen, und der kommt Susan bekannt vor – vielleicht ist das jemand von Stans Team. Er hat einen kleinen wechselnden Stab von Leuten, die für ihn arbeiten – einen Manager, eine Assistentin, jemanden für die sozialen Medien. Die Frau am Telefon murmelt etwas davon, dass sie ihn auf dem Handy nicht erreichen kann, was Susan merkwürdig vorkommt.

»Arbeiten Sie für ihn?«, fragt Susan verwirrt.

Die Frau legt auf.

Als Susan Stan von dem seltsamen Anruf erzählt, sieht sie sofort einen ungewohnten Ausdruck über sein Gesicht huschen: Angst, Schuld. Sie stellt ihn zur Rede. Er leugnet, dass er irgendetwas tut, was nicht in Ordnung ist. Aber als sie ihn unter Druck setzt, knickt er ein und gibt zu, dass er eine Affäre hat. Sie läuft schon seit fast einem Jahr. Er hat die Frau bei Freunden kennengelernt, bei einem Match; sie flog zu seinem nächsten Match und tauchte auf der Party danach auf, und es passierte einfach. Er hatte es nicht vorgehabt. Es bedeutete nichts. Es war einfach nur Sex.

Ihr bleibt die Luft weg, als hätte ihr jemand in die Magengrube geboxt. Sie ist baff – über ihn, dass er zu so etwas fähig war, über sich selbst, weil sie so dumm war. Das Ganze kommt ihr absolut surreal vor: So etwas passierte anderen Leuten, den Figuren im Fernsehen, aber doch nicht ihr und Stan! Stan, der ihr im College von einer Hausparty zur anderen gefolgt war, um ihr zwanglos zu begegnen, und dann überrascht tat, wenn er sie »zufällig« wieder und wieder auf der Tanzfläche traf. Stan, der ihre neugeborenen Zwillinge im Arm gehalten und geweint hatte. Alles, was sie sicher zu wissen glaubte, entpuppt sich als Lüge. Ihre ganze Welt bricht zusammen.

Sie hat nur eine einzige Frage: »Wie konntest du uns das antun?«

Stan fühlt es schon: Reue. Scham. Aber das gefällt ihm nicht. Er hat sein Verhalten rationalisiert. Sie hat nie Zeit für mich. Wir sind mehr wie Leute, die zusammen ein Geschäft führen, nicht wie ein Liebespaar. Sie wird es nie erfahren. Die Leute machen das die ganze Zeit. Es ist keine große Sache. Ich verdiene das.

Er wird sehr defensiv. Sie greift ihn noch härter an, schockiert, dass er nicht sieht, wie falsch er sich verhält. Er verteidigt sich heftiger, verschanzt sich: Sie ist nicht warmherzig zu ihm. Sie haben nie mehr Sex. Sie blockt ihn die ganze Zeit ab – sie hat gar kein Interesse mehr an ihm, warum macht ihr die Sache dann so viel aus? Sie hat nur noch Augen für die Kinder – es ist, als wäre er unsichtbar.

An diesem Punkt ist er überflutet. Sie ist überflutet. Beiden schlägt das Herz bis zum Hals, Adrenalin flutet durch ihre Adern. Stans physiologische Reaktion ist noch schneller hochgefahren als die von Susan und hat ihn überwältigt, und er wird erheblich länger brauchen, um wieder herunterzukommen.

Warum ist das so? Aus evolutionären Gründen, die mit dem Schutz des Stammes und der Jagd von gefährlichen Tieren als Nahrung zu tun haben, hatten unsere vorgeschichtlichen männlichen Ahnen einen Überlebensvorteil, wenn sie als Reaktion auf Gefahr ihre Adrenalinausschüttung schnell hochfahren und halten konnten. Wer diese schnelle Reaktion hatte, konnte besser Feinde abwehren und nach Nahrung jagen, und da solche Menschen länger überlebten, wurden ihre Gene mit höherer Wahrscheinlichkeit weitergegeben und schließlich von unseren heutigen Männern geerbt. Diese Art von lang anhaltender Angriff- oder-Flucht-Reaktion hat vielleicht einmal Stans fernen Vorfahren geholfen zu überleben, aber heute tut sie ihm keinen Gefallen mehr.

»Ich weiß nicht, warum ich überhaupt noch nach Hause komme«, brüllt er. »Dir ist es ja völlig egal, ob ich da bin!«

»Hätte ich dich doch nie gesehen«, schluchzt Susan. »Dann wäre ich heute viel glücklicher.«

In den folgenden Tagen, Wochen und Monaten streiten sich Stan und Susan in einer Weise, die bisher im Verlauf ihrer Ehe noch nicht vorkam. Sie können nichts mehr besprechen, ohne vollständig überflutet zu werden und alles sofort auszuspucken, was ihnen in den Sinn kommt, so hässlich es auch sein mag. Sogar Gespräche, die ruhig beginnen – wie eines darüber, wie sie mit den Kindern umgehen sollen, solange sie versuchen, ihre Probleme zu lösen –, eskalieren sehr schnell so weit, dass beide Nervensysteme extrem überlastet sind und ihre »Besitzer« einander anschreien und vor lauter Wut mit Gegenständen werfen. Eines Abends schmettert Stan ein Trinkglas auf den Küchenboden, es zerspringt in tausend Stücke, und eine Scherbe trifft Susan am Bein und schneidet sie so, dass es blutet. Entsetzt erkennen die beiden, dass sie jede Kontrolle verloren haben. Sie beschließen, eine Therapie zu machen.

Und landen in unserer Praxis.

Diese Geschichte haben sie Julie Schritt für Schritt geschildert, um ihr zu erklären, was sie zu einer Intensivtherapie zu ihr gebracht hatte. Es war nicht leicht für sie, ihre Geschichte zu erzählen. Beide gerieten dabei viele Male in eine Überflutung. Susan weinte und wurde dann wütend, Stan wurde wütend und schaltete dann ab. Als Julie sie aufforderte, einander an Ort und Stelle in der Praxis zu fragen, wie es ihnen ging, lief das Gespräch wie folgt:

Stan: Fragen, wie es ihr geht? Okay. Schätze ich. Sicher. Also … Hey. Wie geht es dir heute?

Susan: *(mit einem ungläubigen Lachen)* Na ja, ziemlich beschissen, was glaubst du denn?

Stan: Was soll das heißen: »Was glaubst du denn?«

Susan: Das soll heißen, dass du mein Leben zerstört hast. Natürlich fühle ich mich beschissen.

Stan: He, das liegt nicht allein an mir. Du bist diejenige, die sich zuerst zurückgezogen hat. Du hast dir nichts mehr aus mir gemacht. Du hast aufgehört, mir eine echte Ehefrau zu sein.

Susan: Ich bin die Mutter von Zwillingen. Hast *du* jemals versucht, dich ganz allein um Zwillinge zu kümmern? Nein! Nie! Nicht einmal bei deinen eigenen *Kindern*! Und gib mir nicht die Schuld an deiner Affäre. Die ist *deine* Schuld.

Stan: Ich weiß! Aber wie oft soll ich es dir denn noch sagen? *Es tut mir leid, es tut mir leid, es tut mir leid.* Okay? Was soll ich sonst noch machen?

Susan: Ich weiß, dass es dir leidtut. Doch, doch. Aber …

Stan: Du bist so ichbezogen. Du willst die Lage gar nicht besser machen. Du willst einfach nur, dass ich mich weiter schlecht fühle. Du willst mich unter dem Daumen halten und mich kontrollieren.

Susan: *Dich* kontrollieren? Ha! Du musst dich schon selbst kontrollieren. Du widerst mich an. Ich bin hier raus – ich will nicht mal mehr dein Gesicht sehen.

Erkennen Sie, wie sehr beide Partner in nur wenigen Augenblicken von ihren Affekten überflutet wurden? Kein Wunder. Beide bombardierten einander mit Kritik und Verachtung.

Jetzt wollen wir die Geschichte eines anderen Paars hören, bei dem es ebenfalls zu einer Überflutung kam, die sich aber in anderer Form zeigte.

Paar Nr. 2: Nora und Robbie

Nora und Robbie, ein erfolgreiches Paar Anfang 40 mit zwei Einkommen, hatten sich schon auf dem College ineinander verliebt und früh geheiratet. Ihre Kinder sind Teenager, aber manchmal sieht es so aus, als bräuchten sie noch ebenso viel Hilfe bei den einfachsten Alltagsdingen wie als Kleinkinder (witzeln die Eltern). Besonders am Morgen.

Beide abgefüttert und mit all ihren Siebensachen rechtzeitig in ihre jeweilige Schule zu bekommen (eines in die Highschool, eines in die Mittelschule), scheint die Kräfte eines Herkules zu erfordern. »Werden wir sie noch auf dem College anrufen und ihnen sagen müssen, sie sollen sich die Zähne putzen?«, flüsterte Nora kürzlich eines Morgens ihrem Mann zu, als eine verdrossene Vierzehnjährige sie mit zusammengekniffenen Augen quer durch die Küche beäugte. (Sie lachten beide leise in sich hinein.)

Am Morgen des Streits ist Nora, die sich in letzter Zeit bei der Arbeit sehr ins Zeug gelegt hat, krank – richtig krank. Sie ist Unternehmensjuristin bei einem großen Hightech-Unternehmen und muss in weniger als einer Woche einen großen Vertrag zum Abschluss bringen. Sie fühlt sich schrecklich – hämmernde Kopfschmerzen, der ganze Körper tut weh, sie hat Fieber. Könnte Corona sein. Sie macht einen Test, und er ist negativ, aber es ist vielleicht einfach noch zu früh für ein positives Ergebnis. Normalerweise ist sie schon vor den Kindern auf und stellt ihnen alles bereit, was sie zum Frühstücken brauchen: Schalen und Löffel, Instant-Haferflocken, Milch, in Scheiben geschnittene Bananen. Aber sie fühlt sich, als sei sie unter einen Lkw geraten. Robbie hingegen ist nicht krank, aber er ist erschöpft. Er hat das ganze Wochenende an der Holzterrasse gearbeitet, die er gerade auf der Rückseite des Hauses anbaut – er möchte sie fertig haben, ehe das Wetter regnerisch wird –, und es war eine lange, elende Plackerei. Ihm tut alles weh, und er hat das Gefühl, er hätte kein Wochenende gehabt. Doch als Nora ihm sagt, dass sie sich schrecklich fühlt, sagt er freundlich »Dann schlaf doch noch ein bisschen« und geht das Frühstück für die Kinder machen.

Nora döst ein und wacht einige Zeit später wieder auf, als Robbie den Kopf durch die Schlafzimmertür streckt.

Robbie: Hey, ich muss los. Ich wollte dir nur kurz sagen, dass es schon sieben Uhr vierzig ist. Die Kinder kommen zu spät in die Schule, wenn du nicht in den nächsten fünf Minuten losfährst.

Nora: Oh – ich dachte, du bringst die Kinder?

Robbie: *(seufzend, sichtlich irritiert)* Ich kann nicht, Schatz, ich komme zu spät. Ihre Schulen liegen in der entgegengesetzten Richtung. Ich muss los.

Nora: Liebling, ich bin richtig krank. Könntest du das nicht ausnahmsweise einmal machen?

Robbie: *Ausnahmsweise*? Moment mal – ich bin gerade früh aufgestanden und habe *deinen* Job erledigt. Und jetzt bin ich der Böse? So krank kommst du mir auch wieder nicht vor, ich denke, eine Fahrt von zehn Minuten kriegst du sehr wohl hin.

Nora: Woher weißt du denn, wie krank ich bin? Ich fühle mich schrecklich! Ich denke, es könnte Covid sein.

Robbie: Okay, wenn das so ist. Ich dachte, es sei nur eine Erkältung. Tut mir leid.

Nora: Nein, es ist schlimmer, und warum bist du nicht netter zu mir? Ich bin immer nett zu dir! Ich mache ständig alles Mögliche für dich.

Robbie: *(geht hoch)* Nora, was zum Teufel glaubst du denn, was ich die letzten drei Wochen gemacht habe, als du an diesem Vertrag gearbeitet hast? Ich bin allein letzte Woche dreimal früher von der Arbeit nach Hause gekommen. Ich habe mich um *alles* gekümmert, was hier liegen geblieben ist!

Nora: Oh, da musst du mal ein paar Wochen lang das aufräumen, was liegen geblieben ist! Weißt du, wie viele *Jahre* ich mich um *deinen* liegen gebliebenen Kram gekümmert habe?

Robbie: Wie bitte?

Nora: Du hast gehört, was ich gesagt habe!

Robbie: Ich fasse es nicht, dass du so was zu mir sagst. Nach alledem, was ich für dich und die Kinder mache.

Nora: Ach, komm mir nicht mit diesem Schrott. Du tust immer so, als würdest du mir einen Riesengefallen tun, wenn du einfach nur deinen Teil erledigst. Als wärst du eine Art Held, weil du für deine Kinder sorgst oder mal eine Toilette putzt! Werd erwachsen, Robbie.

Robbie: (Verschwindet abrupt und knallt die Tür zu.)

Was ist schiefgelaufen?

Diese Gespräche haben gut angefangen: Wir sehen Stan, der sich nach dem Befinden seiner Frau erkundigt, um mitzubekommen, wie es klimatisch gerade um eine ständige Konfliktquelle zwischen ihnen steht, und das ist gut. Wir sehen Nora, die klar und deutlich um etwas bittet, das sie braucht – auch gut. Aber ziemlich bald geht es mit beiden Gesprächen steil bergab. Wir werden Zeugen eines Dominoeffekts, bei dem Kritik und Geringschätzung von einem oder beiden Partnern zu Abwehr, Überflutung, verpassten Versöhnungsangeboten und einer rapiden Eskalation führen. Beide Konflikte enden mit harten und schmerzhaften Vorwürfen, das heißt, sie sind zu »bedauerlichen Vorfällen« geworden, bei denen es eine emotionale Verletzung bei einem oder bei beiden Partnern gegeben hat. Diese Paare werden ziemlich viel Arbeit aufwenden müssen, um diese Vorfälle zu verarbeiten und sich von ihnen zu erholen, damit sie die schmerzhaften Dinge hinter sich lassen können, die gesagt wurden (mehr darüber bei Konflikt Nr. 5).

Blättern Sie noch einmal zu den beiden Gesprächen zurück und schauen Sie, ob Sie einige der Momente entdecken, in denen diese Konflikte aus dem Ruder liefen. Sie werden feststellen, dass es bei beiden Paaren kritische oder verächtliche Kommentare von beiden Seiten gibt, Abwehr oder Rechtfertigung ebenfalls auf beiden Seiten, und wo das Tempo und die Temperatur der Interaktion Spitzen nach oben aufweisen, können wir folgern, dass einer oder beide anfangen, die physiologischen Auswirkungen einer Überflutung zu spüren. Das große Problem dabei? Sie kümmern sich in keiner Weise um die Überflutung. Stattdessen preschen sie blindlings weiter voran.

Aber bei einer Überflutung muss man eines unbedingt begreifen:

Sie verlangt *zwingend*, dass man innehält und sich ihr zuwendet. Es gibt keine Möglichkeit mehr, ein produktives oder positives Streitgespräch zu führen, wenn Sie erst einmal überflutet sind. Das ist einer der Hauptgründe dafür, dass Paare nicht die besten Konfliktmanagementstrategien ins Spiel bringen (genauer gesagt: bringen können): Sie mögen alles über die »richtige« Art des Streitens gelernt haben, aber wenn Sie überflutet sind, haben Sie keinen Zugriff auf das neu Gelernte. Ihr Nervensystem reißt Sie zurück in eine primitive Angriff-oder-Flucht-Reaktion. Wenn Sie überflutet sind, ist von den höheren Formen kognitiver Verarbeitung weit und breit nichts mehr zu sehen. Sie sind in alle Winde zerstreut. Wenn wir überflutet werden und weiterstreiten, führt das ausschließlich zu Schaden und Verletzung.

Wenn also Ihr Konflikt weich beginnt, aber dann aus dem Gleis gerät, dann fragen Sie sich: *Bin ich überflutet? Ist mein Partner oder meine Partnerin überflutet?* Und *hören Sie auf.* Das Wichtigste, was wir tun müssen, wenn ein Streit eine hässliche Wendung nimmt, ist, innezuhalten und mit der Überflutung fertigzuwerden.

Wie man die Überflutung stoppt

Lernen Sie zunächst einmal, die Anzeichen für eine Überflutung zu identifizieren, damit Sie frühzeitig handeln können. Das ist *die* wichtigste Lektion in Bezug auf Überflutung, die wir unseren Klienten nahebringen: die ersten Anzeichen einer Überflutungsreaktion in ihrem Körper sensibel wahrzunehmen. Sie können sehr vielfältig sein. Die Signale des Körpers für eine Überflutung sind bei jedem einzigartig, aber was Sie empfinden, dürfte ähnlich sein wie das, was Sie sonst spüren, wenn Sie sich emotional überwältigt fühlen.

Hier finden Sie einige klassische Anzeichen für eine Überflutung:

- Atemlosigkeit
- Zusammengebissene Zähne
- Unterkiefer ist angespannt oder schmerzt
- Hitze an irgendeiner Stelle im Körper
- Das Gesicht wird rot und fühlt sich auch rot an
- Sie spüren einen Schlag in die Magengrube

- Muskeln spannen sich an (niemand, der überflutet ist, ist jemals entspannt – irgendwo herrscht Spannung)
- Die Augen verengen sich (denken Sie an Clint Eastwoods Blick mit zusammengekniffenen Augen, wenn er jemanden mustert)
- Das Herz hämmert oder rast (typischerweise mehr als 100 Schläge pro Minute)
- Sie haben ein flaues Gefühl im Magen
- Ihre Gedanken fahren Karussell

Auf Ihren Körper zu achten und die Überflutungssignale Ihres Körpers zu kennen ist hier von höchster Bedeutung, denn bei Ihrer eigenen physiologischen Reaktion sofort zu intervenieren ist der Weg, eine Eskalation zu einem bedauerlichen Vorfall *zu vermeiden*. Eine Überflutung zeigt sich bei jedem von uns unterschiedlich in Verhalten, Intensität und Timing. Manche Menschen gehen nach außen, wenn sie überflutet sind (brausen auf, kritisieren, greifen an), andere gehen nach innen (schalten ab, mauern). Manche haben eine sehr intensive Reaktion des Nervensystems und brauchen lange, um wieder in ihre Normalverfassung »herunterzukommen« (was besonders häufig bei Männern der Fall ist), bei anderen ist sie subtiler. Manche Menschen kommen sehr leicht in eine Überflutung, und sie tritt nach etwas Negativem oder einer Kritik fast augenblicklich ein – eine halbe Sekunde und *schwupp*, sind sie drin. Stan war so. Sein Nervensystem war einfach so verdrahtet – alles, was er als Angriff empfand, legte praktisch einen Schalter in seinem Körper um. Daher war es für ihn besonders wichtig, diese »Frühwarnsignale« wahrnehmen zu können.

Jetzt stellen wir uns für einen Augenblick vor, dass Sie unser KI-Programm benutzen. Der physiologische Algorithmus ist extrem empfindlich, und er kann Sie vielleicht schon vor einer gleich drohenden Überflutung warnen, ehe Sie sie selbst bemerken. Die KI registriert die kleinsten Veränderungen in Hauttonus und Herzfrequenz und weist Sie darauf hin, dass Sie gerade am Anfang einer physiologischen Erregungswelle stehen. Dass das Programm das kann, hatte für uns eine hohe Priorität, als wir die Software entwickelten, die Therapeuten und Paaren helfen sollte, weil die Information darüber, wie Sie *körperlich* auf ein Gespräch mit Ihrem Partner oder einer Partnerin reagieren, so entscheidend für das Ergebnis ist. Aber so hilfreich ein solcher Algorithmus ist, brauchen Sie doch keine KI, die Ihnen sagt, dass eine Überflutung anrollt. Sie können Ihr eigenes, hochempfindliches Warnsystem sein – solange Sie Ihre persönlichen physiologischen Vorzeichen kennen, damit im Fall eines Konflikts Ihr Gehirn eine kleine rote Flagge hissen kann, die Ihnen sagt: *Hey, hier kommt die Flut*.

Nehmen Sie sich jetzt einen Augenblick Zeit und denken Sie an das letzte Mal, als Sie sich überflutet gefühlt haben (in einem Konflikt mit Ihrem Partner oder in irgendeiner sonstigen Situation), und identifizieren Sie Ihre Signale – stehen Sie auf der obigen Liste? Wenn ja, kreisen Sie sie ein oder schreiben Sie sie in den gleich folgenden Kasten, der ganz oben Platz für Ihre beiden Namen hat. Wenn Ihre Überflutungssymptome nicht aufgeführt sind, beschreiben Sie sie. Ihr Partner oder Ihre Partnerin sollte seine oder ihre ebenfalls einkreisen und/oder ergänzen.

Name:	Name:
Wenn ich überflutet bin, spüre ich:	Wenn ich überflutet bin, spüre ich:

Der nächste Schritt, nachdem Sie das Gefühl einer Überflutung erkannt haben: Machen Sie eine Pause!

Sobald Sie eines dieser frühen physiologischen Warnsignale spüren, stoppen Sie die Diskussion und bitten um eine Pause. Hier sind die Richtlinien dafür:

- **Teilen Sie mit, dass Sie sie brauchen.** Verlassen Sie nicht einfach das Zimmer! Sagen Sie Ihrem Partner, dass Sie sich überflutet fühlen und eine Pause brauchen, sagen Sie, wohin Sie gehen und wann Sie wieder zurückkommen werden, um das Gespräch fortzusetzen. »Liebling, ich fühle mich gerade völlig überwältigt und möchte nichts sagen, was ich eigentlich gar nicht meine. Ich gehe einmal um den Block – in einer halben Stunde bin ich wieder da, und wir können weiter über die Sache reden.«
- **Gehen Sie außer Sichtweite.** Wenn Sie überflutet sind, müssen Sie sich dem Energiefeld Ihres Partners oder Ihrer Partnerin entziehen. Bleiben Sie allein und bei sich.
- **Tun Sie etwas Beruhigendes, das Ihre Gedanken von dem Streit ablenkt.** Sie brauchen nicht nur eine Unterbrechung des physischen Zusammenseins mit Ihrem Partner, sondern auch eine Pause im *Denken* an den Streit. Der Sinn der Pause ist nicht, dass Sie weggehen und grollen und grübeln! Wenn Sie alle Einzelheiten des Streits im Geiste noch einmal wiederkäuen, hält das Ihr Nervensystem nur weiterhin in der Überaktivierung. Gehen Sie stattdessen mit dem Hund spazieren und hören Sie dabei Musik oder einen Podcast. Legen Sie sich hin und lesen Sie eine Zeitschrift. Gehen Sie in die Küche und machen Sie sich eine Kleinigkeit zu essen. Meditieren Sie – atmen Sie tief oder machen Sie eine Entspannungsübung, bei der Sie aufmerksam den ganzen Körper durchgehen (Body Scan). Gehen Sie eine Runde joggen oder machen Sie sonst etwas Sportliches. Arbeiten Sie an etwas Künstle-

rischem oder an einem Vorhaben im Haus. Jäten Sie Unkraut. Beantworten Sie E-Mails! Sie können alles tun, was Ihre Aufmerksamkeit beansprucht und im Idealfall noch beruhigend oder stressreduzierend ist. (Aus eigener Erfahrung empfehlen wir, keine Krimis mit Mord und Totschlag anzuschauen …)

- **Und schließlich: Kommen Sie zurück!** Überflutung ist kein Grund dafür, das Gespräch endlos zu vertagen. Kommen Sie zu der Zeit zurück, die Sie angekündigt haben, als Sie gegangen sind, und nehmen Sie einen neuen Anlauf. Im Idealfall dauert die Unterbrechung mindestens 20 Minuten (denn so lange dauert es mindestens, bis die Stresshormone Adrenalin und Cortisol im Körper wieder abgebaut werden können), sollte aber 24 Stunden nicht überschreiten. Und ja – Sie können auch schlafen gehen, ohne den Konflikt gelöst zu haben. Manchmal ist das das Beste. Aber lassen Sie nicht mehr als einen Tag darüber verstreichen. Wenn es länger dauert, fängt es an, sich wie eine Strafe anzufühlen. Im Durchschnitt brauchen die meisten Menschen ungefähr eine Stunde, wie wir gesehen haben. Aber wenn Sie die Überflutung früh genug wahrnehmen, brauchen Sie vielleicht keine so lange Auszeit.

Das sind die wichtigsten Tipps dazu, was Sie tun sollen, um eine Überflutung zu bewältigen – jetzt kommen noch ein paar wichtige Tipps, was Sie lassen sollten.

- **Sagen Sie nie:** »Schatz, ich glaube, *du* wirst gerade überflutet. *Du* solltest eine Pause einlegen.« (Ihr Partner oder Ihre Partnerin empfindet das vielleicht als einen Vorwurf und als Herablassung und könnte Sie daran erinnern, dass Sie keine Gedanken lesen können.)
- **Versuchen Sie nicht,** noch ein letztes Wort anzubringen, ehe Sie

eine Pause zum Abkühlen machen. Es hilft niemandes Nervensystem und dürfte wahrscheinlich den eskalierten Streit weiter anheizen.

- **Lassen Sie Ihren Partner nicht hängen.** Kommen Sie zu der Zeit zurück, die Sie vereinbart haben. Wenn die Zeit, um die Sie gebeten haben, um ist, und Sie haben sich immer noch nicht beruhigt, kommen Sie trotzdem zurück und bitten um mehr Zeit und schlagen einen späteren Zeitpunkt für ein weiteres Gespräch vor. Sagen Sie einfach: »Ich brauche noch etwas mehr Zeit. Können wir nach dem Abendessen / nach der Arbeit / morgen früh weiterreden?« Es ist nicht fair, einfach zu verschwinden – nicht einmal, wenn wir überwältigt sind.
- **Planen Sie keine Argumente und Gegenbeweise.** Wir haben es bereits gesagt, aber man kann es getrost noch einmal wiederholen – wir möchten diese Zeit nicht damit verbringen, dass wir darüber nachgrübeln, dass wir unfair behandelt oder schlechtgemacht wurden, dass man uns Vorwürfe gemacht oder Unrecht zugefügt hat und so weiter. Und auch nicht mit der Planung dessen, was wir nach unserer Rückkehr sagen wollen. Das Ziel ist, zu diesem Gespräch ruhig, offen und kontaktbereit zurückzukehren – *nicht*, das nächste Argument oder Gegenargument in petto zu haben.

Falls Sie zögern, mitten in einem Streit um eine Pause zu bitten, dann denken Sie daran, dass diese Bitte das Gegenteil von egoistisch ist. Wenn Sie eine Auszeit nehmen, um sich wieder zu beruhigen, schützen Sie damit Ihre Beziehung vor den zusätzlichen Verletzungen, die eine Eskalation verursachen kann, wenn Sie Ihrem Partner etwa verächtliche Beleidigungen entgegenschleudern oder gar mit Gegenständen werfen. Sie unternehmen damit einen wichtigen Schritt, um einen bedauerlichen Vorfall zu vermeiden – und dazu kommt es unausweichlich, wenn Sie in dem Streitgespräch bleiben.

Die bösen Worte, die wir einander an den Kopf werfen, wenn wir überflutet sind, bedeuten meist, dass wir hinterher noch mehr zu tun haben, um den angerichteten Schaden wiedergutzumachen. Im Fall einer Überflutung ist das Beste, was Sie machen können: Erlauben Sie sich die Pause, damit Ihre Seele und Ihr Körper wieder ins Gleichgewicht finden können, und haben Sie die Freundlichkeit, Ihrem Partner oder Ihrer Partnerin ebenfalls den Raum dafür zuzugestehen.

Abhängig von Ihrem Konfliktstil und dem Ihres Partners und auch davon, ob Ihre Stile zusammenpassen oder sich schlecht vertragen (erinnern Sie sich daran, dass das nicht zwangsläufig zu einem Bruch führen, aber umsichtig gehandhabt werden muss!), gibt es noch ein paar Nuancen, auf die man achten sollte. Wie Sie vielleicht erraten können, sind impulsive Paare diejenigen, die am häufigsten in eine Überflutung geraten. Aber interessanterweise kann es bei ihnen wesentlich länger dauern, bis sie überflutet werden – sie sind eher gewohnt, bei einem Konflikt sehr heftig zu werden, sodass sie eine erhobene Stimme oder Ausdrucksstärke nicht gleich als überwältigend oder als Angriff erleben. Wenn man einem impulsiven Paar beim Streiten zuschaut, nimmt man vielleicht an, dass die beiden überflutet sind, obwohl das gar nicht der Fall ist. Deshalb sollten Sie als streitendes Paar genau hinschauen und sich fragen: Gibt es Kritik, Geringschätzung oder Abwehr? Wenn Sie sich Ihre körperliche Verfassung ansehen, spüren Sie dann physiologische Symptome der Überflutung, oder geht es Ihnen damit gut? Wenn Sie impulsiv sind, kann Ihre Diskussion lebhaft oder gefühlsintensiv sein, ohne automatisch zur Überflutung zu führen.

Validierer sind bereits in einem Bereich, in dem sie in Ruhe verhandeln, deshalb ist Überflutung seltener eine Herausforderung für sie. Dennoch ist es wichtig zu wissen, wie man damit umgehen kann, wenn sie doch einmal eintritt – bedauerliche Vorfälle können jeder Art von Paar unterlaufen. Und wenn Validierer in einem Moment ihrer Beziehung sind, in dem sie sich mit einem besonders schmerzhaften und schwierigen Problem auseinandersetzen müssen, erleben vielleicht auch sie eine Überflutung, sind aber nicht daran gewöhnt, daher ist es wichtig, dass sie die Anzeichen und Symptome kennen und wissen, wie sie reagieren sollen.

Konfliktvermeidende Paare sind, wenig überraschend, am anderen Ende des Spektrums angesiedelt – sie können bei einem Streit *viel* früher überflutet werden (falls es überhaupt zu einem Streitgespräch kommt!), und sie gehen häufig rasch von null auf hundert; kaum drehen sich die Dinge ins Negative, sind sie *zack* im voll ausgebildeten Angriff-oder-Flucht-Modus. Das könnte einer der Gründe dafür sein, dass konfliktvermeidende Menschen Auseinandersetzungen überhaupt umschiffen: Sie geraten so schnell in eine so heftige Überflutung, dass sie sich aktiv darum bemühen, Konflikte um jeden Preis zu verhindern. Wenn solche Paare lernen, geschickt mit einer Überflutung umzugehen, kann ihnen das eine große Hilfe dabei sein, ihre Streitpunkte auf gesunde und produktive Weise anzusprechen.

Aber unabhängig vom Konfliktstil ist die nächste Frage: Wie machen wir weiter, wenn wir uns beruhigt haben und wieder zusammenkommen?

Den Moment regeln

Bei einem Streit brauchen Sie nicht den ganzen Konflikt auf einmal zu lösen. Das sollten Sie sogar nicht einmal versuchen. Stattdessen sollten Sie *den Moment regeln*.

Erinnern Sie sich daran, dass unsere Kontroversen bei näherem

Hinsehen, worum es *eigentlich* geht, tendenziell ewig sind. Sie reichen tief bis in unseren Persönlichkeitskern, unsere Lebenseinstellung, unsere Ängste und Traumata und noch mehr hinein. Das bedeutet, dass es Ihnen bei einem Streit nicht darum gehen kann, die Angelegenheit ein für alle Mal aus der Welt zu schaffen – das gelingt vielleicht nie. Ihre Aufgabe besteht vielmehr darin, sich darauf zu fokussieren, *diese* Interaktion positiv zu gestalten.

Wir müssen das Ziel für einen Streit neu ausrichten:

Das Ziel ist nicht, zu gewinnen.

Das Ziel ist nicht, Ihren Partner von etwas zu überzeugen.

Das Ziel ist nicht, eine Lösung für das Problem vorzuschlagen.

Im Augenblick ist das Ziel nicht einmal, einen Kompromiss zu finden. (Das kommt später.)

Das Ziel ist, mit mehr Positivität als Negativität zu streiten.

Und ja – das ist absolut möglich. Und notwendig.

Nehmen Sie Susan und Stan. Werden sie die Probleme im Zusammenhang mit Stans Affäre und Susans Gefühle des Verrats bei einem einzigen Streit ausräumen können? Auf keinen Fall. Bei diesen beiden wird das ein langer Prozess sein, besonders, weil Überflutung eine so große Rolle spielt. Ihre erste Aufgabe besteht darin, dorthin zu gelangen, an dem sie miteinander über die Affäre reden können, ohne derart überflutet zu werden. Dann müssen sie erreichen, dass ein Austausch über dieses Thema möglich wird, *der mehr positiv als negativ ist*. Sie müssen allmählich wieder das Gefühl bekommen, dass sie *zusammenarbeiten* – als seien sie im selben Team und würden versuchen, gemeinsam einen Weg in die Zukunft zu finden, statt polarisiert in zwei verfeindeten Lagern zu sitzen. Es wird keine gute Kommunikation und kein tieferes Verständnis zwischen den beiden geben, ehe es ihnen nicht gelingt, bei ihren Streitgesprächen das magische Verhältnis zu erreichen.

Erinnern Sie sich: Bei einem Streit müssen wir so viele positive Interaktionen haben, dass sie die negativen im Verhältnis 5:1 übertreffen. Leider ist Negativität so viel potenter als Positivität. Sie hat mehr Durchschlagskraft. Das heißt, wir müssen sie dadurch verringern, dass selbst bei einem Streit die positiven Dinge, die wir sagen und tun, in der Überzahl über die negativen Dinge sind, die wir sagen und tun, und zwar *mindestens* im Verhältnis 5:1. Fordern wir Sie hier auf, mitten in einem gefühlsgeladenen Konflikt mit Ihrem Partner dazusitzen und die negativen beziehungsweise positiven Interaktionen zu zählen, damit Sie dann Ihren Taschenrechner zücken und das Verhältnis berechnen können? Natürlich nicht! Aber wir bitten Sie, ein paar Richtlinien zu beachten, die Ihren Streit ganz natürlich in positives Territorium überführen werden:

- Beruhigen Sie sich, wenn Sie überflutet werden.
- Sprechen Sie über *sich selbst* und *Ihre* Bedürfnisse (genau wie bei einem weichen Einstieg) statt über die Eigenschaften Ihres Partners oder Ihrer Partnerin.
- Machen Sie Versöhnungsangebote und erkennen und akzeptieren Sie die von der anderen Seite.

Wenn wir uns die Mühe machen, diese drei Schlüsselpunkte zu beherzigen, reichert sich unser Streitgespräch ganz von selbst mit so viel Positivität an, dass das magische Verhältnis erzielt wird.

Nun haben wir daran gearbeitet, was zu tun ist, wenn wir in eine Überflutung geraten. Dieser Schritt ist der erste für eine »Regelung des Moments«. Denken Sie immer daran: Niemand löst ein Problem, wenn er überflutet ist.

Wenn wir wieder zusammenkommen – wobei wir, wie stets, daran denken, uns mit dem weichen Einstieg zu begegnen –, fokussieren wir uns auf den nächsten Schritt bei der »Regelung des Moments«: Bedürfnisse ausdrücken.

Bedürfnisse ausdrücken: Tun Sie es einfach!

Weiter vorn im Abschnitt »Worüber wir streiten« haben wir gesagt: Zu den Hauptgründen dafür, dass Konflikte so eskalieren, dass sie in die rote Zone rutschen, gehört, dass die Menschen nicht um das bitten, was sie brauchen. Stattdessen nehmen sie an, dass ihr Partner oder ihre Partnerin bereits weiß, was sie brauchen, und sich – aus welchen Gründen auch immer – weigert, es ihnen zu geben. Sie denken: *Mein Partner weiß, dass ich (setzen Sie hier das Entsprechende ein: mehr Hilfe mit den Kindern, mehr Sex, mehr Ausdruck von Zärtlichkeit und so weiter) brauche, das ist doch ganz offensichtlich!* Ein Mann, mit dem wir gearbeitet haben, sagte zu seiner Frau: »Du solltest meine Liebessprache kennen! Du enthältst mir Dinge absichtlich vor!« Sie war perplex und beleidigt ob dieses Vorwurfs und hatte keine Ahnung, wovon er in diesem Augenblick sprach. Und natürlich ging sie in Abwehrstellung.

Es ist nicht leicht, um das zu bitten, was wir brauchen. Es macht uns verletzlich. Wir fühlen uns exponiert wie ein zartes kleines Geschöpf ohne schützendes Gehäuse. Wenn Sie direkt um etwas bitten, besteht die beängstigende Möglichkeit, dass der andere Sie abweisen und *Nein* sagen wird. Sich vielleicht sogar verächtlich über Ihr Bedürfnis äußern wird. Aber wenn wir nicht darum bitten – weil wir hoffen, unser Partner wird einfach intuitiv wissen, was wir brauchen, und es uns geben, oder weil wir davon ausgehen, dass das Bedürfnis *so offenkundig ist*, dass er es selbstverständlich bemerken und es befriedigen wird –, stehen wir am Ende mit dem Groll darüber da, dass das Bedürfnis nicht erfüllt wird, was bei einem Konflikt zur Eskalation führt. Nora und Robbie, unser zweites Paar, sind ein klassisches Beispiel dafür: Beide hatten sich in unterschiedlichen Richtungen übermäßig verausgabt, einander aber nicht mitgeteilt, wie gestresst sie waren. Ihr Streit über den relativ geringfügigen Anlass der Frage, wer die Kinder in die Schule bringen sollte, explodierte aus genau diesem Grund. Beide gingen davon aus, dass der andere sah, dass sie Unterstützung brauchten, sich jedoch dafür entschied, sich selbst an die erste Stelle zu setzen. Hätten sie deutlicher kundgetan, was sie brauchten, hätte das diesen Streit entschärft, ehe er so katastrophal wurde, dass sie überflutet wurden.

Das Gute an dieser Schwierigkeit ist, dass sie so leicht zu beheben ist! Wenn Paare bei einem eskalierenden Konflikt dieses Problem haben, können wir ihnen Werkzeuge an die Hand geben, mit deren Hilfe sie ihre Bedürfnisse ausdrücken können, und das senkt die Temperatur hitziger Konflikte *sehr* wirksam. Paare, die in der »roten Zone« waren (mehr Negativität als Positivität), werden rasch in die »grüne Zone« wechseln, in der sie das erforderliche Verhältnis wesentlich müheloser erreichen können. Das ist wunderbar mitanzusehen. Bei dem oben erwähnten Paar – bei dem der Mann meinte, seine Frau enthalte ihm absichtlich Dinge vor – wurde sehr schnell deutlich, dass er in Wirklichkeit nicht um das gebeten hatte, was er brauchte, und seine Gefühle nicht ausgedrückt hatte, während seine Frau beides tat.

»In unserer Ehe wird mit zweierlei Maß gemessen«, sagte er in einer Therapiesitzung wiederholt. »Ich gebe dir *immer*, was du brauchst.«

»Aber ich weiß nicht, was du brauchst«, erwiderte seine Frau.

»Natürlich weißt du das!«, schrie er dann immer ganz frustriert.

Er war Musiker und hatte eine stattliche Anzahl von Liebesliedern geschrieben. Sie nahm an, er würde ihr seine Gefühle mitteilen, wenn er welche hatte. Ihm kam es dagegen so vor, als würde er stets und ständig etwas für sie tun, aber nichts zurückbekommen; die Beziehung fühlte sich für ihn unausgeglichen und unfair an, und er empfand Groll darüber. Dieses Paar hatte eine interessante Geschichte – die beiden kannten sich schon seit ihrer frühen Kindheit. Sie waren jahrelang miteinander befreundet gewesen. Aber ihre Liebesgeschichte hatten sie erst mit Ende 20 begonnen, und jetzt waren sie seit ein paar Jahren verheiratet. Der Mann (wir werden ihn »den Musiker« nennen) hatte das Gefühl, seine Frau kenne ihn inzwischen so gut – sie kannten sich praktisch schon ein Leben lang –, dass sie genauestens über seine Gefühle und Bedürfnisse Bescheid wisse, Moment für Moment, ohne dass er sie eigens ausdrücken müsse.

Es ist wunderbar, eine lange Geschichte mit jemandem sowie das Gefühl zu haben, dieser Mensch kenne einen bestens. Gleichzeitig müssen wir dennoch *unsere Bedürfnisse und Gefühle artikulieren.* Unsere Partner können keine Gedanken lesen, ganz gleich, wie gut und wie tief sie uns kennen. Der Musiker war es nicht gewohnt, seine Bedürfnisse oder Gefühle irgendjemandem gegenüber auszudrücken, und als er erst einmal eingesehen hatte, dass er sie klar formulieren musste, hatte er noch immer Mühe damit, sie in Worte zu fassen. Also überreichten wir ihm unser Kartendeck zum Thema »Bedürfnisse ausdrücken« und baten ihn, sich durchzulesen, was auf den Karten steht (auf jeder ist ein Bedürfnis aufgeführt), bis er auf etwas stieß, das eine Resonanz auslöste und einem eigenen Bedürfnis entsprach. Er zog sofort eine Karte, dann eine zweite und schließlich eine weitere – drei Bedürfnisse. Er las jedes laut vor:

Ich brauche am Ende des Tages einen herzlichen Empfang von dir.

Ich brauche mehr Berührung. (Nicht erotisch – einfach nur zärtlich.)

Ich brauche öfter eine romantische Nacht ohne die Kinder.

Seine Frau war entzückt, als sie das hörte. Ihre Antwort lautete: »Das klingt alles wunderbar. Ich möchte das auch.«

Ab da benutzte er weiterhin das Kartendeck, um seine Bedürfnisse und Gefühle auszudrücken, und das half den beiden enorm, sowohl bei Konflikten als auch sonst – seine Frau hatte das Gefühl, sie fange an, seine Innenwelt wirklich zu verstehen, und ihre Konflikte eskalierten nicht mehr so wie vorher. Für ihn war es schwer, seine Gefühle und Bedürfnisse mental in eine so klare Form zu bringen, dass er sie seiner Partnerin mitteilen konnte. Zum Glück fiel es ihm unendlich viel leichter, das Kartendeck durchzublättern und zu spüren, wann etwas in ihm einen Widerhall fand.

Manchmal sind die Dinge, die wir brauchen, um uns unseren Partnern näher und stärker von ihnen unterstützt zu fühlen, klein und ganz spezifisch, in anderen Fällen sind sie größer, tiefer oder stärker für Interpretationen und Kreativität offen, wenn es um ihre Erfüllung geht. Hier sehen Sie ein paar Beispiele aus dem Kartendeck »Bedürfnisse ausdrücken«:

Ich brauche es, zum Abendessen auszugehen und ins Kino zu gehen.

Ich brauche es, dass wir gemeinsam ein Abenteuer erleben.

Ich brauche etwas Zeit für mich allein.

Ich brauche es, dass du dich dafür interessierst, wie mein Tag war.

Ich brauche ein Gespräch darüber, wie ich mich verändert habe.

Ich brauche es, dass wir kuscheln, ehe wir einschlafen.

Wenn ich niedergeschlagen bin, brauche ich, dass du Mitgefühl mit mir hast – nicht, dass du versuchst, meine Probleme zu lösen.

Ich brauche es zu hören, dass du noch immer mein bester Freund / meine beste Freundin bist.

Um unsere Bedürfnisse und Gefühle ausdrücken zu können, müssen wir natürlich dazu fähig sein, sie selbst zu identifizieren, und das Kartendeck »Bedürfnisse ausdrücken« ist dazu gedacht, just das zu erleichtern – wenn Sie oder Ihr Partner Hilfe dabei brauchen könnten, Bedürfnisse in Worte zu fassen, probieren Sie es aus! Und wenn Sie feststellen, dass Sie auch Mühe damit haben, Ihre eigenen Emotionen zu identifizieren (was sehr häufig ist!), versuchen Sie mal die folgende Übung, die Julie entworfen hat.

»Die Wahrheitsübung«[52]

Denken Sie an etwas, das Sie lieben, ganz ohne gemischte Gefühle. Oder an etwas, für das Sie dankbar sind, ganz ohne gemischte Gefühle. Einfach irgendetwas in Ihrem Leben, das Ihnen wichtig ist: ein Ort, ein Mensch, ein Haustier, eine bestimmte Tageszeit oder etwas, das Sie regelmäßig machen – alles, was Ihnen einfällt. (Der Musiker hat sich zum Beispiel für einen Pass in den Bergen entschieden, auf den er gerne zum Meditieren ging.) Dann lügen Sie sich eine Minute lang – die Ihnen enorm lang vorkommen wird – vor, dass Sie dieses Etwas *hassen*, und sagen sich beispielsweise im Stillen immer wieder den Satz: »Ich hasse die Berge …«

Wenn die Minute vorbei ist, hören Sie auf und schalten wieder auf die Wahrheit um. Sagen Sie sich wiederholt, wie es wirklich ist, etwa: »Ich liebe die Berge …«

Jetzt fragen Sie sich: Welchen Unterschied haben Sie in Ihrem Körper zwischen der ersten und der zweiten Minute gespürt? Und was hat sich in Ihrem Körper verändert, als Sie sich nicht mehr eine Lüge, sondern die Wahrheit vorgesagt haben?

Über die erste Minute berichten Menschen tendenziell Dinge wie: »Meine Schultern waren angespannt«, »Meine Kehle war wie zugeschnürt«, »Ich fühlte mich beklommen«, »Ich hatte ein flaues Gefühl im Magen« und so weiter. Nachdem sie auf die Wahrheit umgeschaltet hatten, berichteten sie häufig: »Ich konnte atmen«, »Ich fühlte mich leichter«, »Die Spannung im Rücken ließ nach«.

Der Sinn der Übung ist, das propriozeptive Feedback Ihres Körpers zu registrieren. Als Propriozeption bezeichnet man die Wahrnehmung dessen, was physisch in Ihrem Körper geschieht. Das »Kontrollzentrum« für die Propriozeption ist im oberen und vorderen Teil Ihres Gehirns, direkt hinter der Stirn. Der Teil unseres Gehirns, der Informationen von unseren Sinnen und aus unserem Nervensystem erhält, liegt hinter diesem Zentrum. Dieses wiederum wird »Homunkulus« genannt und enthält eine »Karte« dessen, was physisch vorgeht, und insbesondere, wo im Körper es stattfindet. Der Homunkulus hilft uns auch, unseren Emotionen durch die Art und Weise auf die Spur zu kommen, wie sie sich in unserem Körper manifestieren. Jedes Individuum erlebt seine Emotionen physisch auf einzigartige Weise. Wenn Sie beispielsweise wütend sind, fühlt sich Ihre Brust vielleicht heiß an, Ihre Armmuskeln fühlen sich gespannt an und die Hand ballt sich zur Faust. Doch jemand anders, der ebenfalls wütend ist, spürt das vielleicht als Spannung im Kiefer.

Selbst wenn *Sie* Ihre Emotionen nicht leicht benennen können, so wissen doch Ihr Homunkulus und andere propriozeptive Zentren, was Sie fühlen. Bei der Übung, bei der Sie sich über etwas, das Sie lieben, belogen haben, haben Sie eine besondere Kombination von Emotionen aktiviert, die Ihr Körper auf eine einzigartige Weise erlebt hat. Diese körperlichen Reaktionen waren vermutlich etwas unangenehm und haben Ihnen signalisiert: *Das stimmt nicht, das ist nicht meine Wahrheit.* Als Sie dann von der Lüge zur Wahrheit wechselten, haben sich die entsprechenden Körperteile wahrscheinlich entspannt und verändert und Ihnen Signale geschickt, dass sich jetzt etwas richtig anfühlt.

Das Entscheidende ist, dass Ihnen das propriozeptive Feedback zur Verfügung steht und Sie darauf zugreifen können, wenn Sie überprüfen wollen, wie Sie sich in Wahrheit fühlen. Wenn Sie diese Wahrheitsübung machen, bekommen Sie ein besseres Verständnis dafür, ob ein Wort, das Sie gewählt haben, um Ihre Emotionen zu beschreiben, für Sie stimmig ist. Manchmal haben wir anfangs ein vages Gefühl von *schlecht*. Aber wir müssen genauer werden, wenn wir mit unseren Partnern darüber sprechen, was wir fühlen und erleben. Sind wir traurig? Frustriert? Einsam? Beunruhigt? Das ist wichtig. Wenn Sie zutreffend in Worte fassen, wie Sie sich fühlen, erkennen Sie vielleicht deutlicher, was Sie brauchen.

Vor allem Männern fällt es richtig schwer, ihre Emotionen zu identifizieren – so empfand etwa unser Musiker, so klar und poetisch er über die Liebe und das Leben singen konnte, das Terrain als erheblich unsicherer, als er seinen Blick nach innen auf sich selbst richtete. Doch diese Übung kann jedem, unabhängig vom Geschlecht, herausfinden helfen, was er sagen will, ehe er es laut sagt.

Nun haben wir besprochen, wie wir mit Überflutung fertigwerden und unsere Bedürfnisse ausdrücken – zwei wichtige Dinge beim »richtigen« Streiten. Jetzt folgt noch eine letzte Taktik für die »Regelung des Moments« und dafür, den Streit im »grünen Bereich« zu halten: die Kurskorrektur.

Kleine Kurskorrekturen verhindern größeren Schaden

In einem Konflikt ist ein *Korrekturversuch* jede Äußerung oder Handlung, die der Negativität im Streit entgegenwirkt und verhindert, dass ein Gespräch eskaliert. Stellen Sie sich vor, Ihre Diskussion sei wie ein Zug, der auf Gleisen fährt. Wenn der Zug zu entgleisen und über einen steilen Abhang eine Bergflanke hinunterzufahren droht, können Ihre Kurskorrekturen einen großen Absturz verhindern und das Gespräch wieder auf die Gleise hieven.

Ein solcher Rettungsversuch kann alles sein, was das Gespräch ins Positive wendet. Die einfachste Korrektur besteht in einer direkten Entschuldigung: »Tut mir leid« oder »Es tut mir leid, dass ich das gesagt habe – lass mich das bitte noch mal versuchen«. Sie kann auch die Form von Empathie oder einer Bestätigung haben: »Ich verstehe, wie du dich fühlst« oder »Das leuchtet mir ein, wenn du es so formulierst«. Sie kann auch im Ausdruck von Bewunderung bestehen: »Weißt du, was ich wirklich prima an dir finde? Wie wichtig dir die Kinder sind. Wir sind uns zwar nicht einig, welche Schule wir wählen sollen, aber ich finde es wunderbar, wie viel dir daran liegt, dass sie eine gute Schulbildung bekommen.«

Es kann auch etwas Albernes sein, wie eine übertrieben zerknirschte Grimasse, nachdem Ihnen etwas herausgerutscht ist, von dem Sie auf der Stelle gemerkt haben, dass es ziemlich bescheuert war – wenn Ihr Partner das so nehmen kann, wie es gemeint ist (nämlich im Grunde als witzige Entschuldigung), und mit Ihnen lachen kann, ändert sich unter Umständen die ganze Tonlage des Streits. Eine Korrektur kann sogar in einer flüchtigen Geste bestehen, einem ermutigenden Lächeln oder darin, dass Sie die Hand nach Ihrem Partner ausstrecken – wie genau der Korrekturversuch aussieht, spielt letzten Endes keine Rolle. Er kann alles Mögliche signalisieren, von *Ich liebe dich* über *Ich höre dich* bis hin zu *Auweia, da hab ich aber Mist gebaut.*

Im Love Lab haben wir, nachdem wir mehr als 3000 Paare untersucht hatten, etwas Interessantes zu versöhnlichen Gesten gelernt: Was über deren Erfolg oder Scheitern entschied, war *nicht*, wie sie aussahen. Anders gesagt konnten wir nicht anhand einer mehr oder weniger schönen Formulierung vorhersagen, ob der Versuch einer Kurskorrektur gelingen würde – manche sehr elegant ausgedrückten Entschuldigungen kamen dennoch nicht an, während viele unbeholfene und holprige Versuche des Einlenkens ganz wunderbar funktionierten. Warum? Am Ende zählte nicht, wie die Korrektur aussah, sondern wie der Partner oder die Partnerin sie aufnahm und auf sie reagierte.[53]

Freundschaft und Verbundenheit begünstigen einen erfolgreichen Versöhnungsversuch.[54] Wie stark sind Sie miteinander verbunden, ehe Sie in den Streit einsteigen? Wie viel Zeit hatten Sie letzthin für ungestörte Zweisamkeit? Wie oft haben Sie sich bei Kontaktangeboten einander zugewandt? Waren Sie in der Lage, Ablenkungen beiseitezuschieben und auf die Kontaktversuche Ihres Gegenübers einzugehen, oder ist Ihnen das Leben in die Quere gekommen?

Zu den traurigsten Gründen für die Trennung eines Paars gehört es für uns, wenn es den beiden nie richtig gelingt, bei Korrekturversuchen zusammenzukommen – macht der eine ein Angebot, verschließt sich der andere oder es entgeht ihm völlig und umgekehrt auch. Stellen Sie sich zwei Hotelzimmer mit einer Verbindungstür vor – jedes Zimmer hat seine eigene Tür, die sich öffnen und schließen lässt. Würden Sie Ihre Tür zum Nebenzimmer öffnen und es wäre niemand da, würden Sie einfach nur eine geschlossene und verriegelte Tür sehen. Manchmal geht es bei unseren Konflikten genauso – einer öffnet die Tür zum anderen, sieht eine geschlossene Tür und macht die seine wieder zu; dann probiert es der andere, und es geht ihm genauso. Wir versuchen beide, die Tür zu öffnen, aber dann ist niemand da, der uns empfängt. Blättern Sie zurück zu Seite 192, zum Streit zwischen Stan und Susan, und dann zu Seite 209 und Nora und Robbie. In beiden Konflikten gab es einen Korrekturversuch, bei dem einer der beiden ein Friedensangebot machte – finden Sie die entsprechende Stelle? Leider war der andere jeweils zu sehr überflutet oder hatte jedenfalls nicht genügend Freiraum, um das Angebot anzunehmen.

Damit man etwas in Ordnung bringen kann, muss man sich im gleichen Moment begegnen: Beide Türen müssen sich gleichzeitig öffnen. Und damit das geschehen kann, brauchen beide Partner die Art von Wissen übereinander, die man nur durch eine tägliche, wiederholte *Zuwendung* erwerben kann. Das Fazit lautet daher: Wenn Sie und Ihr Partner bei Auseinandersetzungen unter einer Eskalation gelitten haben – wenn jeder Streit aus »Angriff und Verteidigung« besteht und Versöhnungsangebote nicht durchkommen –, dann schauen Sie sich den Ablauf Ihrer Tage *außerhalb* von Konflikten an. Können Sie mehr Zeit dafür erübrigen, einfach zusammenzusitzen und sich zu erzählen, was gerade bei Ihnen läuft? Können Sie sich vornehmen, besonders auf die Kontaktangebote Ihres Partners oder Ihrer Partnerin zu achten und sich ihnen zuzuwenden –

sogar solchen, die der Form nach negativ sind? Manchmal kommen Kontaktangebote ziemlich verquer daher, besonders, wenn wir uns unverbunden oder vernachlässigt fühlen. Beispiel: Sie beenden ein Telefonat mit einer alten Freundin, die Sie lange nicht gesehen und mit der Sie gerade ein Treffen vereinbart haben, und Ihr Partner sagt voller Bitterkeit: »Mit *mir* wirst du ja wohl nicht auf einen Drink ausgehen wollen.«

Dann steigt vielleicht naturgemäß eine Welle von Frustration und Rechtfertigungsdrang in Ihnen auf, und Sie fauchen zurück: »Und wann, bitte schön, hast *du* mich zuletzt eingeladen, mit dir auszugehen?«

Oder Sie könnten in diesem Augenblick sehen, dass dieser Kommentar bei Licht besehen ein Kontaktangebot ist – wenn auch in Kritik und Gekränktheit verpackt.

»Doch, ich gehe gern mit dir aus – ich schätze, wir sind gar nicht mehr gewohnt, miteinander auszugehen, das haben wir irgendwie verlernt. Es fehlt mir. Wann sollen wir gehen?«

So sähe es aus, sich dem Kontakt- oder Beziehungsangebot *zuzuwenden*, obwohl es in Negativität gehüllt ist. Und das kann den Verlauf Ihrer Konflikte enorm verändern.

Unter dem Strich ist es so, dass sich alle Paare streiten, jeder sagt manchmal etwas zu hart. Was erfolgreiche Paare den anderen voraushaben, ist, dass sie *während eines Streits versöhnliche Gesten machen*. Und das können sie deshalb, weil sie mit einem guten und soliden Verständnis füreinander in diesen Konflikt hineingehen. Sie haben einander von ihrem Arbeitstag erzählt, als sie nach Hause kamen. Sie haben sich über viele kleine und große Themen miteinander verbunden. Sie wissen, was beim anderen ankommt – was er witzig oder süß findet, was bei einer Entschuldigung funktioniert (Humor oder etwas anderes), was er hören muss, damit er sich gehört und anerkannt fühlt. Sie sind Experten füreinander.

Ein Paar – beide Anwälte – hatte einen Satz, den sie bei einer Auseinandersetzung zu sagen pflegten, wenn die Dinge aus dem Ruder zu laufen begannen, weil einer von ihnen stur blieb und die Einzelheiten einer Meinungsverschiedenheit bis ins Kleinste auszufechten begann – wozu alle beide neigten. Sie wussten das auch, aber sie ließen sich immer wieder dazu hinreißen, ehe sie sich bremsen konnten. Wenn also einer von beiden merkte, dass sie wieder in dieses Muster rutschten, versuchten sie schnell wieder herauszukommen, indem sie sich selbst auf die Schippe nahmen: »Fürs Protokoll«, erklärte dann einer von beiden, als wären sie bei Gericht, »diese Woche war vier von fünf Mal *ich* derjenige, der den Mülleimer geleert hat!« Das war witzig und wies auf subtile Weise einerseits auf das Problem oder das Ungleichgewicht hin, das zur Debatte stand, und signalisierte andererseits auch: »Okay, es ist ein bisschen lächerlich, wie ich auf diese Sache poche – tut mir leid, dass ich so defensiv bin, wir können das beenden.« Das wurde für sie zu einer Art Kürzel für eine Kurskorrektur. Ab einem bestimmten Zeitpunkt mussten sie den Satz nicht einmal mehr zu Ende führen, sie brauchten einfach nur theatralisch zu rufen: »FÜRS PROTOKOLL!«, dann fingen beide an zu lachen, und die Dynamik von Angriff und Verteidigung, die sich gerade angebahnt hatte, löste sich in Luft auf. Dann konnten sie sich dem Konfliktthema wieder mit dem Gefühl zuwenden, im gleichen Boot zu sitzen und als ein Team die Probleme möglichst *gemeinsam* zu lösen.

Eine zweite Chance – mit Kurskorrektur

Wie sieht es nun bei unseren beiden Paaren vom Anfang des Kapitels aus?

Beide waren von Überflutung negativ beeinflusst, keines konnte die eigenen Bedürfnisse dem anderen klar mitteilen, beide verpassten die Korrekturversuche der Partner. Sich darin zu üben, den Moment zu regeln – das heißt, vorrangig die Interaktion positiv und kooperativ zu halten, statt den ganzen Konflikt zu lösen –, war für diese Paare zentral. Als sie lernten, sich zu beruhigen, Pausen zu machen, mehr positive Sprache zu benutzen (wie wir es beim ersten Konflikt zum Thema »weicher Einstieg« gelernt haben), *Versöhnungsangebote zu machen und anzunehmen*, begannen sich die Dinge zu ändern. Wir freuen uns, berichten zu können, dass es Nora und Robbie bestens geht – als sie nicht mehr von »der Flut« überrollt wurden, fühlte sich alles andere viel leichter an. Stan und Susan haben einen weiteren Weg vor sich, aber sie sind jetzt auf einem wesentlich besseren Kurs. Ein Verrat wie eine Affäre kann für den anderen Partner ein Trauma sein und sogar die Symptome einer Posttraumatischen Belastungsstörung hervorrufen. Es mag vielleicht nicht buchstäblich lebensbedrohlich sein, aber es *fühlt sich* wie eine tödliche Bedrohung für das bisherige Leben *an*. Stan musste dieses Leben – und Vertrauen – von Grund auf wieder aufbauen und noch mal ganz von vorn anfangen. Und das hieß, die Dinge wieder und wieder durchzusprechen.

Mit Stan arbeiteten wir folglich zuerst einmal daran, dass er ein solches Gespräch überhaupt führen konnte, ohne automatisch überflutet zu werden. Das sah so aus, dass er Pausen machen musste – und zwar jede Menge. Dann wiederzukommen und wieder einzusteigen. Wir baten Susan, an der Schilderung ihrer Gefühle und Erfahrung ohne Angriffe auf Stans Charakter und ohne die Verwendung kritischer oder verächtlicher Sprache zu arbeiten, wenn sie ihre Wut ausdrückte, die sie natürlich spüren durfte. Der Unterschied: »Du hast mein Leben ruiniert! Du bist ein schrecklicher Kerl!« versus »Ich bin so voller Wut und so verletzt, ich weiß nicht, ob ich das überwinden kann. Ich habe Sorge, dass wir mit dieser Geschichte nicht fertigwerden.«

Mit beiden gemeinsam arbeiteten wir an Kurskorrekturen. Im Grunde litten sie darunter, dass sie Versöhnungsangebote verpassten; einer riss immer wieder mal für einen Augenblick die Mauer ein und streckte die Hand aus, aber der andere war nicht zur Stelle, um das Angebot anzunehmen. Ihre Streitgespräche waren wie Ballons voller Negativität, die sich weiter und weiter füllten, ohne dass jemals Luft abgelassen wurde. Aber als sie lernten, besser mit der Überflutung umzugehen, wurden sie auch besser darin, Friedensangebote wahrzunehmen und zu akzeptieren. Das löste nicht wie von Zauberhand das Problem der Affäre, das sie weiterhin gemeinsam in der Therapie bearbeiten werden, aber ihre Streitgespräche sehen ohne »die Flut« ganz anders aus.

Stan: Hey, wie geht es dir heute?

Susan: Na ja, ziemlich beschissen, was erwartest du denn?

Stan: Warum fühlst du dich beschissen?

Susan: Was glaubst du denn? Wegen dir! Der ganzen Situation!

Stan: *(Entscheidungspunkt: Er validiert, statt sich zu verteidigen.)*: Ja, ich weiß. Du bist noch immer richtig sauer auf mich. Das verstehe ich.

Susan *(weicher, ruhiger)*: Na, da bin ich aber froh. Ich habe jede Nacht Albträume.

Stan: *(wird ein bisschen defensiv)*: Warte mal, dann bin ich schuld an dem, was du träumst?

Susan *(Entscheidungspunkt: Sie könnte sagen: »Na klar doch! Das Ganze ist deine Schuld!«, aber sie ist nicht überflutet, deshalb schlägt sie einen anderen Weg ein.)*: Ich habe nur gemeint, dass ich nicht aufhören kann, daran zu denken, nicht einmal, wenn ich schlafe. Ich weiß, dass wir über das Thema geredet und geredet haben, aber ich fühle mich immer noch nicht besser. Ich bin den ganzen Tag aufgewühlt und dann die ganze Nacht auch.

Stan: Das klingt schrecklich. *(Erkennt an, was sie sagt.)* Was hast du geträumt? *(Neugier, er versucht, sie besser zu verstehen.)*

Susan: Es geht alles durcheinander, und ich kann mich nur schwer erinnern. Aber wir waren miteinander im Bett, und dann habe ich mich umgedreht, und du warst weg. Und ich weiß nicht, wie ich darauf kam, aber ich wusste, dass du für immer weg bist. Dass du nie mehr zurückkommst. Als ich aufgewacht bin, dachte ich, es wäre wirklich so, dass unser gemeinsames Leben vorbei sei. Ich kann dir gar nicht sagen, wie schlecht sich das angefühlt hat – ich dachte, ich würde eine Panikattacke bekommen. Ich bekam keine Luft.

Stan: Liebling, ich bin da. Ich weiß, dass ich Mist gebaut habe – großen Mist. Aber ich sage dir, ich werde das nie wieder machen. Ich weiß, dass ich dir das noch tausendmal sagen muss, bis du mir glaubst, aber ich bin hier, weil ich das will. Dich will. Uns will.

Susan: Weißt du, es ist wirklich schwer für mich, dir zu glauben.

Stan: Ich weiß, ich denke, es wird einfach Zeit brauchen. *(Er streckt ihr die Hand hin, und nach einem kurzen Zögern nimmt sie sie.)*

Das war an jenem Tag das Ende des Gesprächs. Haben Stan und Susan dabei irgendetwas in Bezug auf den Verrat gelöst? Sind sie zu einer Lösung oder einem Ergebnis gekommen? Nein. Aber sie hatten eine wirklich solide, positive Interaktion. Sie sprachen über diesen großen, überwältigenden Konflikt mit mehr positiven als negativen Aussagen. Und das ist ein riesiger Gewinn.

Ihre Aufgabe

Wir können unterschiedlicher Meinung und dennoch an der Seite des andern sein. Wir brauchen keine Feinde zu werden, auch wenn wir auf »entgegengesetzten Seiten« eines Problems beginnen. In einem Konflikt ist es Ihre Aufgabe, sich Verletzlichkeit zu erlauben – *Angriff und Verteidigung* in *Selbstoffenbarung und Offenheit* zu verwandeln. Genau darum geht es bei der »Regelung des Moments« – es gilt, das Ziel in diesem Stadium der Kontroverse so umzudefinieren, dass Ihr primäres Anliegen ist, mehr darüber herauszufinden, was Ihr Partner denkt und fühlt und braucht, und das selbst auszudrücken, *ehe* Sie versuchen, zum Überzeugen und einem Kompromiss weiterzugehen. Und Sie können sicherstellen, dass Sie auf der richtigen Seite jenes magischen Verhältnisses sind, wenn Sie Ihren Streit mit Momenten der Positivität anreichern.

Das tun Sie so:

- Steigen Sie weich ein und nutzen Sie die entsprechenden Leitlinien dann auch *weiterhin* während des ganzen Gesprächs: Sprechen Sie Themen sanft an. Stellen Sie Fragen. Vermeiden Sie kritische Sprache.
- Üben Sie Selbstberuhigung, wenn eine Überflutung naht, ehe die Dinge aus dem Gleis geraten. Machen Sie Pausen und kommunizieren Sie klar darüber.
- Machen, erkennen und akzeptieren Sie Korrekturversuche. Versöhnung ist die Geheimwaffe der Meister und Meisterinnen der Liebe – nutzen Sie sie!

Das ist die Sprache des richtigen Streitens: Es eine Sprache des Einlenkens und der Zusammenarbeit, und jeder kann sie lernen. Auf Seite 229 finden Sie unsere Checkliste zur Kurskorrektur. Wenn ein

Streit hitzig zu werden droht und Sie eine rasch greifbare Erinnerung brauchen, wie Sie die Aktion herunterkühlen können, Ihren Partner darum bitten können, seine Aussage noch einmal umzuformulieren, damit Sie weniger defensiv sein können, oder wie Sie Ihre eigenen Gefühle und Bedürfnisse mit anderen Worten ausdrücken können, blättern Sie zu unserer Kurskorrektur-Checkliste und benutzen Sie sie als Spickzettel mitten im Streit. Sie werden sehen, dass wir die Vorschläge in sechs Kategorien eingeteilt haben, sodass Sie leicht zu dem finden, was Sie gerade brauchen. Hier sind die Kategorien und Angaben dazu, bei welcher Kurskorrektur sie hilfreich sind:

- »Ich fühle (mich) / bin«: Wenn Sie Hilfe brauchen, Ihre Emotionen in diesem Moment auszudrücken.
- »Tut mir leid«: Wenn Sie Hilfe dabei brauchen, eine Entschuldigung zu formulieren.
- »Zum Ja kommen«: Wenn Sie Ihren Partner bestätigen oder ihm auf halbem Wege entgegenkommen möchten.
- »Ich muss mich beruhigen«: Wenn Sie anfangen, sich überflutet zu fühlen, und / oder einen Augenblick der Erholung brauchen.
- »Aktion unterbrechen«: Wenn Sie überflutet sind und eine Pause brauchen.
- »Ich schätze (an dir)«: Wenn Sie ein Versöhnungsangebot machen und mehr Positivität einbringen möchten.

Falls es Ihnen ein bisschen merkwürdig vorkommt, mitten in einem Streit ein Buch aus der Tasche zu ziehen, dann verraten wir Ihnen hier ein kleines Geheimnis: In Therapiestunden machen wir das ständig! Wir hatten kürzlich ein Paar bei uns, das in puncto Kindererziehung unterschiedlicher Meinung war, und der Streit begann zu eskalieren. Wir unterbrachen. »Stopp«, sagten wir. »Wie fühlen Sie sich?« Antwort: »Nicht so toll!« Wir fragten: »Ist das ein hilfreiches Gespräch für Sie?« Von beiden kam ein volltönendes »Nein!«

Wir schlugen ihr Arbeitsbuch bei der Checkliste für die Kurskorrektur auf.

»Wenn Sie das Gefühl haben, ein Gespräch gerät aus dem Gleis und fühlt sich nicht mehr gut an, werfen Sie einen Blick auf diese Liste und suchen Sie eine Formulierung, die zu dem passt, was Sie in diesem Moment brauchen«, sagten wir ihnen. »Sie können sie paraphrasieren oder sie einfach direkt vom Blatt ablesen.«

Beide warfen einen Blick auf die Liste. Der einen der Partnerinnen sagten wir: »Sie haben gerade zu Ihrer Frau gesagt: ›Du setzt den Kindern nie Grenzen, und die brauchen sie unbedingt.‹« Dann wandten wir uns ihrer Frau zu und meinten: »Daraufhin sind Sie richtig defensiv geworden. Jetzt schauen Sie sich mal die erste Kategorie an, ›Ich fühle (mich) / bin‹. Gehen Sie zu Punkt 9. Wie wäre es, Sie würden, statt defensiv zu werden, eine Kurskorrektur vornehmen und den dort stehenden Satz sagen, nämlich, dass Sie sich defensiv *fühlen*?«

Und das tat sie. »Ich fühle mich wirklich defensiv«, sagte sie, wobei sie wörtlich von der Checkliste ablas. »Kannst du das noch einmal anders sagen?«

»Ja, tut mir leid, dass ich ›nie‹ gesagt habe«, sagte die erste Partnerin. »Das stimmt nicht wirklich.« Sie schaute die Liste durch, sah Punkt 1 unter »Ich schätze an dir« und wusste, dass das für diesen Augenblick stimmte. »Ich weiß, dass das nicht dein Fehler ist«, las sie vor, und fuhr dann mit eigenen Worten fort: »Du bist mehr mit ihnen allein, und sie den ganzen Tag zu betreuen ist nicht leicht. Ich denke einfach, wir sollten konsequenter sein. Wenn du fernsehen vor dem Abendessen erlaubst, und dann komme ich und sage Nein, weil wir beschlossen haben, dass das eine bildschirmfreie Zeit ist, dann bin ich wieder die Böse. Ich will nicht die ganze Zeit über die strenge Mama sein.«

Es ist absolut nichts verkehrt daran, mitten im Streit die Checkliste für die Kurskorrekturen herauszuziehen und direkt daraus vorzulesen. Diese Formulierungen sind bewährte Hilfen, um einen eskalierenden Konflikt zu beruhigen, gewonnen aus jahrelanger Beobachtung von Tausenden von Paaren – nutzen Sie sie! Dieses spezielle Paar, von dem gerade die Rede war, hatte mit der Nutzung der Korrekturliste so viel Erfolg, dass es sie nach der Rückkehr nach Hause aus dem Arbeitsbuch herausriss und sie an den Kühlschrank klebte. Sowie ein Streit sich aufzuheizen drohte, stellten sie sich vor den Kühlschrank, um weiterzureden, damit sie die Checkliste durchkämmen konnten, während sie das Problem durcharbeiteten. Das war so hilfreich, dass es für sie zur Gewohnheit wurde.

Eines Tages wurde ihr Jüngster, ein dreijähriger Junge, gerade für den Kindergarten angezogen und bekam wegen irgendetwas einen Wutanfall (wahrscheinlich hatte er ein Problem damit, wie sich seine Socken in den Schuhen anfühlten – eine bei Kleinkindern häufige Klage). Er schleuderte seine Schuhe frustriert von sich, und seine Mama sagte mit erhobener Stimme: »Wir sind spät dran. Wir müssen ins Auto!« Er merkte, dass ihre Stimme ärgerlich war. Da stand er auf, fasste ihre Hand und zog sie in die Küche. Dort stellte er sie vor den Kühlschrank. »*Hier* müssen wir reden«, sagte er. Er wusste, dass der Kühlschrank die Lage beruhigte.

Besprechen Sie mit Ihrem Partner oder mit Ihrer Partnerin die folgenden Fragen:

- Haben Sie als Kind in Ihrer eigenen Familie miterlebt, dass Ihre Eltern oder Bezugspersonen überflutet wurden? Was ist dann jeweils passiert? Wie sind sie damit umgegangen?

- Denken Sie an einen Film oder eine Fernsehshow, in denen die Figuren oft überflutet werden – wie hat das auf der Leinwand oder auf dem Bildschirm ausgesehen? Wie war das im Vergleich zu Ihrer eigenen Erfahrung bei einem Streit (ähnlich oder verschieden)?
- Was passiert in Ihrem Körper, wenn Sie überflutet werden? Beschreiben Sie so genau wie möglich, wo Sie das spüren und wie es sich für Sie anfühlt.
- Was sind für Sie »Überflutungs-Trigger«? Und welcher Moment in einem Streit löst tendenziell diese Reaktion in Ihrem Körper aus? Geschieht das, wenn sich die Dinge überschlagen? Wenn Sie sich in der Falle fühlen? Wenn jemand den »großen Abwasch« macht?
- Werden Sie bei einem Streit häufig oder selten überflutet? Und schnell oder dauert es eine Weile? Was denken Sie, was Ihr Konfliktstil (und der Ihres Partners) damit zu tun hat?
- Wenn sich die Überflutung gerade erst anbahnt, gibt es dann etwas, was Ihr Partner oder Ihre Partnerin tun kann, um die Lage zu beruhigen? Welche Versöhnungsversuche Ihres Gegenübers waren in der Vergangenheit besonders wirksam? Manche Menschen beruhigen sich zum Beispiel bei Körperkontakt, andere möchten keinesfalls berührt werden, weil sie das noch mehr aufregt. Sie reagieren vielleicht eher auf beruhigende Worte.
- Und schließlich: Wenn Sie überflutet sind, ist es manchmal schwer, ruhig zu kommunizieren und um eine Pause zu bitten. Wenn Sie und Ihr Partner oder Ihre Partnerin das als hilfreich empfinden, dann denken Sie sich ein einfaches, aber klares Handzeichen aus, das Sie machen können, wenn Sie sich völlig überwältigt fühlen und das Gespräch unterbrechen müssen. (Nehmen Sie nicht das naheliegendste, das nur einen Finger erfordert …) Einigen Sie sich auf etwas, das Sie sich beide merken können und

das sehr schnell signalisiert: *Ich muss aufhören, aber ich werde weiterreden, wenn ich mich beruhigt habe*. Sie könnten zum Beispiel beide Hände aufs Herz legen oder die Handflächen aneinanderlegen oder was immer Ihnen einfällt. Wenn Sie ein Zeichen gewählt haben, dann respektieren Sie es auch – wenn Ihr Gegenüber das Bedürfnis nach einer Pause signalisiert, dann machen Sie auch eine, selbst wenn Sie keine brauchen. Wenn Sie noch mehr zu sagen haben, kann das später gesagt werden; es ist viel schwerer, Dinge wieder einzufangen, die wir im Streit gesagt und gar nicht gemeint haben.

Die Gottman-Checkliste für Kurskorrekturen

ICH FÜHLE (MICH)

- Ich bekomme Angst.
- Bitte sag das sanfter.
- Habe ich etwas falsch gemacht?
- Das hat mich verletzt.
- Ich fand das beleidigend.
- Ich bin traurig.
- Ich empfinde das als Vorwurf. Kannst du das umformulieren?
- Ich fühle mich nicht wertgeschätzt.
- Ich fühle mich defensiv. Kannst du das anders sagen?
- Bitte belehre mich nicht.
- Ich habe gerade nicht das Gefühl, dass du mich verstehst.
- Das klingt, als wäre an allem ich schuld.
- Ich fühle mich kritisiert. Kannst du das umformulieren?
- Ich fange an, mir Sorgen zu machen.
- Bitte zieh dich nicht zurück.

ICH MUSS MICH BERUHIGEN

- Kannst du mir mehr Sicherheit geben?
- Ich brauche es gerade ruhiger.
- Ich brauche im Moment Unterstützung von dir.
- Hör mir jetzt bitte einfach zu und versuche zu verstehen.
- Sag mir, dass du mich liebst.
- Gibst du mir einen Kuss?
- Kann ich das zurücknehmen?
- Bitte sei sanfter zu mir.
- Bitte hilf mir, mich zu beruhigen.
- Bitte sei still und hör mir zu.
- Das ist mir wichtig. Bitte hör mir zu.
- Ich möchte bitte fertig sagen, was ich begonnen habe.
- Ich fange an, mich überflutet zu fühlen.
- Können wir eine Pause machen?
- Können wir eine Weile über etwas anderes sprechen?

TUT MIR LEID

- Meine Reaktionen waren überzogen. Tut mir leid.
- Das hab ich wirklich vermasselt.
- Lass es mich noch mal versuchen.
- Ich möchte gerade sanfter mit dir umgehen, und ich weiß nicht, wie.
- Sag mir, was du gehört hast, als ich das gerade gesagt habe.
- Ich kann meinen Anteil an alledem sehen.
- Wie kann ich etwas verbessern?
- Lass uns das noch einmal ausprobieren.
- Was du gerade sagst, ist …
- Lass mich noch einmal von vorn anfangen, aber diesmal weicher.
- Es tut mir leid. Bitte verzeih mir.

STOPP!

- Da könnte ich unrecht haben.
- Bitte lass uns für eine Weile unterbrechen.
- Komm, wir machen eine Pause.
- Gib mir einen Augenblick Zeit, ich bin gleich wieder da.
- Ich fühle mich überflutet.
- Bitte hör auf.
- Können wir uns hier darauf einigen, dass wir nicht einer Meinung sind?
- Lass uns noch einmal von vorn anfangen.
- Bleib dabei! Zieh dich nicht zurück.
- Ich möchte das Thema wechseln.
- Wir geraten aus dem Gleis.

ZUM JA KOMMEN

- So langsam überzeugst du mich.
- Ich bin teilweise mit dem einverstanden, was du sagst.
- Lass uns hier einen Kompromiss schließen.
- Lass uns schauen, wo wir hier Gemeinsamkeiten haben.
- Ich habe das nie so gesehen.
- Dieses Problem spielt im Gesamtbild keine große Rolle.
- Ich denke, deine Ansicht ist vernünftig.
- Komm, wir einigen uns darauf, dass wir beide Standpunkte in eine Lösung einbeziehen.
- Welche Bedenken hast du?

WERTSCHÄTZUNG ZEIGEN

- Ich weiß, das ist nicht deine Schuld.
- Mein Anteil an diesem Problem ist, …
- Ich sehe, was du meinst.
- Danke für …
- Das ist ein guter Gedanke.
- Wir sagen also beide …
- Ich verstehe.
- Ich liebe dich.
- Ich bin dankbar dafür, dass …
- Was ich an dir bewundere, ist …
- Ich verstehe, was du meinst.
- Das ist nicht dein Problem, es ist *unser* Problem.

Konflikt Nr. 3: Die Untiefe

Fehler: Nur die Oberfläche streifen

Manuel und Shanae hatten schon seit Jahren den immer gleichen Streit. Sie waren ein Ehepaar mit unterschiedlicher Hautfarbe (sie war eine Schwarze, er ein Pazifischer Insulaner), Ende 30 und schon beinahe zehn Jahre verheiratet. Als sie zu einer Intensiv-Paartherapie zu uns kamen, hatten sie kein Problem damit, ihre Positionen und den Verlauf dieser Konflikte zu schildern – bis dahin hatten sie sie schon hunderte Male durchgespielt. Sie waren sich durchaus einig darüber, worum es bei den Auseinandersetzungen ging: Nach ihrer eigenen Aussage ging es um Geschenke und Geld. Das sahen beide eindeutig gleich. Der Haken war nur, dass sie nie einen Ausweg fanden. Ihre Lösungsversuche hielten nie lange vor. Sie fanden sich unweigerlich immer wieder in *das gleiche* Streitgespräch verwickelt, wie in einer Art Twilight Zone.

Der Streit verlief jeweils so: Shanae wünschte sich zutiefst, dass Manuel sich spontaner verhielt, besonders in Bezug auf Geschenke. Er zeigte seine Wertschätzung für sie nur selten in greifbarer Weise, und sie war entschieden der Meinung, er solle sie ab und zu mit einem Zeichen seiner Zuneigung überraschen – das gehöre sich so für Menschen in einer Beziehung! Aber es fiel ihr schwer, das ihm gegenüber auszudrücken. Statt es direkt anzusprechen, versuchte sie immer wieder, Manuel mit einem Geschenk zu überraschen, um ihm die Art von Dynamik vorzuleben, die sie sich für sie beide wünschte, aber er regte sich jedes Mal auf: »Wie kannst du nur Geld für so einen Schrott ausgeben? Das können wir uns nicht leisten!«

Manuel seinerseits war frustriert. Sie mussten mit wenig Geld auskommen. Geld war schon immer eine Stressquelle für sie gewesen – ein paar Jahre zuvor hatten sie sogar eine Privatinsolvenz anmelden müssen. Sie hatten einen klaren Plan aufgestellt, wie sie verantwortungsbewusster mit Geld umgehen und verhindern konnten, dass noch einmal dasselbe passierte, und wenn sie unnötige Extraausgaben für Geschenke hatten, brachte sie das wieder von dem verantwortungsvollen Kurs ab, den sie sich so hart erarbeitet hatten.

Sie schlossen mehrere Vereinbarungen, um diesen Konflikt zu lösen. Zum Beispiel: Geschenke gab es nur zu größeren Festtagen. Oder: Sie würden sich bei den Geschenken an eine Preisgrenze halten. Doch all diese Absprachen gingen aus dem einen oder anderen Grund schief. An einem Valentinstag überreichte Manuel Shanae eine große, wunderschön verpackte Schachtel. Beglückt riss sie das Einwickelpapier ab und fand – einen neuen Mixer.

Er sah ihre Enttäuschung. Aber sie sagte nichts. Sie dankte ihm beiläufig und machte sich wieder daran, ihre Lunchtasche auszupacken und die Behälter zu spülen. Manuel war sauer. Er hatte sich an die Regeln gehalten, die sie vereinbart hatten: Heute war ein Festtag, er war bis an die Obergrenze des Preislimits gegangen (es war ein Mixer mit allen Schikanen, den sie gerne gewollt hatte) und er hatte an den Valentinstag gedacht. Er hatte alles richtig gemacht, und sie war immer noch nicht zufrieden. *Was wollte sie denn noch?*, fragte er sich. Musste er das Bankkonto plündern, um sie glücklich zu machen? Ihr sowas wie das Taj Mahal bauen? Er folgte ihr, als sie in der Küche hierhin und dorthin ging.

»Was ist los?«, fragte er mit erhobener Stimme. »Shanae? Hm? Was ist verkehrt? Du sagst ständig, du möchtest Geschenke, und ich habe dir ein Geschenk besorgt. Ich habe eine Menge Geld dafür ausgegeben, weißt du.«

»Ich weiß«, sagte sie und war schon den Tränen nahe. »Es ist schön.« Es *war* auch schön, aber es war kein *Geschenk*. Es war einfach etwas, das sie brauchten. Aber sie wusste, wenn sie ihn kritisierte, würde er in die Luft gehen.

»Schön? Also, was ist falsch damit, hm? Was *genau* hätte ich dir stattdessen bringen sollen? Bei dir gibt es immer so viele geheime Regeln. Ich kann nie gewinnen.«

»Schrei mich nicht an!«

»Ich schreie gar nicht!«

Aber er schrie sehr wohl. Shanae drehte sich um und ging hinaus, schloss sich im Badezimmer ein und weinte.

Also, erstens: Shanae und Manuel sind ein hervorragendes Beispiel für Menschen mit sehr unterschiedlichen Konfliktstilen. Er war impulsiv, während sie Konflikte zu vermeiden suchte. Sie vermied es, das Problem offen anzusprechen, und versuchte es stattdessen damit, ihm das Verhalten vorzuleben, das sie sich wünschte; als das Thema schließlich doch zur Sprache kam, wurde er wütend. Als wir sie kennenlernten, sagte Shanae, ihr Mann würde sich eindeutig weniger aus ihr machen, als er sich aus Geld machte. Manuel sagte uns, seiner Frau läge nichts an ihrer gemeinsamen Zukunft und sie kümmere sich nicht um den finanziellen Stress, unter dem er stand. Und sie hatten die Hoffnung aufgegeben, dass sie diesen Konflikt lösen konnten, der hartnäckig immer wieder aufflammte und immer hässlichere Streitigkeiten verursachte. Nach der letzten Runde war Shanae weinend ins Bett gegangen. Manuel, der nicht aus der heftigen physiologischen Überflutungsreaktion herauskam, in die er bei diesen Konflikten immer geriet, war die halbe Nacht aufgeblieben und im Haus herumgelaufen. Als sie zu uns kamen, sahen sie das als ihren letzten Ausweg an. Beide wollten wissen: »Wie kommen wir da heraus?«

Wenn Paare in einem zyklischen, festgefahrenen Konflikt stecken, bei dem es keinen Fortschritt gibt, ist das im Allgemeinen ein Zeichen dafür, dass sie nicht weitergehen können, sondern vielmehr innehalten, langsam tun und tiefer gehen müssen.

Wenn wir streiten, versuchen wir oft, ein Problem zu lösen, ehe wir es verstanden haben. Wir bleiben in einer oberflächlichen Auseinandersetzung hängen, statt tiefer zu graben, bis wir die eigentliche Quelle des Konflikts finden. Wir drängen auf eine Lösung oder eine Entscheidung, ehe wir die Position unseres Partners und ihren Hintergrund überhaupt verstanden haben. Es ist nicht immer leicht, den wahren Grund für einen Konflikt zu erkennen – wie wir hier an Manuel und Shanae sehen, können wir buchstäblich *jahrelang* den gleichen Streit immer wieder haben und noch immer nicht wissen, was ihn in Wahrheit anheizt.

Manuel und Shanae brauchten keine Lösung für ihr Oberflächenproblem beim Thema Geschenke zu finden. Das hatten sie schon probiert! Sie mussten einen Stopp einlegen, direkt am heißesten Punkt der Reibung, und *in die Tiefe* gehen.

Anzeichen dafür, dass Sie in die Tiefe gehen müssen

Als wir Paare im Love Lab beobachteten, nahmen wir ursprünglich an, es gebe bestimmte »Streitbereiche«, bei denen die Beteiligten in eine Sackgasse geraten würden. Aber das stimmte nicht. Sie konnten bei jedem beliebigen Thema einen toten Punkt erreichen.

Wie wir im Abschnitt »Worüber wir streiten« besprochen haben, sahen wir sehr schnell, dass die Paare bei jedem Thema unter der

Sonne in eine zyklische Wiederholung und ans Ende der Fahnenstange kommen konnten, auch bei scheinbar völlig trivialen Fragen. Wer hat die Fernbedienung in der Hand? Auf welche Temperatur stellen wir im Winter den Thermostat ein? Dürfen die Kinder abends ein Sandwich mit Erdnussbutter und Marmelade essen, wenn sie nicht mögen, was wir gekocht haben, oder nicht? Es gab keine Kategorien. Und zwar deswegen, weil sich bei jedem Konfliktgegenstand zwischen zwei Menschen – ganz gleich, wie groß oder klein – eine Menge unter der Oberfläche verbergen kann. Unsere Kontroversen sind in dieser Hinsicht ein wenig wie Eisberge: Manchmal sehen wir nur die oberste Spitze. Wir haben noch keine Ahnung, wie weit in die Tiefe ein Hindernis geht und wie groß es ist – bis wir voll damit zusammenstoßen.

Nun wissen wir außerdem, dass die Mehrzahl unserer Konflikte ewige Konflikte sind – dass wir im Lauf unseres Lebens irgendwie mit ihnen zurechtkommen müssen, und dass sie vielleicht nie ein für alle Mal »gelöst« werden. Was ist also der Unterschied zwischen dem Managen eines ewigen Konflikts und einem toten Punkt?

Die Antwort lautet: Die beiden fühlen sich sehr unterschiedlich an. Sie kommen vielleicht im Lauf Ihres gemeinsamen Lebens immer wieder auf ein bestimmtes Thema zurück – das heißt aber nicht, dass Sie festgefahren sind. Das heißt einfach, dass es einen Unterschied zwischen Ihnen gibt, in der Persönlichkeit oder in der Vorliebe für einen Lebensstil. Sie müssen einfach nur lernen, miteinander zu reden, wenn sich die Unterschiede zeigen – ruhig und konstruktiv. Die Strategien, die Sie bisher erlernt haben, werden dafür definitiv hilfreich sein.

Ein toter Punkt ist etwas anderes. Er fühlt sich schlecht an. Sie sind dort angekommen, wenn:

- Ihre Konflikte über dieses Thema Ihnen das Gefühl geben, Ihr Partner oder Ihre Partnerin weise Sie zurück.
- Sie über dieses Problem reden und reden und null Fortschritte erzielen. Es gibt keinerlei Bewegung auf eine Lösung oder einen Kompromiss zu.
- Sie sich bei jeder Diskussion über das Problem hinterher schlechter fühlen. Ihre fortgesetzten Konflikte darüber führen zu Verletzungen und seelischem Schaden bei einem von Ihnen oder bei beiden.

Als Manuel und Shanae zu uns kamen, hatten sie sich in der Frage der Geschenke festgefahren. Sie litten unter sämtlichen aufgeführten klassischen Anzeichen dafür: Nach jedem Streit fühlten sie sich schrecklich; ihre Versuche der Problemlösung und der Einigung auf einen Kompromiss waren gescheitert; einer war vom anderen immer noch mehr frustriert und bereit, ihm das Schlimmste zu unterstellen. Zu diesem Zeitpunkt erlebten beide ein Übergewicht negativer Gefühle, auch als »negative Perspektive« bezeichnet. Das bedeutet im Wesentlichen, dass wir so lange in zyklische Gefechte verwickelt waren, dass wir die Worte und Handlungen unseres Gegenübers nur noch negativ sehen können, auch wenn sie gar nicht so beabsichtigt sind. Wir sind nicht mehr bereit, etwas im Zweifel zugunsten des anderen zu interpretieren – stattdessen unterstellen wir ihm das Schlimmste. Stellen wir dem anderen eine Frage, und er antwortet nicht, denken wir nicht: *Oh, er hat mich nicht gehört,* sondern wir denken: *Er ignoriert mich mal wieder, wie immer.* Selbst neutrale Situationen werden negativ wahrgenommen. Wenn wir in einer Sackgasse gelandet sind, ist es schwer, *keine* negative Perspektive zu haben.

Stecken Sie fest, ist das ein eindeutiges Anzeichen dafür, dass Sie tiefer gehen müssen: Es ist wie eine blinkende Signallampe, die darauf hinweist, dass es Zeit ist aufzudecken, was diesen Konflikt eigentlich anheizt. Aber selbst wenn Sie noch nicht so weit gekommen sind, gibt es noch andere Hinweise darauf, dass Sie und Ihr Partner oder Ihre Partnerin bei diesem Streit die Bremse ziehen und herausfinden müssen, worüber Sie in Wahrheit streiten, ehe Sie weiterzukommen versuchen.

Anzeichen dafür, dass Sie Ihren Konflikt herunterbremsen müssen, sind:

- Sie stolpern über etwas scheinbar Triviales – Sie denken: *Warum streiten wir uns wegen so einer Kleinigkeit?*
- Sie haben bereits einen Kompromiss geschlossen – aber dann wird er von einem von Ihnen oder allen beiden unterlaufen. Sie können sich nicht daran halten.
- Dasselbe Thema taucht immer wieder in anderen Konflikten oder Gesprächen auf wie ein ungebetener Gast.
- Oder es ist umgekehrt: Sie meiden ein bestimmtes Thema wie die Pest – es wird zu einer Art Elefant im Raum, um den Sie beide einen Bogen machen.
- Ihr Gegenüber zeigt eine überraschende, überzogen wirkende Reaktion auf eine Diskussion, die »aus heiterem Himmel« kommt und Sie kalt erwischt.

Der letzte Punkt kann sehr aufschlussreich sein: Sie denken, Sie führen ein normales Gespräch über alltägliche Abläufe, und Ihr Gegenüber hat eine heftige Gefühlsreaktion, die scheinbar aus dem Nichts kommt. Wenn Sie eine Reaktion ernten, die für Sie unverständlich ist – sagen wir, der andere wird überflutet oder wütend wegen etwas, das Sie für ein banales, gewöhnliches Planungsgespräch über Termine oder das Wochenende gehalten haben –, dann ist das ein klares Anzeichen dafür, dass etwas nicht stimmt. Sie sind gerade mit einem Eisberg zusammengestoßen – mit etwas, das unter der Oberfläche verborgen ist und das Sie nicht gesehen haben. Was machen Sie dann? Sie drosseln Ihren Motor und werden gaaanz langsam.

Sagen Sie: »Gehen wir einen Schritt zurück. Sieht so aus, als wäre das ein tiefgründigeres Thema, als ich dachte.«

Als wir noch jung verheiratet waren, gab es bei uns einen solchen Vorfall. John kam von der Arbeit nach Hause, und Julie war schon da und bereitete in der Küche das Abendessen vor. Als John zur Tür hereinkam, fiel sein Blick auf die Post, die auf dem Tisch in der Diele lag, und das erinnerte ihn daran, dass vor zwei Wochen ein Installateur im Haus gewesen war, und er wusste nicht mehr, ob wir die Rechnung schon bezahlt hatten. Also ging er in die Küche und sagte: »Sag, hast du den Installateur bezahlt?«

Julie ließ das Messer fallen, mit dem sie gerade Zwiebeln schnitt, und fuhr herum. »Weiß ich nicht!«, fauchte sie. »Hast *du* den Installateur bezahlt?«

Sie marschierte ins Schlafzimmer und knallte die Tür zu. Mit Schwung.

John stand mit der Post in der Hand da und dachte: *Habe ich eine Irre geheiratet?* Er folgte ihr ins Schlafzimmer und stellte sie zur Rede: »Was um Himmels willen ist denn los mit dir? Ich wollte doch bloß wissen, ob du die Rechnung des Installateurs bezahlt hast.«

»Ach ja!«, erwiderte sie. »Ich bin hier also nur die Sekretärin. Du sagst nicht einmal zuerst ›Hallo‹! Du kommst sofort zu der Checkliste von Dingen, die ich abarbeiten soll. Nein, ich hab das *nicht* gemacht. Also bin ich schlecht!«

John war perplex und defensiv, und das Gespräch lief anfangs nicht sonderlich gut. Aber schließlich beruhigten wir uns beide. John setzte sich aufs Bett und fragte Julie, jetzt in sanfterem Ton: »Woher kommt das?«

Julie dachte eine Weile darüber nach und konnte es schließlich erklären. »Als ich noch ein Kind war«, sagte sie, »hatte meine Mutter, wenn ich nach Hause kam, immer irgendetwas an mir auszusetzen. Zum Beispiel: ›Hast du das in der Schule angehabt? Das macht dich aber dick!‹ Als du gerade nach Hause gekommen bist, hast du genau wie sie geklungen.«

Julies Bitte war dann ganz einfach: »Wenn ich dich am Ende des Tages wiedersehe, dann brauche ich dringend, dass du kommst und mich begrüßt und küsst und fragst, wie mein Tag war. *Dann* kannst du mich fragen, ob ich den Installateur bezahlt habe.« Dahin kamen wir, weil wir uns ein bisschen Zeit genommen hatten, tiefer zu gehen, Fragen zu stellen, herauszufinden, warum eine solche vermeintliche Kleinigkeit eine so heftige Reaktion ausgelöst hatte. Solche Reaktionen sind eine rote Flagge, die im Boden steckt und fordert: »Grab hier«, und Anteilnahme und Aufmerksamkeit bedarf.

Wenn Sie irgendeines der Anzeichen dafür sehen, dass Sie tiefer in ein Problem einsteigen müssen, dann haben wir ein Modell dafür. Es heißt **Träume in Konflikten**.

Ihren Streit aus der Sackgasse holen: Träume in Konflikten

Die Geschichte hinter dieser speziellen Intervention ist eine persönliche. Diese Methode hatte ihren Ursprung nicht im Love Lab (wo wir sie allerdings gründlich testeten). Sie stammt aus unserem eigenen Leben und unserer eigenen Beziehung.

Ganz zu Anfang unserer Ehe, noch ehe wir unsere Theorie über die Ehe und unsere Interventionen entwickelt hatten, versuchten wir uns an der Lösung eines festgefahrenen Problems. Und wir kamen nicht vom Fleck. Sehr knapp zusammengefasst ging es um

Folgendes: Wir lebten in Seattle, einer quirligen Stadt, die John liebte. Julie nicht. John war in New York City aufgewachsen, und für ihn waren die Fußgängerströme, der dichte Verkehr, der Lärm und die Geschäftigkeit einer Großstadt vertraut und wohltuend – bei diesen Sinneserfahrungen fühlte er sich *zu Hause*. Julie, die in Portland aufgewachsen war, in einem Haus am Rand eines der größten wild belassenen Stadtparks im ganzen Land, fühlte sich in der Wildnis zu Hause. Sie suchte die Ruhe und Stille der Bäume. Oft schlich sie sich abends nach draußen, um im Wald zu schlafen, und kehrte am nächsten Morgen nach Hause zurück, ehe es hell wurde. Ihre Eltern haben das nie erfahren. Die freie, unberührte Natur hat sie seelisch gesund gehalten.

An einem Wochenende mieteten wir ein kleines Häuschen auf Orcas Island in der oberen nordwestlichen Ecke des Staates Washington, eine lange Autofahrt und eine Überfahrt mit der Fähre von der Großstadt entfernt. Julie verliebte sich auf der Stelle in Orcas. Sie hatte sich immer vorgestellt, eines Tages ein kleines Holzhäuschen irgendwo im Wald zu haben, und nachdem wir mehrmals auf die Insel zurückgekehrt waren, wobei wir uns jedes Mal nach Mietwohnungen umsehen mussten, erkannte sie, dass das der magische Ort für sie war. Also schnitt sie das Thema John gegenüber an.

»Ich möchte sehr gerne ein Häuschen auf Orcas kaufen«, sagte sie.

»Was?«, erwiderte John verblüfft. »Auf keinen Fall.«

Und schon fing es an und ging immer weiter. Der Streit eskalierte, wir zogen uns beide zurück, zornig und unzufrieden. Und wir stritten weiter darüber, wieder und wieder, *sechs* Jahre lang. Julie konnte ihren Wunsch nicht loslassen – ihr Herz hing an dieser Vision von einem Häuschen im Wald. Und John konnte sich nicht zu einem Ja durchringen – die ganze Idee, dort oben eine Bleibe *zu kaufen*, kam ihm extravagant und unnötig vor. Er behauptete seine Stellung. Sie behauptete ihre Stellung. Wir waren an einem toten Punkt.

Das Thema nahm immer mehr Raum in der Beziehung ein, wurde zu einem Hindernis, das täglich größer wurde und über das wir unausweichlich ständig stolperten. Der Groll über die Sache machte sich auch in anderen Gesprächen bemerkbar und sickerte in unsere Alltagsinteraktionen ein, die Negativität gewann die Oberhand. Also gingen wir zu einer Paartherapeutin. (Ja, auch Paartherapeuten brauchen mitunter Paartherapeuten!) Diese Therapeutin – die uns ein Freund empfohlen hatte – mochte John sehr gern. Sie fand ihn brillant, gesprächig und charmant. Sie war auf seiner Seite, und das zeigte sich auch in der Therapie. Julie trat in den Hintergrund. Eines Tages, als wir in ihrer Praxis saßen, uns stritten und noch ein weiteres Mal versuchten, einen Ausweg aus der Sackgasse zu finden, sagte sie: »Wissen Sie, John, Sie haben alles Recht der Welt, einfach Nein zu sagen, und sie muss das akzeptieren. Sie können Grenzen setzen – gute Beziehungen haben eine Menge mit Grenzen zu tun. Sagen Sie einfach Nein!«

Anschließend trotteten wir schweigend zum Auto. John ging offenkundig die Sitzung im Geiste noch einmal durch – er war tief in Gedanken. Zu Hause legte er die Autoschlüssel weg und wandte sich Julie zu: »Höre ich mich so an? Wie diese Therapeutin? Mit ihrem ganzen ›Sagen Sie einfach Nein‹-Gerede?«

»Ja«, sagte Julie. »Tust du.«

»Also«, sagte John, »so ein Ehemann möchte ich nicht sein.«

Wir beschlossen, die Therapeutin zu feuern.

Dann setzten wir uns an Ort und Stelle hin – in unserem eigenen Wohnzimmer statt in der Praxis von jemand anders – und machten ganz allein eine Übung, die später das Modell für die »Träume in Konflikten« wurde. Wir hörten auf, darüber zu streiten, ob wir das

Häuschen kaufen sollten oder nicht. Wir hörten auf, einander von irgendetwas überzeugen zu wollen. Wir fingen an, einander Fragen zu stellen und einfach zuzuhören.

Wir begannen, über die Vergangenheit und über die Zukunft zu reden. Julie erzählte John, wie schrecklich sie sich zu Hause als Kind und Jugendliche gefühlt hatte – wie viel Kritik, Geringschätzung und manchmal körperliche Gewalt es dort gegeben hatte. Sie wusste nie, welche schneidende Bemerkung ihre Mutter als Nächstes machen würde; sie hatte nie das Gefühl, sie könne sich entspannen oder brauche nicht auf der Hut zu sein. Deshalb schlüpfte sie spät am Abend zur Hintertür hinaus und rannte in das Naturschutzgebiet im Herzen von Portland. Sie berichtete, dass sie manchmal die ganze Nacht draußen blieb und unter den ausladenden Ästen einer Rotzeder schlief. In der Natur fühlte sie sich sicher. Dort konnte sie hingehen, um die nährende Schönheit der Bäume in sich aufzunehmen und spirituell aufzutanken.

»Die Stadt laugt mich aus«, sagte sie ihm. »Der Wald macht mich wieder lebendig.«

Jetzt war John an der Reihe.

Er erzählte Julie von seinen Eltern, einem jung verheirateten Paar, das zu Beginn des Zweiten Weltkriegs in Wien lebte. Eines Abends erfuhren sie, dass in den nächsten 24 Stunden die Gestapo in ihr Viertel kommen würde, um die Menschen zusammenzutreiben und in Konzentrationslager zu schicken. Sie flohen und verließen die Stadt, in der sie zu Hause waren, überquerten dann die Grenze zur Schweiz mit nichts als den Kleidern, die sie am Leib trugen, und ein paar Päckchen Salz und Zucker, die sie sich in die Taschen gesteckt hatten. Sie ließen alles zurück – ihren Beruf, ihre Familien, ihr Studium, ihre Freunde, ihre Wohnung mit allem, was darin war, ihre Bücher und geliebten Fotografien, Möbel und Familienerbstücke. Von der Schweiz aus entkamen sie in die Dominikanische Republik, wo John 1942 geboren wurde, und schließlich gelangten sie als Holocaust-Flüchtlinge nach New York.

Sie brachten John bei, was sie gelernt hatten: Man sammelt keinen Besitz und kein Eigentum an. Man weiß nie, wann einem Nazis unter einer anderen Bezeichnung auf den Fersen sind und man alles zurücklassen muss. Man sollte all seine Kräfte in innere Ressourcen stecken, die man mitnehmen kann, wie Bildung oder Können. Wir hatten bereits ein Haus – wir brauchten keine zwei –, und der Gedanke daran bedrückte John und ängstigte ihn, wenn er an seine Eltern und ihre Geschichte dachte.

Nachdem wir einander diese Geschichten erzählt hatten, schmolz unsere starre Haltung dahin. Nach jenem Gespräch fühlte sich alles anders an. Mitgefühl lag in der Luft. Wir wollten beide unbedingt alles tun, was in unserer Macht stand, um den Traum des anderen wahr werden zu lassen.

Ziemlich bald danach erreichten wir einen Kompromiss: Wir würden ein kleines Häuschen auf Orcas kaufen. Und wenn John nach ein paar Jahren das Gefühl hatte, es sei eine schlechte Investition gewesen, würden wir die Situation noch einmal neu bewerten und schauen, ob wir über einen Verkauf nachdenken sollten. Julie ihrerseits würde eine traditionelle jüdische koschere Küche einrichten – das hatte sich John schon lange zutiefst gewünscht.

Wir fanden ein rustikales Häuschen auf der Nordseite der Insel, hoch oben auf einem Felsvorsprung namens Racoon Point, von wo aus man über die Meerenge hinweg bis nach Kanada sehen konnte. John liebte diesen Ort – allerdings verbrachte er seine Zeit tendenziell lieber im Haus, wo er gemütlich auf der Couch saß und las, während Julie ihre Stiefel schnürte und auf Wanderschaft ging –, und nach einem Jahr war er begeistert von der Neuerwerbung.

Dieser Prozess war so erfolgreich für uns, dass wir dachten: »Damit müssen wir uns im Labor beschäftigen.«

Mit Träumen im Labor arbeiten

Im Anschluss nahmen wir uns Videoaufzeichnungen und Daten aus dem Labor noch einmal vor und schauten uns festgefahrene Gespräche genauer an. Wir erkannten bald, dass bei Paaren in einer Sackgasse oder in großer Not immer ein Traum unter der Diskussion lag, der nicht aufgedeckt oder nicht deutlich artikuliert worden war. Bei den Paaren, die ihre Konflikte erfolgreich bewältigen konnten, wurden diese Träume offen und direkt diskutiert.

Als wir anfingen, all die Dinge zusammenzustellen, die die Meister und Meisterinnen der Liebe *richtig* machten, zeichneten sich bald klare, durchgängige Linien ab: Diese Paare nahmen sich Zeit dafür, »Liebeslandkarten« voneinander anzulegen und sie immer wieder zu erweitern, und das heißt, dass man forschende Fragen stellt, neugierig auf den anderen ist und seine innere Welt versteht. Diese Paare empfanden eine herzliche Zuneigung füreinander, bewunderten sich gegenseitig und sprachen das auch täglich aus. Sie reagierten auf Kontaktangebote des anderen meistens mit Zuwendung. Sie bewahrten sich eine positive Sichtweise des anderen – sie nahmen eher das Gute aneinander wahr, das, was der andere *richtig* machte, als das Schlechte, also das, was der andere falsch oder gar nicht machte. Und wenn sie in einen Konflikt gerieten, stießen sie fast sofort in die Tiefe zu dem vor, was ihnen philosophisch, lebensgeschichtlich und emotional wichtig war, zu ihren Überzeugungen, Werten, Erinnerungen und Träumen.

Unser Vorgehen an jenem Tag, an dem wir einen Durchbruch bei unserem eigenen festgefahrenen Streit erreichten, war keineswegs einzigartig. Und das war eine gute Nachricht! Denn das hieß, dass es eine wiederholbare Strategie bot, die auch anderen Paaren zur Verfügung stand. Wir hatten unseren größten Konflikt exakt auf die gleiche Weise gelöst wie die Meister und Meisterinnen der Liebe im

Labor, und das gab uns das Vertrauen, die folgende Intervention zu entwickeln: eine Reihe von Fragen zu sammeln, die Paaren helfen sollten, ihren Konflikten auf den Grund zu gehen, statt sich an der Oberfläche im Kreis zu drehen.

Zunächst testeten wir sie in unseren Workshops für Paare. Wir sorgten dafür, dass das Szenario ganz klar war. Die Regeln lauteten: Es gibt einen Sprecher und einen Zuhörer. Die Aufgabe des gerade Sprechenden ist es, offen und ehrlich zu sein, aus dem Herzen zu sprechen und die Interventionen anzuwenden, die wir bisher in diesem Buch vorgestellt haben: einen weichen Einstieg, um seine Position beim anstehenden Problem zu erläutern; nur die eigenen Bedürfnisse auszusprechen, statt die Fehler des anderen anzuprangern. Die Aufgabe des Zuhörenden ist, dafür zu sorgen, dass sich der andere sicher fühlt, wenn er sich öffnet und den Traum hinter seiner Haltung bei dem Problem mitteilt. Seine Aufgabe ist, die Dinge im Zweifelsfall zugunsten des anderen zu deuten und sich den Standpunkt des Sprechenden geduldig anzuhören. Kein Urteil. Keine Abwehr.

Dann liest der Zuhörer eine Reihe von Fragen laut vor und hört sich die Antworten des Sprechers einfach an, ohne seine eigene Ansicht vorzubringen. Nachdem der Sprecher alle Fragen der Reihe nach beantwortet hat, tauschen Sprecher und Zuhörer die Rollen – wer als Zuhörer angefangen hat, wird jetzt Sprecher und umgekehrt. Anfangs hatten wir eine längere Liste von Fragen, aber nachdem wir die Übung getestet und optimiert hatten, dampften wir sie auf die folgenden sechs Fragen ein:

Die magischen Fragen des »Traumfängers«

1. Was glaubst du in Bezug auf dieses Thema? Hast du irgendwelche Werte, ethische oder sonstige Überzeugungen, die sich auf deine Haltung zu diesem Thema auswirken?
2. Hat deine Haltung in irgendeiner Weise mit deiner Lebensgeschichte oder deiner Kindheit zu tun?
3. Warum ist deine Haltung zu diesem Thema wichtig für dich?
4. Welche Gefühle hast du in Bezug auf dieses Thema?
5. Was ist hier dein Traumideal? Wenn du einen Zauberstab hättest, der dir genau das herbeizaubern könnte, was du dir wünschst, wie würde das dann aussehen?
6. Steckt in dieser Sache ein tieferer Zweck oder Sinn für dich? Welcher?

Diese Übung funktioniert, weil sie *Zeit und Raum eröffnet*. Sie weitet das Gespräch, sodass es atmen kann. Und sie verlangt eine klare Rollenverteilung zwischen den Partnern: Es gibt einen Sprecher und einen Zuhörer. Sie bietet beiden Partnern einen ruhigen, geschützten Raum, um herauszufinden, wie ihr tieferer Traum oder ihre tiefere Angst aussieht, und das dann auch auszusprechen.

Sie können nichts lösen, ehe Sie nicht die Haltung Ihres Gegenübers in dieser Sache auf einer tieferen Ebene verstehen. Wenn Sie die anfängliche Position Ihres Partners mithilfe eines weichen Einstiegs erfahren haben, haben Sie erst eine oder zwei Aussagen gehört. Sie haben noch kaum an der Oberfläche gekratzt, und es gibt noch sehr viel mehr, was Sie begreifen müssen.

Das bedeutet, dass die Rollen des *Sprechers* und des *Zuhörers* unbedingt eingehalten werden müssen. Sorgen Sie dafür, dass jeder von Ihnen eine ganze Runde Zeit bekommt. Das heißt, dass der Sprecher zuerst mit einem weichen Einstieg beginnt und dann die Fragen zum »Traum im Konflikt« beantwortet, die der Zuhörer stellt. Fallen Sie einander nicht ins Wort. Überspringen Sie keine Fragen! Der Zuhörer sollte die Liste durchgehen und der Reihe nach jede einzelne Frage stellen. Gehen Sie nicht weiter, bis sie so vollständig wie möglich beantwortet wurden.

Ihr Ziel ist es, alles über Ihren Partner und dieses Thema herauszufinden, was Ihnen möglich ist: Warum es so wichtig für ihn ist, woher seine Haltung kommt, wie sich seine persönliche Geschichte auf seine Einstellung zu diesem Thema auswirkt. Man kann nicht immer aus den Erfahrungen eines Menschen schließen, wie sich seine Überzeugungen und Werte ausformen – so wurden beispielsweise besonders bei den älteren Generationen manche als Kinder von ihren Eltern körperlich bestraft. Einige nahmen aus dieser Erfahrung mit, dass aus ihnen etwas geworden ist, dass es ihnen nicht geschadet hat, dass es eine wertvolle Lektion für sie und in Ordnung war. Andere werden denken: *Das war eine Gewalterfahrung, ich habe nichts daraus gelernt außer Angst; ich werde niemals Hand an meine eigenen Kinder legen.* Der Hintergrund ist außerordentlich wichtig, aber wir sehen, dass genau der gleiche Hintergrund zu unterschiedlichen Glaubenssätzen führen kann. Wir müssen tief in diese Dinge eintauchen, um die Position des anderen bei einem Streitpunkt zu verstehen.

Selbst Menschen mit allen erdenklichen Gemeinsamkeiten (Gesellschaftsschicht, Ethnie, Heimatstadt, Familienstruktur, Religion) können eine vollkommen unterschiedliche Sichtweise einer Sache haben, weil die körperliche, emotionale, spirituelle und intellektuelle Konstitution eines jeden Menschen sich unterschiedlich mit dieser gemeinsamen Umgebung verknüpfen und etwas Einzigartiges hervorbringen wird. Manuel und Shanae hatten beispielsweise sehr viele Gemeinsamkeiten bezüglich ihrer Kindheit. Sie hatten es beide schwer gehabt: Ihre Eltern waren nicht da, die Bezugspersonen unzuverlässig, und sie hatten eine Geschichte von Entbehrung und Mangel. Aber aus dieser parallelen Lebenserfahrung hatten sie sehr unterschiedliche Glaubenssysteme abgeleitet.

Manuel und Shanae: Es ging nicht um Geld

Bei Manuel und Shanae wussten wir, dass der erste Schritt aus der Sackgasse darin bestand, den ständigen Konflikt über Geld aus dem Spiel zu lassen. Stattdessen sprachen wir über ihre Vergangenheit. Wir fragten: Welche Kultur gab es in Bezug auf Geschenke in Ihrer Familie, als Sie heranwuchsen? Haben Ihnen Ihre Eltern oder Bezugspersonen auf diese Weise Liebe gezeigt? Welche Bedeutung haben Sie daher an Geschenke geknüpft?

Die Antworten waren außerordentlich aufschlussreich. Shanae wuchs nicht bei ihren Eltern auf. Ihr Vater war im Gefängnis, und ihre Mutter war drogensüchtig – sie liebte Shanae, war aber nicht dazu imstande, ihr eine verlässliche Mutter zu sein oder für sie zu sorgen. Einen großen Teil ihrer Kindheit verbrachte Shanae bei einem Onkel und einer Tante. An Weihnachten bekamen deren eigene Kinder regelmäßig bergeweise Geschenke. Für Shanae wickelten sie ein Paar neue Socken in Geschenkpapier ein. Das war alles. Nur Socken. Sie sah, was Geschenke symbolisierten: dass man wichtiger war. Geschenke waren gleichbedeutend mit Liebe – und sie bekam keine.

Manuel bekam indessen überhaupt keine Geschenke. Seine Eltern waren meist abwesend, gewalttätig und ließen sich schließlich scheiden. Im Grunde musste er allein klarkommen. Der einzige Mensch, der ihm je Geschenke machte und ihm das Gefühl gab,

»reich zu sein«, wie er es ausdrückte, war eine Freundin der Familie, seine Patin, bei der er all seine Ferien und die Sommer verbrachte. Diese Beziehung fühlte sich wie die einzige verlässliche in seinem Leben an. Aber als er als Teenager begann, Drogen zu verkaufen, um sich über Wasser zu halten, erklärte sie ihm, dass sie seinen Lebensstil nicht gutheißen könne, und brach den Kontakt unvermittelt ab – für immer. Die Folge war, dass er nie mehr jemandem vollständig vertraute. Gab ihm jemand ein Geschenk, war seine reflexhafte Reaktion darauf die Frage: *Warum gibst du mir das? Wahrscheinlich, um mich zu manipulieren.*

Wir fragten Manuel, ob er möglicherweise keine Geschenke von Shanae annehmen konnte, weil das bedeutet hätte, dass er sich dafür öffnete, Liebe von ihr anzunehmen und damit zugleich auch die ganze Verletzlichkeit zuzulassen, die damit einherging – und er gab zu, dass das stimmte. Sie wiederum hungerte nach Zeichen der Liebe von ihm. Dieses Paar hatte diesen Streit – der buchstäblich über Jahre ging – durch die Brille des *Finanziellen* betrachtet. Aber er hatte nichts mit Geld zu tun. Vielmehr ging es um die verborgene, unterschwellige Bedeutung von Liebe: wie wir sie geben, wie wir sie annehmen, wie wir uns ihr öffnen.

Als sie die Fragen des Traumfängers durchgingen, war der Tenor ihres Gesprächs ganz anders. Mit dieser Struktur – dem Abwechseln, dem Sprechen über sich selbst und ihre Kindheit, mit genügend Zeit, um jede Frage zu beantworten – waren sie empfänglich und dazu fähig, einander wirklich zuzuhören. Manuel, der tendenziell impulsiver war, war wesentlich ruhiger und weniger heftig, als er das Interview mit den sechs Fragen durchging, und das wiederum führte dazu, dass auch Shanae, die eher konfliktvermeidend war, sich sicher fühlte, als sie sich öffnete und ihre Antworten mitteilte.

Als Manuel Shanae fragte: »Welche Gefühle hast du in Bezug auf dieses Thema?«, und Shanae sagte: »Ich fühle mich wieder wie ein kleines Kind, das darauf wartet und wartet, endlich für jemanden wichtig zu sein«, sahen wir, wie sich sein Gesichtsausdruck veränderte, als er zu begreifen begann. Als er an der Reihe war und Shanae zur fünften Frage kam und sich erkundigte: »Wenn du einen Zauberstab hättest, der dir genau das herbeizaubern könnte, was du dir wünschst, wie würde das dann aussehen?«, sagte er: »Das würde so aussehen, dass alles zwischen uns einfacher wäre. Du weißt, dass ich dich liebe, komme, was da wolle.«

Das war für Manuel und Shanae nicht das Ende der Konflikte über dieses Thema. Aber als der Streit das nächste Mal aufflammte, verlief das Gespräch wesentlich anders.

Shanae: *(schaut in die Einkaufstaschen, die Manuel gerade ins Haus gebracht hat, seufzt enttäuscht und rollt mit den Augen)* Ah, eine Packung Nägel aus dem Haushaltwarengeschäft. Genau das, wovon ein Mädchen träumt.

Manuel: Ich hab dir doch gesagt, dass ich dort vorbeigehe. Was hast du denn gedacht, was ich mitbringe? Einen Brillantring?

Shanae: Ich dachte einfach, du würdest mir heute vielleicht etwas mitbringen. Mir fehlt ein Zeichen der Zuneigung von dir. Du hast mir in letzter Zeit kaum Beachtung geschenkt.

Manuel: Shanae, ich versuche, mit diesen Reparaturen fertig zu werden, damit wir diese Wohnung untervermieten und ein größeres Appartement für uns suchen können. Das haben wir doch besprochen. Ich dachte, das willst du gerne!

Shanae: Will ich auch, ich möchte bloß, dass du mir ab und zu zeigst, dass dir etwas an mir liegt. Menschen in einer Beziehung machen das, Manuel, es ist normal, sich das zu wünschen.

Manuel: *(seufzt frustriert)* Ich begreife einfach nicht, warum kleine Geschenke so wichtig für dich sind. Du weißt doch, dass ich dich liebe, warum reicht dir das nicht?

Shanae: Also … ich glaube, wenn man jemanden liebt, dann will man ihm das auch zeigen. Es reicht nicht, es einfach nur zu sagen. Jeder kann das sagen, ohne dass es irgendetwas bedeutet. Wenn du hingehst und ein Geschenk für jemanden besorgst, dann bedeutet das, dass du an ihn denkst. Es kostet Mühe. Es verlangt, dass du über den Menschen nachdenkst, den du liebst.

Manuel: Ja, aber ich hab keine Zeit!

Shanae: Ich weiß, ich weiß.

Manuel: Schau, ich weiß, dass das in deiner Kindheit ein Thema für dich war. Und ich gebe mir Mühe. Aber ich möchte nicht, dass wir diese Wohnung verlieren, weil wir die Miete nicht bezahlen können.

Shanae: Ist das der einzige Grund?

Manuel: Na ja … wahrscheinlich habe ich noch immer meine alte Reaktion von früher, wenn du davon sprichst, dass ich dir etwas geben soll – als wolltest du mir etwas abluchsen. Mein Dad hat mir beigebracht, nie jemandem zu trauen, weil er dich nur abzocken wird. Und genau so war es auch immer. Die Leute geben dir nur etwas, wenn sie etwas dafür haben wollen. Ich weiß noch, dass mir andere Kinder manchmal etwas gegeben haben, wie Süßigkeiten oder eine Zigarette, und mir dann gesagt haben, jetzt sei ich an der Reihe, Bier kaufen zu gehen, sodass ich derjenige war, der den Kopf hinhalten musste. Ich bin so daran gewöhnt, ausgenutzt zu werden. Mit 14 oder 15 war ich endlich so schlau, es nicht mehr zuzulassen, dass die Leute mich ausnutzen und manipulieren.

Shanae: Aber ich will dich nicht manipulieren! Davon ist überhaupt nicht die Rede.

Manuel: Ja, das weiß ich ja inzwischen, aber was du sagst, löst noch immer dieses Gefühl in mir aus.

Shanae: *(legt liebevoll den Arm um ihn)* Könnte ich dich wenigstens dazu manipulieren, dass du mir nächstes Mal, wenn du in die Stadt gehst, einen dieser Schokoriegel mitbringst, die ich so gerne mag?

Manuel: *(lachend)* Okay, okay, einen Schokoriegel können wir uns wahrscheinlich leisten, ohne gleich die Wohnung zu verlieren.

Die unterschiedlichen Werte in Bezug auf Geld und Geschenke werden für dieses Paar ein ewiges Problem bleiben, das in unterschiedlicher Weise ihr Leben lang immer wieder auftauchen wird. Auch in Zukunft wird Manuels Grundeinstellung, Geschenke zu machen, diene der Manipulation, weiterhin ab und zu mit Shanaes tief sitzender Überzeugung kollidieren, Geschenke seien gleichbedeutend mit Liebe. Aber das Gespräch über die »Träume in Konflikten« hat den Rahmen für diese Konflikte vollkommen verändert. Die beiden streiten sich immer noch über dieses Thema, aber sie geraten nicht mehr an einen toten Punkt, der ihrer Beziehung schadet. Normalerweise finden sie irgendeine Art von Lösung oder Kompromiss für die jeweilige Auseinandersetzung. Sie fühlen sich weniger schnell verurteilt und angegriffen. Jetzt handeln sie aus einem tiefen Verständnis füreinander heraus, aus einem Bewusstsein für die dauerhaft verletzlichen Stellen, die sie beide haben, deshalb wird dieses Thema zwar nie vollkommen aus der Welt zu schaffen sein, aber es ist keine Quelle von Schmerz und Missverständnissen mehr.

Die schlimmsten Konflikte bieten die besten Gelegenheiten für Intimität

Das widerspricht in gewissem Sinne der Intuition: Wenn Sie und Ihr Partner oder Ihre Partnerin nicht an ein bestimmtes Thema rühren können, ohne einen schrecklichen, stressigen, hitzigen Streit zu entfachen, dessen Nachwirkungen noch tagelang (oder länger) zu spüren sind, dann wäre die natürlichste Reaktion darauf allem Anschein nach, dieses Thema zu vermeiden. Es hat eine gewisse Logik, sich zu denken: *Okay, das ist ein ewiger Konflikt, und er ist so schmerzhaft, also lassen wir einfach die Finger davon.* Auch an einem toten Punkt können die Menschen die Hoffnung verlieren: *Wir haben dieses Thema bis zum Erbrechen durchgekaut, es hat keinen Sinn mehr.* Oder: *Ich habe den Falschen oder die Falsche geheiratet, ich soll so sein, wie ich nicht bin. Ich kann diese Beziehung nicht behalten, wenn ich nicht meine ganze Persönlichkeit verändere.*

Wir haben festgestellt, dass bei der Arbeit mit Paaren, insbesondere in Workshops, in denen wir die Teilnehmenden Schritt für Schritt durch die Intervention »Träume in Konflikten« leiten, die sechs Fragen in 87 Prozent der Fälle bei einem festgefahrenen Konflikt zu einem großen Durchbruch führen.[55] Manchmal gibt es den Fall, dass wir tatsächlich überhaupt nicht kompatibel sind – wir sitzen nicht hier und erzählen Ihnen, dass alle Beziehungen gerettet werden könnten oder sollten. Die Daten unterstützen das nicht und unsere therapeutische Arbeit mit Paaren auch nicht. Manchmal passen zwei Persönlichkeiten einfach zu schlecht zusammen. Manchmal sind die Träume allzu widersprüchlich. Aber in fast 90 Prozent der Fälle ist das nicht so. Die Menschen müssen einfach die verborgenen Träume des anderen besser verstehen, dann können sie aus der Sackgasse herauskommen und ganz allgemein Konflikte produktiver austragen.

Zu den großen Überraschungen im Lauf der Jahre zählte für uns Forscher, dass wir nach und nach erkannten, wie tief die Konflikte der Menschen reichten – und wie existenziell sie letzten Endes waren. Die kleinen, banalen Probleme des Alltagslebens, über die sich Paare so schnell in die Wolle bekamen, offenbarten sich als eng mit größeren Anliegen verknüpft. Wir holten alle möglichen Arten von Menschen ins Labor – Paare aus allen Bevölkerungsschichten unter der Sonne. Und wir sahen, dass jeder Mensch, ganz gleich, welchen Hintergrund oder welches Bildungsniveau er hat, ein Philosoph ist. Jeder Mensch hat schon mit denselben Fragen gerungen: *Warum bin ich überhaupt da? Was ist der Sinn meines Lebens? Zu welchem Zweck bin ich hier, lebe ich auf dieser Welt? Wie möchte ich dieses eine Leben verbringen, das ich habe?*

Menschen sind sinnstiftende Wesen. Wir sind Geschichtenerzähler und sind es seit Jahrtausenden. Wir haben uns Ursprungsgeschichten erzählt, um die Welt zu erklären. Wir erzählen uns die Geschichte unseres eigenen, persönlichen Lebens, wir suchen nach Sinn, nach einer Moral. Aus diesem Grund kann man triviale Schwierigkeiten – bis hin zu der Frage, ob man die Kleidungsstücke seines Ehemanns vom Boden aufhebt – als symbolisch ansehen, als verbunden mit einer tieferen Überzeugung oder Sinngebung, die das Leben leitet. Deshalb sagen wir, dass unsere größten Konflikte die besten Gelegenheiten für Intimität bieten können: Sie können als Punktstrahler dienen und etwas für unsere Seinsweise zutiefst Wichtiges, das unserem Gegenüber hilft, uns besser kennenzulernen, in einen hellen Lichtkreis tauchen, damit es gesehen und verstanden werden kann.

Aber manchmal sind Träume so verborgen, so tief vergraben, dass wir selbst nichts von ihnen wissen. Und doch werden die Emotionen, die mit ihnen zusammenhängen, in unseren Konflikten an die Oberfläche kommen. Das Gespräch über die »Träume in Konflikten«

kann hilfreich sein, aber vielleicht braucht es auch noch ein bisschen mehr Zeit, den Dingen auf den Grund zu kommen.

Raum schaffen, damit der Traum ans Licht kommen kann

Unsere Träume und Bedürfnisse sind uns nicht immer bewusst. Das ist sehr verbreitet – besonders in der westlichen Kultur. Wir arbeiten so viel. Wir verbringen so viel Zeit mit dem Versuch, unser Überleben zu sichern und auf einen grünen Zweig zu kommen. Oft nehmen wir uns nicht genug Zeit, darüber nachzudenken, wer wir sind oder *warum* wir so sind, wie wir sind. Das bedeutet, dass wir bei einem Konflikt in eine Situation kommen können, in der wir eine Frage nicht beantworten können, weil sie etwas anspricht, was wir uns noch nie so überlegt haben. Sie oder Ihr Partner oder Ihre Partnerin brauchen vielleicht Zeit zum Nachdenken.

An dieser Stelle kann ein Therapeut oder eine Therapeutin eine gute Hilfe sein – wenn Sie eine Zeit lang dorthin gegangen sind, weiß er oder sie bald einigermaßen über Ihre Sorgen, Ihre Denkweise im Alltag, Ihren Hintergrund und so weiter Bescheid und kann oft erspüren, was für Sie sinnvoll ist und welche persönliche Geschichte Sie an Ihrer Einstellung zu einem bestimmten Thema festhalten lässt. Er oder sie kann Fragen stellen, auf mögliche Zusammenhänge hinweisen, Ihnen eine Vorstellung davon geben, was bei Ihnen vermutlich gerade läuft. Aber man kann auch alleine hinter diese Dinge kommen, wenn man sich genügend Zeit dafür nimmt, sein Herz und sein Gedächtnis zu erforschen, innezuhalten und sich zu überlegen: *War ich schon einmal in einer solchen Situation? Hatte ich dieses Gefühl schon einmal?* Ein Paar, das sich darüber stritt, ob es seine Ersparnisse in den Kauf eines Hauses stecken sollte, ehe die Zinsen für ein Darlehen steil in die Höhe gingen, und endlos über die Grundstückspreise in seiner Stadt diskutierte, musste sich letztlich zwei vollkommen andere Fragen stellen. Partner 1 musste der Frage auf den Grund gehen: *Warum ist es für mich so wichtig, mein Leben sicher und stabil zu halten?* Und Partner 2 musste sich überlegen: *Warum ist es so wichtig für mich, keine Wurzeln zu schlagen und immer in Bewegung bleiben zu können?*

Wenn Sie mitten in einem Streit sind, haben Sie vielleicht nicht die Antworten auf solche Fragen. Dieses Paar brauchte unzählige Gespräche – und Pausen dazwischen, in denen es über all das nachdenken konnte –, um die Lebensgeschichte von beiden durchzusprechen und zu schauen, was ein *Ort* und ein *Zuhause* für sie bedeutete, ob sie in der Kindheit ein Gefühl der Beständigkeit oder Sicherheit hatten oder nicht, und wie das zu ihrer derzeitigen Einstellung geführt hatte, wie man leben soll und was Vorrang haben soll. Wenn Sie also mitten in einem Konflikt stecken und sich bei dem Gedanken ertappen: *Wow, ich habe keine Ahnung, woher das kommt*, dann ist als Erstes fällig, dass man sich Raum zum Nachdenken freischaufelt.

Sagen Sie: »Ich wollte, ich könnte die Frage beantworten, aber ich glaube, dafür brauche ich Zeit.«

Dann nehmen Sie sich die Zeit, darüber nachzudenken!

Wenn es Ihnen schwerfällt, tiefer zu kommen, dann haben wir hier ein paar Tipps für Dinge, die Verbindungen und Erkenntnisse anstoßen können:

- Alte Fotos, Jahrbücher oder Tagebücher durchgehen.
- Nachdenken, wie Ihre früheren Liebesbeziehungen oder eine frühere Ehe ausgesehen haben, wie sie beschaffen waren.
- Über Ihre Beziehungen zu Ihren Eltern oder Bezugspersonen oder Geschwistern nachdenken.

- Über Ihre frühen Beziehungen zu Gleichaltrigen und die frühen Erfahrungen in der Schule nachdenken.
- Nach generationsübergreifenden Mustern in Ihrer Familie Ausschau halten (wenn Sie zum Beispiel einen festgefahrenen Konflikt über Geld haben, ist es hilfreich, zu fragen: »Welches familiäre Erbe habe ich in Bezug auf Geld?«).

Dann kommen Sie wieder zusammen und teilen Ihrem Partner oder Ihrer Partnerin mit, was bei Ihren Überlegungen herausgekommen ist. Dafür müssen Sie noch nicht alle Antworten kennen. Sie sind kein Puzzle, das man erst »fertig haben« muss. Geben Sie dem anderen Anteil an Ihren gedanklichen Prozessen. Berichten Sie alles, was Ihnen eingefallen ist und was Sie für interessant oder wichtig halten. Etwa beim Nachdenken über ein Familienerbe in Bezug auf Geld: »Ich bin in Alaska aufgewachsen, in einer Familie von Fischern, und beim Geld gab es immer ein steiles Auf und Ab. Wir hatten nichts und aßen abends den Schmelzkäse, den Sozialhilfeempfänger von der Regierung bekommen, dann kam plötzlich die Krabbensaison, und wir waren reich. Wir rannten los und kauften alles ein, auf das wir gewartet hatten: Möbel, Lebensmittel, Winterschuhe. Und dann war das Geld wieder weg, und wir mussten Wünsche zurückstellen und warten. Ich schätze, ich habe noch immer diesen Drang, Geld *auszugeben*, sobald wir ein bisschen etwas extra haben, weil es sonst einfach schnell wieder weg ist.«

Das Schöne am Einüben von Gesprächen über den »Traum in Konflikten« ist, dass das eine Kunst ist, die Sie erlernen können. Je mehr Sie und Ihr Gegenüber über Ihre persönlichen Ziele sprechen, seien sie klein oder groß, und auch über Ihre Vorstellungen von der Art von Leben, das Sie gerne führen möchten, desto seltener geraten Sie in destruktive Konflikte, die von uneingestandenen oder unterdrückten Träumen angeheizt werden. Etwas, das einst vielleicht Gegenstand eines großen Streits geworden wäre, kann zu einem Moment der Verbundenheit und Zusammenarbeit führen, in dem Sie beide an einem Strang ziehen, um eine Herausforderung zu meistern.

Ihren Träumen nahezukommen wird Ihnen bei Konflikten helfen

Ein Paar, das bei unseren Langzeitstudien im Love Lab mitmachte, hat uns gezeigt, wie tiefgreifend die Wirkung eines solchen Vorgehens sein kann. Wir werden sie George und Marianne nennen. Sie waren erst ein paar Jahre verheiratet, als sie an der Studie teilnahmen, für beide war es die zweite Ehe, in die sie je zwei Kinder mitgebracht hatten, sodass sie jetzt vier Teenager gemeinsam großzogen. Wir begannen, wie immer bei den teilnehmenden Paaren, mit einem Oral History Interview, das wir bei ihnen zu Hause machten.

Das Oral History Interview ist ein Instrument zur Einschätzung von Beziehungen, an dem wir im Lauf der Zeit stetig gefeilt haben, um ein ungefähres Gefühl für die Beziehungsgeschichte eines Paars zu gewinnen, *ehe* es ins Labor kommt und beim Streiten beobachtet wird. John und sein damaliger Forschungspartner Lowell Krokoff ließen sich von der Arbeit von Studs Terkel – dem Radiomoderator und Schriftsteller, der den Pulitzer-Preis bekam – inspirieren, der bahnbrechende Interviews mit einfachen Amerikanern über ihre Erfahrungen während der Weltwirtschaftskrise ab 1929 führte und so eine Reihe der fesselndsten und tiefgründigsten Zeugnisse dieser Zeit zusammentragen konnte, die wir haben. Als wir mit unseren Oral History Interviews über den Verlauf der Ehe begannen, waren sie locker gestrickt und umfassten viele Bereiche, deckten alle erdenklichen Beziehungsfragen ab und konnten Stunden dauern, bis hin zu einem ganzen Tag. Im Lauf der Zeit dampften wir sie auf die zentralen Fragen ein, die direkt zu den wichtigsten Bereichen der Beziehungsgeschichte eines Paars führten: Wie hatten sich die beiden kennengelernt? Wie war die Zeit, in der sie umeinander geworben hatten? Wie hatte sich ihre Beziehung im Lauf der Zeit entwickelt? Welche großen Höhen und Tiefen hatte es bisher in ihrer Beziehung gegeben?

Zu den großen Offenbarungen des Oral History Interviews gehörte, dass *die Art und Weise, wie ein Paar seine Beziehungsgeschichte erzählte, seine Zukunft vorhersagte.*[56] Im Lauf der Zeit sahen wir anhand der Folgestudien, die wir alle paar Jahre machten, dass die eheliche Zufriedenheit eng damit verknüpft war, wie ein Paar seine Geschichte erzählte – sprachen die beiden liebevoll davon, wie sie sich kennengelernt hatten, erinnerten sie sich an Einzelheiten? Erinnerten sie sich mit Freude an die Gründe, warum sie sich in ihren Partner oder ihre Partnerin verliebt hatten, und sprachen mit Wärme davon? Sprachen sie über ihr gemeinsames Leben mit einem »Wir-Gefühl« (und benutzten eher das Wort »wir« oder »uns« statt »ich«)? Wie schilderten sie harte Zeiten und vergangene Konflikte? Gab es das Gefühl, dass sie an einem Strang ziehen konnten und wollten, um Herausforderungen zu bewältigen?

Als wir George und Marianne baten, uns eine schwierige Zeit zu beschreiben, hatten sie sofort eine Geschichte parat. Sie ereignete sich kurz nach ihrer Heirat und der Zusammenführung ihrer Haushalte. George war ein erfolgreicher Verkäufer, und um genügend Platz für ihre große Patchworkfamilie zu haben, hatten sie gerade ein größeres Haus gekauft und sich dabei finanziell ein bisschen aus dem Fenster gelehnt. George ging eines Tages kurz nach ihrer Hochzeit zur Arbeit, und sein Chef rief ihn zu einem Gespräch zu sich. »Ich bin dabei, Dinge neu zu organisieren, und möchte, dass Sie in den Außendienst gehen«, sagte der Chef. »Ich gebe Ihnen einen exzellenten neuen Bezirk. Das könnte einen gewaltigen Verdienstzuwachs für Sie bedeuten, wenn Sie alle Möglichkeiten ausschöpfen. Herzlichen Glückwunsch!«

Doch George hatte kein bisschen das Gefühl, er wäre zu beglückwünschen, als er dort im Büro seines Chefs saß. Die Sache fühlte sich ganz und gar nicht gut an. Er wusste auf der Stelle, dass er das nicht wollte. Also sagte er seinem Chef, dass er die Beförderung ablehne. Der war schockiert und erklärte ihm, das sei sein neuer Job, und damit basta. Andernfalls könne er ja gehen.

»In Ordnung, ich gehe«, sagte George. »Ich höre auf.«

Er ging schnurstracks nach Hause und sagte seiner Frau: »Ich habe meinen Job gekündigt.«

Ihre Reaktion? Sie geriet in Panik.

»*Was* hast du gemacht?«, rief sie. Sie waren noch nicht einmal einen Monat verheiratet. Sie hatten Kinder in der Schule, mussten für das College bezahlen und auch eine große Hypothek abbezahlen. »Warum hast du das gemacht? Hättest du nicht zuerst mit mir darüber reden können? George, ich fasse es nicht.«

»Ich *musste* aufhören«, antwortete er. »Ich habe einfach gesehen, dass ich an einem Punkt meines Lebens bin, an dem ich nicht mehr in den Außendienst will. Ich war früher schon so viel unterwegs. Damals habe ich den Fehler gemacht, meiner Karriere den Vorrang vor meiner Ehe einzuräumen. Das ist nicht gut gegangen. Jetzt bin ich mit einer Frau verheiratet, die ich liebe und von der ich nicht getrennt sein will. Ich möchte nicht von dir weg sein, und ich will auch nicht von den Kindern weg sein.«

Marianne schwirrte noch der Kopf von der Nachricht – aber sie begriff.

»Also, okay«, sagte sie. »Wir müssen es den Kindern sagen.«

Als sie sich mit ihren Kindern zusammensetzten und ihnen die Neuigkeit mitteilten, machte Georges älterer Sohn einen Vorschlag:

»Dad, warum verdienst du dein Geld nicht mit etwas, was dir am Herzen liegt? Du arbeitest immer als Freiwilliger bei Motocross-Rennen mit. Du bist ganz begeistert davon. Warum eröffnest du nicht einfach eine eigene Rennstrecke?«

George überlegte sich das und sagte, er würde es versuchen, wenn alle mit anpackten. Die Kinder waren einverstanden. Und er nahm das Vorhaben in Angriff. Er beantragte ein Darlehen für eine Unternehmensgründung, machte einen Motocross-Shop und eine Rennstrecke auf. Er verkaufte Motorräder, bot Unterricht an und führte Reparaturen durch. Das Geschäft lief gut – es war ein Erfolg. Als dieses Paar einige Jahre später ins Love Lab kam, führte George das Geschäft noch immer; die Teenager – die inzwischen College-Studenten waren – arbeiteten noch ab und zu mit. Und George und Marianne waren ein eng verbundenes Paar, stabil und solide. Sie hatten einen ähnlichen Sinn für Humor, der sich auch gleich im Oral History Interview zeigte. Als wir sie fragten, wie sie sich kennengelernt hatten und was sie zueinander hingezogen hatte, sagte George: »Och, ich fand sie sofort attraktiv ... vor allem ihr Hinterteil.« Und Marianne lachte schallend. Er fuhr fort: »Und dann habe ich sie natürlich kennengelernt ... Ich wusste auf der Stelle, dass ich sie heiraten würde.«

Als wir sie baten, uns davon zu erzählen, wie sie einmal einen Konflikt beigelegt hatten, berichteten sie die obige Geschichte. Der Witz an ihrer Geschichte war aber, dass es gar keinen großen Streit gab. Es hätte einen geben können – in dem Augenblick, in dem George nach Hause kam und verkündete, er hätte eigenmächtig seinen Job aufgegeben, ohne vorher mit seiner Frau darüber zu reden, hätte es auch ganz anders laufen können. Aber in diesem Moment der Krise besannen sie sich direkt auf ihre Träume. George wusste, was er wollte und was nicht, und er drückte es aus.

Während des Interviews wandte sich Marianne ihm zu und sagte:

»Ich fasse es heute noch nicht, dass du das so plötzlich gemacht hast. Hattest du keine Angst?«

»Klar hatte ich Angst«, antwortete er. »Aber ich wusste, es würde okay sein. Mit dir zusammen schaffe ich alles.«

Welche Träume stecken in *Ihren* Konflikten?

Probieren Sie mit Ihrem Partner oder Ihrer Partnerin die unten folgende Übung aus, um unter die Oberfläche von einem Ihrer Konflikte zu gelangen. Es gibt ein so reichhaltiges Wissen übereinander zu erlangen, und wenn wir Zugang dazu bekommen, kann es unsere Beziehung – und unser Leben – tiefgreifend verändern.

Suchen Sie sich ein ewiges Problem oder einen festgefahrenen Konflikt zur Diskussion aus. Wenn Sie Hilfe für Ihre Wahl brauchen, werfen Sie einen Blick auf die folgende Liste, die wir zusammengestellt haben, und schauen Sie, ob irgendetwas davon bei Ihnen ins Schwarze trifft. Zwar können Paare wegen allem und jedem in eine Sackgasse geraten, und ewige Probleme können unterschiedliche Formen annehmen, aber hier sind einige häufige Problembereiche aufgelistet, über die viele Paare streiten. Suchen Sie einen aus, oder wählen Sie beide je ein Thema und durchlaufen Sie den Prozess zweimal.

Ewige Probleme entstehen vielleicht durch Unterschiede in den folgenden Blickpunkten:

- ☐ Ordnung und Organisation im Haus
- ☐ Kindererziehung, einschließlich der Aufteilung der Betreuung, Disziplin, Strenge versus Großzügigkeit und so weiter
- ☐ Optimale Frequenz von Sex
- ☐ Vorlieben beim Liebesspiel (zum Beispiel ein Partner sieht Sex

als Weg zur Intimität an, während der andere Intimität als Voraussetzung für Sex braucht)

- ☐ Umgang mit der weiteren Familie (Möchten Sie mehr Unabhängigkeit von der Familie oder mehr Nähe zu ihr?)
- ☐ Umgang mit Geld (ein Partner ist konservativer und macht sich Sorgen, wenn nichts gespart wird, der andere gibt eher großzügig aus und lebt lieber im Augenblick)
- ☐ Verteilung von Hausarbeit (zum Beispiel eine Aufteilung in gleiche Anteile oder ein eher traditionelles Arrangement)
- ☐ Sozialkontakte und Beziehungen zu Freunden und Gesellschaft (Extroversion versus Introversion)
- ☐ Treue in der Beziehung (Was bedeutet es, einander treu zu sein?)
- ☐ Bedürfnis nach Aufregung und Abenteuer
- ☐ Ehrgeiz und die Bedeutung der Arbeit (ein Partner ist mehr auf Arbeit und Erfolg in diesem Gebiet hin orientiert als der andere)
- ☐ Religion
- ☐ Wunsch nach Unabhängigkeit (einer der beiden möchte vielleicht mehr davon haben)
- ☐ Grundwerte (Gibt es große Unterschiede in dem, was Sie im Leben am meisten schätzen und was für Sie Priorität hat?)

Was steht nicht in der Liste? Gibt es Unterschiede in der Persönlichkeit, in der Lebensweise, bei den Werten oder Ansichten, wie die Dinge sein sollten, die sich in Ihren Konflikten gezeigt haben? Ergänzen Sie sie hier:

____

____

____

Als nächsten Schritt diskutieren Sie dieses Problem anhand der folgenden Richtlinien:

IHRE AUFGABE: An einem festgefahrenen oder ewigen Problem zu arbeiten, indem Sie Ihrem Partner oder Ihrer Partnerin die darunter liegenden Träume, die Lebensgeschichte, Überzeugungen oder Werte bei diesem Thema verstehen helfen.

DIE AUFGABE DES SPRECHERS: Ihre Aufgabe besteht darin, ehrlich über Ihre Gefühle und Überzeugungen bezüglich Ihrer Haltung bei diesem Thema zu sprechen. Erforschen Sie, was diese Haltung für Sie bedeutet, welcher Traum hinter Ihrer Einstellung stecken könnte. Erzählen Sie die Geschichte des Ursprungs dieses Traums oder dieses Glaubens: woher er kommt und was er symbolisiert. Sie müssen klar und ehrlich sein. Was möchten Sie *wirklich* bei diesem Thema? Warum ist es wichtig für Sie? Versuchen Sie, Ihrem Partner ein Verständnis zu ermöglichen.

- Argumentieren Sie nicht zugunsten Ihrer eigenen Einstellung und versuchen Sie nicht, Ihr Gegenüber von ihr zu überzeugen; erklären Sie einfach, wie Sie die Dinge sehen. Sprechen Sie alle Gedanken und Gefühle aus, die Sie zu Ihrer Position bei diesem Thema haben.
- Vielleicht möchten Sie auch die Liste (Seite 262) durchsehen, die einige Beispiele für Träume nennt, die Menschen manchmal haben (oder verloren haben) und die Ihrer Position bei diesem Thema zugrunde liegen könnten.

DIE AUFGABE DES ZUHÖRERS: Ihre Aufgabe besteht darin, Ihrem Partner oder Ihrer Partnerin das nötige Gefühl der *Sicherheit* zu geben, das er oder sie braucht, um Ihnen zu sagen, was hinter seiner oder ihrer Haltung bei dem Thema steckt: eine Überzeugung, ein Traum oder eine Geschichte. Zu diesem Zweck werden Sie *zuhören*, so, wie ein Freund zuhören würde. *Stellen Sie die Fragen*, die auf Seite 246 als Beispielfragen für »Traumfänger« aufgeführt sind (das sind hier Sie!), das kann dazu beitragen, Ihrem Partner oder Ihrer Partnerin seinen oder ihren Standpunkt leichter zu entlocken. Versuchen Sie, *auf jedes Urteil zu verzichten* – Ihre Aufgabe ist nicht, die Geschichte Ihres Gegenübers zu bewerten oder zu analysieren, sondern sie einfach nur zu hören.

- Versuchen Sie nicht, zu einer Lösung zu gelangen. Dafür ist es noch viel zu früh. Zuerst einmal müssen Sie die Gegensätze bei den Träumen beenden und sich miteinander anfreunden, statt Feinde zu sein. Versuchen Sie, die Bedeutung des Traums Ihres Gegenübers zu verstehen. Seien Sie interessiert!
- Erkennen Sie, dass das Ziel hier nicht ist, diese Probleme zu lösen. Das Ziel ist, aus der Sackgasse heraus und in einen Dialog zu kommen und die Position Ihres Gegenübers bis in die Tiefe zu verstehen.
- Erörtern Sie nicht Ihren Standpunkt! Hören Sie lediglich zu und stellen Sie Fragen.

BEISPIELFRAGEN

Für den Traumfänger (Zuhörer)

- Wie siehst du dieses Thema?
- Steht hinter dieser Haltung für dich eine Geschichte?
- Hängt sie in irgendeiner Weise mit deinem Hintergrund zusammen?
- Sag mir, warum das so wichtig für dich ist.
- Hängt das für dich mit irgendeinem Glauben oder einem Wert zusammen?
- Hat dein Hintergrund oder eine Geschichte in der Kindheit mit deiner Haltung zu diesem Thema zu tun?
- Warum ist das für dich so wichtig?
- Welche Gefühle weckt dieses Thema in dir?

BEISPIELTRÄUME

Für den Sprecher über Träume

- Ein Gefühl von Freiheit
- Frieden empfinden
- Einssein mit der Natur
- Erforschen, wer ich bin
- Abenteuer
- Eine spirituelle Reise
- Gerechtigkeit
- Ehre
- Versöhnung mit meiner Vergangenheit
- Meine Familie kennen
- Mich voll entfalten
- Ein Gefühl der Macht haben
- Mit meinem Älterwerden fertigwerden
- Meine kreative Seite erkunden
- Mehr Kraft entwickeln
- Alte Verletzungen überwinden
- Kompetenter werden
- Gott um Vergebung bitten
- Einen alten Teil meiner selbst erkunden, den ich verloren habe
- Eine persönliche Blockade überwinden
- Ein Gefühl von Ordnung haben
- Produktiv sein können
- Ein Ort und eine Zeit, um einfach da zu sein
- Mich wirklich entspannen können

BEISPIELFRAGEN **Für den Traumfänger (Zuhörer)**	**BEISPIELTRÄUME** **Für den Sprecher über Träume**
• Wie sähe dein Traum bei diesem Thema aus? • Steckt darin ein tieferer Zweck oder ein tieferes Ziel für dich?	• Über mein Leben nachdenken • Meine Prioritäten ordnen • Etwas Wichtiges zu Ende bringen • Meinen Körper erkunden • Konkurrieren und gewinnen können • Reisen • Ruhe • Sühne • Etwas Wichtiges aufbauen • Ein Kapitel meines Lebens abschließen • Mich von etwas verabschieden • Liebe

FAZIT: Sie möchten nicht die Art von Beziehung haben, in der Sie gewinnen und das Sagen haben, aber dabei den Traum Ihres Partners oder Ihrer Partnerin zerstören. Sie möchten die Art von Beziehung haben, in der jeder den Traum des anderen unterstützt. Wenn sich Ihre Träume miteinander verbinden lassen, umso besser.

Fehler beim Gespräch über Träume vermeiden

Hier noch eine Anmerkung zu den Konfliktstilen und dazu, wie Sie dieses Gespräch unter Berücksichtigung Ihres Konfliktstils und des Stils Ihres Gegenübers führen können:

- **TIPPS FÜR KONFLIKTVERMEIDER:** Es kann Ihnen widerstreben, dieses Gespräch überhaupt zu führen. Es wird Ihnen enorm helfen, wenn Sie das Gefühl haben, dass der Zuhörer nicht negativ auf Ihre Antworten reagieren wird, sondern einfach die Informationen aufnimmt und aus ihnen lernt. Sie können einem konfliktvermeidenden Menschen helfen, sich zu öffnen, indem Sie sich die Anweisungen für den Zuhörer wirklich zu Herzen nehmen: Hören Sie zu wie ein Freund oder eine Freundin. Verzichten Sie auf jedes Urteil. Fallen Sie ihm nicht ins Wort und unterbrechen Sie nicht. Wie bei allen Konfliktstilen, ganz besonders aber bei den Konfliktvermeidern, ist das Gefühl der *Sicherheit* bei diesem Gespräch entscheidend.
- **TIPPS FÜR VALIDIERER:** Validierer haben es dabei oft leichter – sie brauchen sich nur daran zu erinnern, einander beim Antworten viel Raum zu geben und nicht schon zu schnell zum Überzeugen weiterzugehen. Halten Sie sich das Ziel vor Augen: etwas übereinander zu erfahren, damit Sie einander näherkommen können. Wir gehen *noch nicht* in Richtung Lösung – dafür ist es noch viel zu früh. Denken Sie daran, in der Erforschungsphase zu bleiben, bis Sie die Fragen gründlich durchgesprochen haben, und zwar beide Partner. Wenn Ihnen dabei Ideen für eine Lösung oder einen Kompromiss einfallen, dann schieben Sie sie für den Moment zur Seite.
- **TIPPS FÜR IMPULSIVE:** Ihnen fällt es vielleicht schwerer, Ihr Gegenüber nicht zu unterbrechen oder mit Ihrer eigenen Ansicht mitten in die Traumfänger-Fragen an Ihren Partner oder Ihre Partnerin hineinzuplatzen. Vielleicht werden bei Ihnen durch die Antworten negative Emotionen ausgelöst, und Sie verspüren den Drang, dazwischenzufahren – eine Pingpong-Debatte ist vielleicht die Ihnen vertraute Form für die Erforschung von Emotionen, aber bei dieser Übung müssen Sie Ihre Muskeln für

das *Warten und Zuhören* trainieren. Das ist schwer! Aber Sie haben die Aufgabe, dem Unterbrechen, Debattieren und Überzeugenwollen zu widerstehen. Sie müssen abwarten, bis sowohl Sie als auch Ihr Partner oder Ihre Partnerin eine Chance hatten, diese Fragen tiefschürfend zu beantworten, ohne Unterbrechung.

Die Tatsache, dass das im Wesentlichen ein Interview ist – bei dem Sie eine Liste durchgehen und Ihrem Partner oder Ihrer Partnerin eine ganze Sequenz von Fragen stellen und Ihre eigenen Gedanken für sich behalten –, fühlt sich für Sie vielleicht ungewohnt an. Wenn wir mitten in einem Streit sind, gibt es *so viel* Hin und Her. Es wird diskutiert. Es wird widerlegt. Im Gegensatz dazu sorgt dieses Format für jede Menge Zeit und Raum. Jeder kann sprechen, ohne die Antwort eines Partners berücksichtigen zu müssen. Ohne *kämpfen* zu müssen.

Wenn Sie Mühe damit haben, sich vom Überzeugenwollen fernzuhalten und einfach nur zuzuhören, ist es eine sehr gute Taktik, sich **Notizen zu machen.** Im Ernst! Nehmen Sie Stift und Papier zur Hand und schreiben Sie sich die Antworten Ihres Partners auf. Das ist ein einfacher Weg, Ihr Gehirn zur Fokussierung auf das zu bringen, was der andere sagt, und nicht das zu tun, was das menschliche Gehirn so gerne tut: die eigene Antwort zu formulieren.

Noch ein Tipp zum Schluss: Keine Eile!

Wahrscheinlich ist Ihnen aufgefallen, dass wir bei den Anweisungen für diese Übung noch nicht zu Lösungen und Kompromissen vorstoßen. Das kommt noch! Sogar gleich als Nächstes! Aber wir haben gesehen, dass es einen Kompromiss *so* viel leichter und erfolgversprechender macht, wenn wir ein Problem auf einer tieferen Ebene verstanden haben. Unser Motto lautet daher: *Das Verstehen muss der Lösung vorausgehen.*

Aber wenn Träume erst einmal offen auf dem Tisch liegen, bleibt immer noch die Arbeit, sie umzusetzen. Was ist, wenn wir beide unsere Träume offenbaren, und sie scheinen sich zu widersprechen?

Gelegentlich können Träume, die im Widerspruch zueinander stehen, tatsächlich das Ende einer Beziehung bedeuten, wie in dem Beispiel, von dem wir vorhin berichtet haben, bei dem ein Partner Kinder wollte und der andere nicht. Aber viel öfter ist Raum für beide Träume. Sie müssen nicht den gleichen »großen Lebenstraum« haben, um eine wunderbare, erfüllende und gelingende Beziehung zu führen. Als wir uns kennenlernten, war es Julies großer Traum, eine Gruppe von Frauen bei der Besteigung des Mount Everest anzuführen, über das Basislager hinaus, bis mindestens auf eine Höhe von rund 5700 Metern, und ein Leben voller Abenteuer mit vielen Erkundungstrips in die Natur zu führen. Johns Traum war hingegen, nichtlineare Differentialgleichungen für menschliche Beziehungen bilden zu können, wobei er im Idealfall auf einer Couch am Kamin im Warmen sitzen wollte, einen Riesenstapel Bücher neben sich – *nicht*, auf felsigem Grund auf dem Dach der Welt zu schlafen, wo es keinen Sauerstoff gibt. Und doch sind wir 35 Jahre später noch immer zusammen – und haben beide das Gefühl, unsere Träume seien erfüllt worden. Einen Weg zu finden, der Raum für beide Träume bietet, ist als Nächstes an der Reihe. Aber im Augenblick bleiben Sie bitte hier in der Explorationsphase und finden alles über die Träume des anderen heraus, was möglich ist. Je mehr Sie wissen, desto besser wird das nächste Stadium verlaufen.

Konflikt Nr. 4: Die Pattsituation

Fehler: Konkurrieren, um zu gewinnen

In der Spieltheorie ist eine »Nullsumme« ein Ergebnis, bei dem der Gewinn des einen Spielers einen gleich großen Verlust des anderen Spielers bedeutet. Poker ist ein gutes Beispiel dafür: So viele Spielmarken Sie verlieren, so viele gewinne ich. Manche Situationen sind echte »Nullsummen«. Es gibt keine andere Möglichkeit, das Spiel zu spielen. Aber die Forschung hat herausgefunden, dass viele Menschen dazu neigen, nuancierte und komplexe Situationen als Nullsummenspiele zu interpretieren, obwohl sie das gar nicht sind.[57] Sie sind vielleicht – aus welchem Grund auch immer – dazu prädisponiert, jedes Szenario, selbst intime Partnerbeziehungen, als Spiel um Gewinn oder Verlust anzusehen. In einem Konflikt sind wir alle besonders anfällig für dieses Denkmuster.

Sie möchten, dass Ihr Partner nach dem Abendessen das Geschirr spült, aber er will einige dringende E-Mails beantworten. Es entbrennt ein Streit darüber, wer im Haus was macht und dass der Beruf des anderen immer den Vorrang vor der Hausarbeit hat. Sie weisen darauf hin, dass Sie diese Woche jeden zweiten Abend das Geschirr gespült haben. Ihr Partner ist bereit zu spülen, ist aber sichtlich gestresst. Sie gewinnen, er verliert.

Ihr Partner möchte, dass die Kinder im Sommer ins Ferienlager fahren, weil er als Kind selbst oft dort war – Sie möchten das Geld für dringende Reparaturen am Haus sparen; ein Ferienlager ist ein Luxus und keine Notwendigkeit. Sie streiten, der Konflikt eskaliert, Sie schreien einander an und fallen sich gegenseitig ins Wort. Sie fühlen sich überwältigt und überflutet und geben auf. Also gut, schick sie hin. Bezahl es mit der Kreditkarte. Er gewinnt, Sie verlieren.

Sie möchten über einen Umzug in die Nähe Ihrer Familie sprechen, die weit weg am anderen Ende des Landes lebt. Ihr Partner denkt, das sei keine gute Idee, denn es gibt dort weniger Jobangebote für ihn, und auf dem Immobilienmarkt herrscht auch gerade Flaute – es ist keine gute Zeit, ein Haus zu verkaufen und umzuziehen. Sie weisen auf die finanziellen Vorteile hin, die die Nähe zu den Großeltern hat, die bei den Kindern helfen können, aber Ihr Partner sagt »Kommt nicht infrage« und beendet das Gespräch. Er gewinnt, Sie verlieren.

Punktstand am Ende? Sie sind einen Punkt im Rückstand, in der Verlustzone.

Oft versuchen wir zu »gewinnen«, weil wir zutiefst davon überzeugt sind, dass unser Weg der richtige oder der einzige ist. Das scheint uns so offen auf der Hand zu liegen – natürlich solltest du das Geschirr abwaschen, wenn ich jeden Abend hinter dir hergeräumt habe! Natürlich sollten wir uns ein bisschen einschränken, damit die Kinder ins Ferienlager fahren können – diese Erfahrung ist unschätzbar, und wenn ich dir das nur ein bisschen näher erklären könnte, würdest du das auch verstehen. Natürlich können wir jetzt nicht umziehen, bei dieser Lage auf dem Immobilienmarkt! Bist du von allen guten Geistern verlassen?

In unserer Vorstellung sind wir logisch, neutral und liegen richtig – und unsere Partner müssen einfach nur dahin gebracht werden, dass sie ein Einsehen haben. Warum sollen wir einen Kompromiss eingehen, wenn ihre Position so offensichtlich falsch oder unmöglich ist?

Wenn du die Dinge nur so sehen könntest wie ich ...

Vince und Jenny, ein Paar Mitte 60, lebten in Bellingham im Staat Washington, einer verschlafenen Universitätsstadt nördlich von Seattle am Puget Sound. Sie hatten dort praktisch ihr ganzes Erwachsenenleben im selben Haus auf einem Hügel über dem Stadtzentrum verbracht – Vince war Berufsfischer und fuhr häufig die Küste entlang bis Alaska, um Krabben und Heilbutt zu fischen; Jenny war Lehrerin gewesen, hatte das jedoch aufgegeben, um die Kinder großzuziehen. Jetzt waren die Kinder erwachsen und aus dem Haus und führten ihr eigenes Leben, und Vince wollte bald in den Ruhestand gehen. Beide hatten Träume gesponnen, was sie mit ihrem nächsten Lebensabschnitt anfangen wollten.

Der Haken war, dass ihre Träume grundverschieden waren.

Vince hatte schon immer gern reisen wollen. Er hatte sein Leben mit der Familie in Bellingham geliebt, aber jetzt wollte er die Welt sehen. Jahrelang hatte er davon geträumt, im Ruhestand das Haus zu verkaufen und sich ein Segelboot zuzulegen – keinen dieser schwerfälligen Trawler, auf denen er sein Leben verbracht und im eiskalten Regen Käfige voller Krabben an Deck gehievt hatte. Er wollte eine große, schmucke, zehn Meter lange Jacht wie eine Catalina oder Islander, mit Wohnräumen unter Deck, auf der er mit Jenny leben und die Welt umsegeln konnte.

Doch auch Jenny hatte einen Traum für ihren Ruhestand. Sie träumte davon, das Haus zu verkaufen und auf den Hof ihrer Familie zurückzuziehen, in das schöne, alte Bauernhaus aus der Zeit der Jahrhundertwende, in dem sie als Kind die Sommer verbracht hatte und das in ihren Gedanken immer ihr »Zuhause« gewesen war. Der Hof war seit Generationen im Besitz ihrer Familie, zeitweise bewirtschaftet und manchmal einfach nur ein Wohnsitz, aber immer bewohnt und von jemandem in der Familie geliebt, von ihren Urgroßeltern bis zu ihren eigenen Eltern und jetzt – so hoffte sie – von ihr und Vince. Und wo war dieser Hof?

In Iowa.

Sie sehen das Problem.

Wir lernten Vince und Jenny kennen, als sie zu einem Wochenendworkshop nach Seattle kamen. Als sie in unserem Seminarraum auftauchten, hatten sie schon mehr als ein Jahr über dieses Thema gestritten, ohne jeglichen Fortschritt in Richtung eines Kompromisses. Wie konnte es für sie einen Kompromiss geben? Ihre Träume waren diametral entgegengesetzt, und keiner von beiden konnte seine Vision davon aufgeben, wie ihr Leben weitergehen sollte. Diese Träume fühlten sich zu diesem Zeitpunkt an, als seien sie ein Teil von ihnen, ein ganzes Leben, das sie geplant hatten, in das sie sich verliebt hatten und das sie nicht loslassen konnten. Es gab keinen »Mittelweg«; es gab keinen Ozean in Iowa; es gab keinen ererbten Grund und Boden mitten im Pazifik. Damals sahen beide ihre Träume zerrinnen und gaben sie fast schon verloren. Der Groll und die Bitterkeit zwischen ihnen gingen tief.

Und doch konnten sie anscheinend ihre Ehe nicht aufgeben. Sie hatten viele gute Jahre hinter sich. Alles in allem waren sie einander gute Partner gewesen, freundlich und sich gegenseitig unterstützend. Sie hatten schwer gearbeitet und sich dafür verausgabt, die Kinder gut großzuziehen. Aber beide waren nun auch bekümmert: Die ganze Zeit hatten sie gedacht, sie würden auf eine ähnliche Vision hinarbeiten, und nun hatte sich herausgestellt, dass das gar nicht stimmte. Zum ersten Mal in ihrer langen Beziehung stritten sie sich jetzt die ganze Zeit, und diese Auseinandersetzungen waren von einem Groll und einer Verachtung geprägt, die sie bisher nicht gekannt hatten. Sie hatten den Vorrat an gutem Willen und Freundschaft verbraucht, den sie sich aufgebaut hatten – alles hing an einem seidenen Faden. Bitterkeit mischte sich in jede Interaktion.

Als wir die Paare im Workshop aufforderten, an einen Konflikt zu denken, bei dem sie bislang keinen Kompromiss finden konnten, hatten Vince und Jenny keinerlei Problem, ein Beispiel zu finden. Und sie verschwendeten auch keine Zeit, sondern waren sofort mittendrin – wir haben festgestellt, dass Paare, die sich über etwas sehr uneinig sind, leicht wieder in einen hitzigen Konflikt geraten, ganz gleich, ob sie allein zu Hause oder in einem Labor sind, wo Elektroden an ihrem Körper befestigt und Kameras auf sie gerichtet sind, oder auch in einem Konferenzraum mit 1200 anderen Menschen.

Jenny: Wir müssen das logisch angehen.

Vince: *(schnaubt sarkastisch)* Aha, *logisch*, das ist ja deine ganz besondere Stärke.

Jenny: *(ignoriert im Moment den Sarkasmus)* Ja. Du musst dir das einfach mal praktisch vorstellen. Du redest hier von einem ganz gewaltigen Risiko. Du bist noch nie mit einem solchen Schiff gefahren. Mit einer ganzen Mannschaft zusammen Krabben zu fischen ist nicht dasselbe! Du hast keine Ahnung davon, wie es ist, auf offenem Meer zu segeln. Das ist ein Luftschloss, Vince. Und du setzt dabei unser Leben aufs Spiel.

Vince: Ein Luftschloss! Ich bin die letzten *30 Jahre* auf See gewesen.

Du glaubst, ich kenne mich mit einem Schiff nicht aus? Ich habe diese Idee einfach so aus dem Hut gezaubert, weil es mir gerade eingefallen ist?

Jenny: Nein, aber …

Vince: Ich rede schon jahrelang davon, dass ich das machen möchte. »Klingt gut«, hast du immer gesagt. War das gelogen?

Jenny: Vince, das war, als würde jemand sagen: »Würde es nicht Spaß machen, auf dem Mond zu leben?« Es ist eine verrückte Idee! Ich hätte nie und nimmer gedacht, dass du unser ganzes Leben auflösen und das machen willst!

Vince: Aber es ist in Ordnung, unser ganzes Leben aufzulösen und nach *Iowa* zu ziehen? Du bist hier diejenige, die nicht klar denkt. Du hast romantische Vorstellungen von einem bäuerlichen Leben – was sollen wir denn dort machen? Kartoffeln anpflanzen? Das Ganze ist so dumm.

Jenny: Aha, dumm bin ich. Dumm.

Vince: Du drehst mir das Wort im Mund um.

Jenny: Ich verstehe dich nicht. Ich verstehe nicht, warum du so egoistisch bist. Das sollte doch *unsere* Zeit sein, in der wir uns häuslich niederlassen, miteinander reden, es ruhig und gemütlich haben …

Vince: Das Letzte, was ich gerade will, ist, es ruhig und gemütlich haben. Das klingt wie tot sein.

Jenny: *(schüttelt den Kopf)* Mein Gott, wie dramatisch.

Vince: Ach komm, was zum Teufel soll ich denn auf einem Bauernhof machen? Landwirt werden? Im Schaukelstuhl sitzen? Was soll ich den ganzen Tag tun? Ich habe 45 Jahre auf einem Fischdampfer gearbeitet, und jetzt möchte ich etwas machen, das mir Spaß macht!

Jenny: *(bitter)* Also los, mach das doch, wenn das so wichtig für dich ist. Segle los. Segle weg von mir.

Anders als bei dem Paar im letzten Kapitel ist hier keineswegs rätselhaft, was den Streit anheizt – die Träume liegen offen auf dem Tisch! Aber diese Träume sind so gegensätzlich, dass es keinen Kompromiss geben kann, der sich nicht wie ein enormer Verlust für den einen oder den anderen anfühlt. Das sieht nach einer glasklaren Nullsummen-Situation aus: Wenn sie ihren Traum verwirklichen kann, muss er seinen aufgeben, und umgekehrt.

Infolgedessen haben sich beide in ihren Positionen verschanzt und wollen – oder eher können – keinen Millimeter nachgeben. Sich auf einen Kompromiss einzulassen würde bedeuten, alles zugunsten des anderen zu verlieren: eine Nullsumme. Keiner kann sich vom Fleck rühren.

Das große Problem bei einer Dynamik von Gewinnen oder Verlieren

Im Jahr 2010 haben John und sein häufiger Forschungspartner Robert Levenson eine über 20 Jahre laufende Langzeitstudie über Paare abgeschlossen, die von Levensons Labor an der University of California in Berkeley ausging.[58] Die Studie war ähnlich angelegt wie andere, die wir gemacht haben: Paare kamen ins Labor und wurden aufgefordert, ein aktuelles Konfliktthema anzusprechen und darüber zu diskutieren. Wir zeichneten ihre Interaktionen 15 Minuten lang auf. Dann sollten sie sich hinsetzen und das Videoband anschauen. Dabei saßen sie vor einer Schalttafel mit einer Bewertungsskala, auf der sie durch Drehen eines Knopfs die Interaktion von Moment zu Moment als positiv oder negativ beurteilen konnten. Manche Paare lagen dabei überwiegend gleich – wenn ein Ehepartner fand, die Interaktion laufe gut, dachte das auch der andere. Aber es gab noch eine andere Kategorie von Paaren, bei denen der

Trend in die Gegenrichtung ging: Wenn einer die Interaktion höher bewertete, ging die Bewertung des anderen in den Keller. Am Ende des Experiments sahen ihre Grafiken so aus wie die folgende:

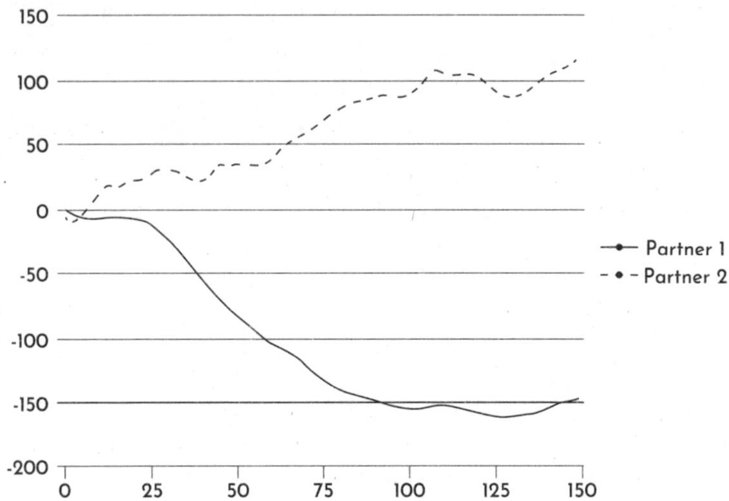

Wie Sie anhand der Bewertungen dieses Paares sehen können, wurde jeder Gewinn des einen Partners im positiven Bereich mathematisch von einem entsprechenden Abfall der Kurve des anderen ins Negative getilgt. Wir begannen bald, solche Paare als unsere »Nullsummenpaare« zu bezeichnen: Bei ihren Interaktionen gab es immer einen Gewinner und einen Verlierer. Der Gewinn des einen Partners war stets zugleich der Verlust des anderen. Diese Mentalität funktioniert natürlich sehr gut beim Poker, wo es darum geht, Chips zu gewinnen. Aber von Beziehungen wissen wir, dass dann, wenn der eine »gewinnt« und der andere »verliert«, am Ende *beide* Partner verlieren.

Uns interessierte, was aus den Nullsummenpaaren im Lauf der Zeit wurde. Aber wir hatten ein Problem. Wenn wir diese Paare im

Lauf der Jahre wieder ins Labor einluden, um Folgestudien zu machen, erschienen viele von ihnen nicht. Wir überlegten, dass vielleicht ihre Erfahrung bei dem Versuch zu stressig und unangenehm für sie gewesen war, sodass sie einfach aussteigen wollten. Aber als wir sie noch einmal kontaktierten, um das herauszufinden, entdeckten wir, dass sie nicht ausgestiegen waren.

Sie waren gestorben.

Und zwar vor allem die Männer. Bei den Nullsummenpaaren waren 58 Prozent der Ehemänner im Zeitraum dieser 20 Jahre, die unsere Studie umspannte, verstorben, verglichen mit nur 20 Prozent bei den kooperativeren Paaren.[59] Deren Herzfrequenz blieb niedriger und war gleichmäßiger – nicht nur während Konflikten, sondern *die ganze Zeit*. Das ist auf einer sehr elementaren Ebene gut für die gesamte Gesundheit. Bei den Nullsummenpaaren gab es bei beiden Partnern einen steilen Anstieg der Herzfrequenz und der Stresshormone. Diese Art von Körperreaktion auf den Partner oder die Partnerin fordert im Lauf der Jahre einen Tribut. Was schlossen wir daraus? Ein Nullsummenansatz bei Konfliktgesprächen schadete nicht nur der Beziehung, sondern auch der Gesundheit. (Warum traf es nur die Männer? Wir glauben, dass Frauen stärker gegen die Auswirkungen des hohen Stressniveaus bei Nullsummenkonflikten geschützt waren, weil der weibliche Körper in Momenten der Nähe und Verbundenheit auch *Oxytocin* produziert, das der Stressreaktion entgegenwirken kann.)

Die Quintessenz ist hier, dass Ihnen eine Nullsummendynamik im Konfliktfall niemals gute Dienste leisten wird. Leider ist sie jedoch extrem verbreitet: Von den 40 000 Paaren, die zur Therapie kamen und die wir evaluierten, kämpften 84 Prozent der heterosexuellen Paare mit einer chronischen Unfähigkeit, Kompromisse zu schließen, und schwule und lesbische Paare folgten mit 81 beziehungsweise 78 Prozent dicht dahinter.[60] Nullsummendenken ist eine Falle, in die jedes Paar bei der Achterbahnfahrt eines Streitgesprächs tappen kann.

Was wir letzten Endes möchten, ist, diese Grafik – bei der jeder Gewinn des einen Partners sich in einem Verlust des anderen spiegelt – durch ein anderes mathematisches Modell ersetzen: Eines, das den *Gewinn der Kooperation* zeigt. Bei dieser Version der Grafik sind die Höhen und Tiefen des Konflikts eine geteilte Erfahrung. Dann sehen wir nicht die Beurteilung des einen Partners steil abfallen, wenn die des anderen nach oben geht. Die beiden Linien korrelieren stärker miteinander: Die »Gewinne« sind gemeinsam und haben mit Zusammenarbeit zu tun. Diese Paare machen bessere Erfahrungen mit Konflikten – weniger physische Erregung und mehr Positivität –, und das schützt auf lange Sicht nicht nur die Beziehung, sondern auch ihre körperliche Gesundheit.

Aber wie kommen wir dorthin? Wie erreichen wir einen kooperativen Gewinn in Konflikten, statt einer toxischen Nullsummendynamik anheimzufallen?

Die Labordaten zeigen, dass die erfolgreichsten Paare und diejenigen, die in einem Konflikt am besten fahren, solche sind, die sich voneinander *beeinflussen* lassen können.[61] Das ist ein Ergebnis des Love Lab, das der Intuition widerspricht: Wenn Sie bei einem Partnerkonflikt »gewinnen« wollen, müssen Sie ein Stück Boden preisgeben.

»Nachgeben, um zu gewinnen«

Im Aikido, einer japanischen Kampfkunst, die oft auch als »Friedenskunst« bezeichnet wird, gehört zu den philosophischen Kerngedanken das »Nachgeben, um zu gewinnen«. Dabei machen Sie sich die Energie und Bewegungen Ihres Übungspartners zunutze, statt gegen sie zu kämpfen. Wenn Sie beim Aikido-Üben auf Ihren Partner zugehen, werden Sie nicht auf physischen Widerstand oder eine Blockierung stoßen; Ihr Partner wird vielmehr mit Ihrer Kraft *mitfließen*, Ihre Vorwärtsbewegung mitmachen und Sie dann in die Richtung lenken, in die er möchte. Er hat Ihnen nachgegeben, und dadurch kann er jetzt lenken, was geschieht.

Genau diese Art von Energie sollten wir in unsere Auseinandersetzungen bringen.

Wir sollten unseren Partnern erlauben, uns zu beeinflussen – sowohl in Konflikten als auch außerhalb. Wir sollten bei ihren Bewegungen *mitgehen* – uns nicht dagegenstemmen. Aikido lehrt, dass man nicht gewinnen kann, wenn man seinen Partner gewaltsam bezwingen will – dabei verschwendet man nur Energie. Das Ziel ist nicht, den Partner zu überwältigen, sondern ein Gleichgewicht zu erreichen. Dasselbe gilt auch für Liebespartner. Es klingt paradox, aber je mehr Sie sich von Ihrem Partner beeinflussen lassen, desto mehr wird *Ihre* Fähigkeit wachsen, ihn zu beeinflussen. Im Aikido sprechen wir natürlich von *körperlichem* Einfluss – sich gemeinsam bewegen und dabei zentriert bleiben. Wenn wir davon sprechen, dass es Einfluss in einer Liebesbeziehung zu akzeptieren gilt, sprechen wir von einer Art emotionalem Aikido: sich gemeinsam bewegen, zentriert bleiben, nicht versuchen, einander mit Kraft zu bezwingen. Damit wir uns verstehen: »Einfluss akzeptieren« heißt nicht, einfach einzuknicken und den Wünschen Ihres Partners nachzugeben. Es heißt, für seine Ideen offen und bereit zu sein, die eigene Perspektive zu ändern, wenn Sie mehr darüber erfahren, wie sich der andere fühlt und warum.

Bei unseren Studien im Love Lab zeigte sich, dass bei heterosexuellen Ehepaaren die Männer, die ihren Frauen erlaubten, sie zu beeinflussen, auf lange Sicht glücklichere Ehen hatten und sich erheblich seltener scheiden ließen als diejenigen, die sich dem Einfluss ihrer Ehefrauen widersetzten.[62] Tatsächlich hatten Männer, die sich weigerten, die Macht und das Fällen von Entscheidungen mit ihren Frauen zu teilen, eine um 81 Prozent höhere Wahrscheinlichkeit einer Trennung. Das ist sehr hoch!

Der Fokus ist hier aus gutem Grund auf den Männern: Aufgrund unserer Sozialisation und der Botschaften, die wir vom Augenblick unserer Geburt an über Männlichkeit und Weiblichkeit bekommen, haben Männer tendenziell mehr damit zu kämpfen, Einfluss anzunehmen, als Frauen. Selbst heute sind Männer, die sich dieser kulturellen Genderdynamik bewusst sind und sich darum bemühen, ihre Beziehung gleichberechtigt zu führen, für die tief eingeprägte soziale Konditionierung anfällig, dass es ein Zeichen von Schwäche sei, sich beeinflussen zu lassen und Boden preiszugeben, insbesondere Frauen gegenüber. Selbst wenn wir das auf der bewussten Ebene nicht glauben, ist diese kulturelle Botschaft irgendwo in uns einprogrammiert wie ein heimliches Computerprogramm, das im Hintergrund läuft.

Geschlecht, Sexualität und das Akzeptieren von Einfluss

Bei schwulen und lesbischen Paaren sehen wir, dass ihnen das Akzeptieren von Einfluss leichter fällt. John und sein Mitarbeiter Robert Levenson führten über mehr als zehn Jahre hinweg eine Beobachtungsstudie an 21 gleichgeschlechtlichen Paaren durch, die unter dem Namen »Die 12-Jahres-Studie« bekannt wurde.[63] Sie beobachteten zunächst einmal, dass schwule und lesbische Paare anscheinend eine größere Fähigkeit haben, über sich selbst zu lachen – bei einem Konflikt nahmen sie die Dinge tendenziell nicht ganz so persönlich wie die heterosexuellen Paare. Oft waren sie bei einem

Streit auch positiver und optimistischer, ließen mehr Humor und Zuneigung einfließen, selbst mitten in einem Krach. Damit einher ging auch ein geringeres Maß an physiologischer Erregung – weniger Überflutung. Doch was im Zusammenhang dieses Kapitels vielleicht am wichtigsten ist: Sie waren von der Grundeinstellung her offener für den Einfluss ihrer Partner. Sie waren weit weniger defensiv als heterosexuelle Paare und wesentlich stärker geneigt, die Möglichkeit einzuräumen, dass ihr Partner oder ihre Partnerin recht haben könnte.

Warum ist das so? Wir rätselten eine ganze Weile darüber. Laut der letzten Gallup-Umfrage ordnen sich nur 7,1 Prozent der amerikanischen Bevölkerung als schwul, lesbisch oder transgender ein,[64] und viele, die von sich sagen, sie seien LGBTQ, wachsen mit dem Gefühl auf, isoliert und allein zu sein. Vielleicht, so überlegten wir, waren sie dann, wenn sie Liebe fanden, von vornherein eher annehmend. Eine andere Möglichkeit ist, dass diese Menschen vielleicht mehr Schwierigkeiten und Ablehnung in ihren Herkunftsfamilien erlebt haben – statistisch wesentlich mehr als cisgender oder heterosexuelle Menschen. Vielleicht haben sie deshalb mehr Empathie für den Schmerz ihrer Partner und den Wunsch, ihn zu mildern, indem sie den Einfluss des oder der anderen akzeptieren.

Die Daten zeigten jedenfalls, dass – aus welchem Grund auch immer – die gleichgeschlechtlichen Paare aus der 12-Jahres-Studie, die 2003 abgeschlossen wurde, erheblich sensibler darauf achteten, *einander nicht zu dominieren*. Das haben wir vor allem in der Partnerschaft von Frauen gesehen: Die meisten Frauen haben in dieser Kultur schon Misogynie und Objektifizierung erlebt, die sich in männlicher Dominanz und Unterdrückung äußerte. Frauen in einer Beziehung mit einer anderen Frau möchten mit ihrer Partnerin nicht dieselbe Dynamik an den Tag legen, deshalb geben sie sich vielleicht alle Mühe, das zu vermeiden. Bei der therapeutischen Arbeit mit solchen Paaren haben wir beobachtet, dass lesbische Paare sich mitunter lange im Kreis drehen, weil sie sich solche Mühe geben, ihre Partnerin nicht zu überwältigen; keine will eine Entscheidung treffen, bei der sie mehr Einfluss hat als die andere. (Julie hatte einmal ein Paar, das im Scherz sagte: »So, so, eine Zwölf-Jahres-Studie? Wir brauchen schon zwölf Jahre, um zu entscheiden, wohin wir heute Abend zum Essen gehen!«)

Manche Männer in heterosexuellen Partnerschaften werden argumentieren: »Wir teilen die Kinderbetreuung und die Hausarbeit halbe-halbe auf – Einfluss zuzulassen ist kein Thema für mich.« Darauf antworten wir: Die Wurzeln der Misogynie reichen tief. Sie gehen zurück bis in die Anfänge der Geschichte. Einige Historiker werden darauf verweisen, dass es in der gesamten Geschichte immer auch Kulturen gegeben hat, in denen die Frauen mehr Macht hatten oder die Rechte gleichmäßiger verteilt waren, aber das waren nur sehr wenige, und selbst dort, wo Frauen Macht hatten, gab es gleichzeitig auch Misogynie.[65] Frauen wurden im Lauf der Geschichte in Kriegen versklavt und Opfer sexueller Gewalt. Frauen wurden als Leibeigene und als politisches Unterpfand verkauft. Sie wurden als Gegenstand oder Besitz angesehen, wobei sich ihr Wert nach ihrer vermuteten Fruchtbarkeit und ihrer Fähigkeit, Erben zu produzieren, richtete. Ihre Stimmen wurden universell zum Schweigen gebracht. Erst seit Mitte der 1970er-Jahre konnte eine Frau in den USA ohne Erlaubnis ihres Mannes eine Kreditkarte beantragen; auch heute stoßen Frauen noch mit dem Kopf an die gläserne Decke und verdienen nur 81 Cent, wo ein Mann einen Dollar verdient. Und jede dritte oder vierte Frau wird Opfer einer Vergewaltigung – wir vermuten, dass es sogar noch mehr sind, weil viele es nicht anzeigen. Die Welt ist für Frauen einfach gefährlicher als für Männer – bei ihnen liegt die Wahrscheinlichkeit, dass sie irgendwann im Leben überfallen werden, bei 40 Prozent, bei Männern nur bei 9 Prozent.

Frauen haben ein besonderes Verhältnis zum Gefühl der *Angst* – über Jahrtausende hinweg waren die Männer die Beschützer und die Aggressoren, während die Frauen diejenigen waren, die stets wachsam sein mussten. Das können wir heute an unseren nächsten Verwandten, den Primaten, beobachten, bei denen Weibchen, die sich um Jungtiere kümmern, beim Fressen im Kreis sitzen, damit sie ein Gesichtsfeld von 360 Grad haben, sodass sie jede herannahende Gefahr sofort erspähen. Über Jahrtausende hinweg war ein geschärftes Bewusstsein für Bedrohungen und Gefahr unerlässlich für das Überleben von Frauen, und dieses Erbe ist noch immer wirksam. So brauchen Frauen tendenziell ein Gefühl der Sicherheit, um eine Situation als erotisch empfinden zu können: »Frauen brauchen einen Grund für Sex«, hat Billy Crystal einmal gesagt, »Männer brauchen nur einen Ort.« Das ist ein Scherz, aber er hat eine Menge mit Angst zu tun: Für Frauen sind körperliche Sicherheit und emotionale Sicherheit eng miteinander verflochten.

Mit alledem wollen wir sagen: *Einfluss* und die Frage, wer ihn in einer Beziehung hat, existieren nicht in einem Vakuum. Es gibt evolutionäre, historische und kulturelle Lasten, die sich in unseren Konflikten zeigen, besonders, wo es um unsere Fähigkeit geht, Einfluss auszuüben und zu akzeptieren. Mädchen und Frauen haben – und das ist schon seit Jahrtausenden so – auf einer bestimmten Ebene den Eindruck, dass sie letztlich nur auf der Basis ihrer Körpermaße geschätzt werden und sich ihr Wert danach richtet, wie weit sie den jeweils gerade gültigen Standards entsprechen. Diese Überzeugung steckt den Frauen in den Knochen – sie fühlen sie, sie wissen, dass es so ist, selbst wenn sie nicht genau wissen, woher das kommt. Sie durchdringt unsere ganze Kultur. Aus diesem Grund fordern wir insbesondere Männer auf, über ihre Fähigkeit nachzudenken, sich von ihren Partnerinnen beeinflussen zu lassen. Deshalb hält bei unseren Workshops auch John den Vortrag über das Akzeptieren von

Einfluss und wie entscheidend es ist. Dieses ganze Gepäck der Menschheitsgeschichte bildet noch immer den Hintergrund für unsere Beziehungen, bis zum heutigen Tag.

Julie hat bei ihrer therapeutischen Arbeit festgestellt, dass sie bei heterosexuellen Paaren, bei denen der Mann daran gewöhnt ist, Macht zu haben, oft vor einer besonderen Herausforderung steht – der Mann hatte sie entweder schon ein Leben lang oder es stand wackelig damit, er hatte hart gekämpft, um ein gewisses Maß an Einfluss und Macht zu erringen, und wollte es jetzt nicht verlieren. Darunter lauert in vielen Fällen eine große Unsicherheit bezüglich der eigenen Männlichkeit. Also machen wir uns daran, zu erforschen, *was Männlichkeit für denjenigen bedeutet*. Und das bedeutet, zu entwirren, was der Unterschied zwischen einem *Herrscher* und einem *Beschützer* ist.

Eine Menge Männer in unserer Kultur haben beides miteinander verschmolzen. Aber was bedeutet es wirklich, ein »Beschützer« zu sein? Zu den Hauptaufgaben eines Beschützers gegenüber einer Frau, die er liebt, gehört es, ihre menschliche Würde zu schützen. Wie sieht das aus? Wie schützt man in dieser Kultur die Würde einer Frau? Nun, Sie wissen erst, was den Kern ihres persönlichen Menschseins ausmacht, wenn Sie sie gefragt haben: »Welche Träume hast du? Wer möchtest du sein? Wie kann ich deinen Weg zur Erfüllung deiner Träume schützen? Mit welchen Hindernissen hast du zu kämpfen, und wie kann ich dir helfen, sie aus dem Weg zu räumen?«

Wir haben bei zahlreichen Interviews im Fernsehen und im Radio die Erfahrung gemacht, dass sich die Interviewer als erheblich voreingenommen zugunsten von Johns Autorität erwiesen und Julies vergleichbare Fachkenntnis missachteten. Bei einem Auftritt wurde uns eine Frage zu unserer klinischen Arbeit gestellt. Julie beantwortete sie. Ohne jegliche Reaktion auf Julie, als hätte sie kein Wort gesagt, wandte sich die interviewende Person an John und sagte: »Dr. Gottman, was meinen Sie dazu?« (Bitte beachten Sie: Wir haben beide den Doktortitel, aber nur John wurde auch als »Doktor« angesprochen.)

John antwortete: »Ich denke, Julie hat Ihre Frage bereits beantwortet.«

An diesem Tag erwies sich John als liebevoller Beschützer von Julie. Er schützte ihr Recht darauf, ebenfalls als Autorität respektiert zu werden.

Das wirklich zu tun – die Bedürfnisse einer Frau zu schützen –, kann manchmal den tief verwurzelten Vorstellungen davon zuwiderlaufen, die wir kulturell von Männlichkeit haben. Ein Beispiel: Sie möchte noch einmal auf die Schulbank zurückkehren, um einen Abschluss zu erwerben. Als ihr Beschützer übernehmen Sie einen größeren Anteil an der Kinderbetreuung, damit sie das kann. Sie begeben sich dafür in die Rolle einer Bezugsperson für die Kinder, stellen sich auf ihre Bedürfnisse ein, managen die Logistik des Haarebürstens und Essenkochens. Wir fragen Paare, die mit Rollen zu kämpfen haben: Sind diese Tätigkeiten etwas Männliches oder etwas Weibliches? Die klassische Antwort lautet: »etwas Weibliches«, weil traditionell diese Art von Fürsorge so codiert ist. Wir sagen, sie sind auch etwas Männliches, weil er damit das Recht seiner Frau auf Selbstverwirklichung schützt. Darin liegt eine Menge Macht.

Als unsere Tochter acht Jahre alt war, erwies sich John wieder einmal als Julies heroischer Beschützer. In welcher Weise? Indem er lernte, lockiges Haar zu Zöpfen zu flechten.

Schon von Anfang unserer Ehe an hatte Julie davon geträumt, eine Gruppe von Frauen zum Basislager des Mount Everest und noch ein Stück darüber hinaus zu führen. John als passionierter Stubenhocker fürchtete um Julies Sicherheit, aber er erkannte, wie wichtig dieser Traum für sie war. Also unterstütze er ihr Vorhaben. Aber das bedeutete auch, dass er allein für die Betreuung der Tochter zuständig war – vier Wochen lang! Dafür musste er lernen, Moriahs lange, lockige (und widerspenstige) Haare zu flechten. Das war viel verlangt, aber es zeigte sich, dass er recht geschickt darin war. Geduldig kämmte er die Haare seiner Tochter und flocht ihr 28 Tage lang jeden Morgen Zöpfe.

Noch ein weiteres Beispiel aus unserer nächsten Nähe: Eben diese Tochter ist inzwischen erwachsen, verheiratet und hat kürzlich ein Baby bekommen, unser erstes Enkelkind. Sie stillt das Kind, und wie jede Frau weiß, die schon einmal gestillt hat, ist das sehr anstrengend. Weil sie viel Ruhe braucht, um so viel Muttermilch zu bilden, wie das Baby braucht, kümmert sich nachts ihr Mann um das Baby. Er steht mehrmals in der Nacht auf, macht abgepumpte Muttermilch aus dem Kühlschrank warm und gibt sie seinem kleinen Sohn im Schaukelstuhl, damit seine Frau schlafen kann. Das hat er nach den ersten paar Wochen jede Nacht gemacht, denn die waren sehr schwer für sie – sie bekam nicht genügend Ruhe und hatte immer weniger Milch. Als sie ihm sagte: »Ich brauche mehr Schlaf, wir müssen eine andere Regelung finden«, was machte er da? Er ließ sich von ihr beeinflussen und veränderte seine Erwartungen in Bezug darauf, wie seine Vaterrolle aussehen würde; er schützte seine Frau emotional und körperlich, indem er ihre Nachtruhe schützte.

Wir erzählen – mit der Erlaubnis unserer Tochter und unseres Schwiegersohns – davon, weil es schwer ist, sich kulturellem und systemischem Druck zu widersetzen. Tief eingeschriebene Erwartungen an Geschlechtsrollen sind eine Form von Druck, die es besonders Männern in dieser Gesellschaft schwer machen kann, Einfluss zu akzeptieren, wenn es angebracht ist. Aber jedem von uns kann es schwerfallen, Einfluss zuzulassen. Und ironischerweise ist die Weigerung, Einfluss zu akzeptieren, ein ganz zentraler Weg, den eigenen Einfluss *aufzugeben*.

Seien Sie nicht der Felsbrocken!

Als Fazit kann man für alle Menschen und Paare sagen: Wenn Sie sich nicht bewegen oder beeinflussen lassen, *verlieren Sie alle Macht* in der Beziehung. Wenn Sie jemand sind, der immer zu allem Nein sagt, was Ihr Partner oder Ihre Partnerin möchte oder vorschlägt, werden Sie zu einem Hindernis. Sie sind eine Sackgasse für den anderen. Es gibt keine neuen Informationen mehr, keinen Weg nach innen zur Verbundenheit und keinen gemeinsamen Weg mehr nach vorn. Also sucht der andere einen Weg um Sie herum. Wenn Sie auf einem Wanderweg unterwegs sind und mitten auf dem Weg liegt ein großer Felsbrocken, was machen Sie dann? Versuchen Sie, ihn zu überzeugen, ihn dazu zu bringen, aus dem Weg zu gehen? Natürlich nicht – Sie suchen sich einfach einen Weg außen herum. Wenn Sie keinen Einfluss zulassen, weil Sie in einer Situation nicht die Macht oder die Kontrolle abgeben wollen, dann werden Sie zu einem solchen Felsbrocken, um den Ihr Partner einfach herumgeht. Jetzt sind Sie machtlos. *Sie* haben keinen Einfluss mehr.

Der einzige Weg, in einer Beziehung Macht zu erlangen, ist, dass man fähig ist, Einfluss zu akzeptieren. Nur wenn es ein echtes Geben und Nehmen gibt, hat jemand wahre Macht. Das bedeutet, Sie behandeln den anderen – seine Emotionen, Bedürfnisse und Träume – mit Respekt und achten ihn. Sie sind bereit, Dinge aus der Perspektive des anderen zu sehen. Sie sind bereit, in bestimmten Bereichen flexibel zu sein, um seinen Bedürfnissen und Träumen Raum zu geben. Das wiederum hat enorme Konsequenzen dafür, wie bereitwillig der andere auf Ihre Ansicht hören wird, wie weit er Ihnen entgegenkommt, um *Ihren* Bedürfnissen und Träumen Raum zu geben.

Wie bereitwillig können Sie Einfluss von Ihrem Partner oder Ihrer Partnerin akzeptieren?

Wie würde jeder von Ihnen die folgenden Aussagen einschätzen? Sind die Sätze im Allgemeinen eher wahr oder eher falsch?

- Ich bin daran interessiert, die Meinung meines Partners oder meiner Partnerin zu einem Thema zu hören.
- Ich höre mir seinen oder ihren Standpunkt neugierig an und stelle Fragen.
- Ich denke, mein Partner oder meine Partnerin hat eine Menge gesunden Menschenverstand.
- Ich lerne auch dann etwas von meinem Partner oder meiner Partnerin, wenn ich anderer Meinung bin.
- Ich bin bereit, Dinge so auszuprobieren, wie mein Partner oder meine Partnerin sie vorschlägt.
- Ich möchte, dass mein Partner oder meine Partnerin in dieser Beziehung das Gefühl hat, Einfluss zu haben und Respekt zu genießen.

Das Gottman-Spiel fürs Überleben auf einer einsamen Insel

Möchten Sie die Dynamik der Einflussnahme ein bisschen genauer erforschen? Dann probieren Sie das folgende Spiel mit Ihrem Partner oder Ihrer Partnerin aus. Es kann Spaß machen, es kann außerdem einige häufige Probleme im Zusammenhang mit Einfluss erhellen und uns helfen, die Konditionierungen wahrzunehmen, die uns dazu antreiben, uns dem Einfluss zu widersetzen und starr und unnachgiebig zu werden. Wir nennen es »Das Gottman-Spiel fürs Überleben auf einer einsamen Insel«, und die Grundregeln sind einfach: Sie haben Schiffbruch erlitten, sind auf einer Insel gestrandet und müssen sich darauf einigen, welche rettenden Gegenstände

Sie am dringendsten fürs Überleben brauchen. Wir geben Ihnen eine Liste von Möglichkeiten an die Hand, und aus dieser Liste müssen Sie zehn unverzichtbare Gegenstände aussuchen, auf die Sie sich einigen.

Wenn Sie mit dem Spiel anfangen und einer von Ihnen wird sehr schnell dem anderen gegenüber kritisch oder rutscht in eine dominierende Haltung (die etwa so aussehen kann: »Lass mich das beantworten«, »Lass mich das herausfinden«, »Du hast ja gar keine Ahnung, wovon du redest«), dann überlegen Sie: Neigen Sie dazu, das auch bei echten Konflikten zu machen? Wenn ja, dann nutzen Sie dieses Spiel als »Einflussübung«. Hier geht es um ein imaginäres Szenario, bei dem nicht viel auf dem Spiel steht, und damit bietet es eine hervorragende Chance, einen anderen Grad von Offenheit und Bereitschaft auszuprobieren, mit der Energie eines anderen mitzugehen. Geben Sie Ihrem Partner mehr Raum und Bewegungsfreiheit für Entscheidungen. Fordern Sie ihn zu Beiträgen auf. Fragen Sie: »Was meinst du dazu?« Wenn Sie mit einer seiner Entscheidungen nicht einverstanden sind – akzeptieren Sie sie trotzdem! Schauen Sie, wie sich das anfühlt. Prüfen Sie, ob das etwas daran ändert, wie *er* auf Ihre Vorschläge eingeht. Schauen Sie, ob Sie diese Übung dafür nutzen können, die Dynamik der Akzeptanz von Einfluss zu erforschen und sich gemeinsam zu bewegen, im Stil von Aikido.

Stellen Sie sich also vor, dass Ihr Kreuzfahrtschiff gerade in der Karibik gesunken ist, und Sie finden sich allein auf einer verlassenen Insel wieder. Hier ist das Szenario:

- Sie beide sind die einzigen Überlebenden.
- Einer von Ihnen ist verletzt.
- Sie haben keine Ahnung, wo Sie sind.
- Sie glauben, es gibt eine Chance, dass das Schiffsunglück bemerkt wird, aber Sie sind sich nicht sicher.

- Anscheinend braut sich ein Sturm zusammen.
- Sie kommen zu dem Schluss, dass Sie sich darauf einstellen müssen, einige Zeit auf dieser Insel zu überleben, und auch dafür sorgen müssen, dass Sie von einer eventuellen Rettungsmannschaft gefunden werden können.
- Am Strand liegen eine Menge Sachen aus dem Schiff, die Ihnen eine Hilfe sein können, aber Sie können nur zehn Gegenstände tragen.

Ihre Aufgabe hat drei Schritte:

Schritt 1

Jeder zieht einen Kreis um die zehn Gegenstände aus der folgenden Liste des Schiffsbestands, die er am wichtigsten findet. Dann ordnen Sie diese Gegenstände nach ihrer Wichtigkeit für Sie; der wichtigste bekommt die Zahl 1, der zweitwichtigste die Zahl 2 und so weiter. Es gibt keine richtigen und falschen Antworten!

Schiffsinventar:

- Zwei Garnituren Kleidung zum Wechseln
- Ein Radiogerät
- 40 Liter Trinkwasser
- Kochgeschirr
- Streichhölzer
- Eine Schaufel
- Ein Rucksack
- Toilettenpapier
- Zwei Zelte
- Zwei Schlafsäcke
- Ein Messer
- Ein kleines Rettungsboot mit Segel
- Sonnenmilch
- Campingkocher mit Laterne
- Ein langes Seil
- Zwei Walkie-Talkies
- Tiefgekühlte Lebensmittel für sieben Tage

- Eine Dreiviertelliterflasche Whiskey
- Leuchtsignale
- Kompass
- Regionale Luftbildkarten
- Eine Schusswaffe mit sechs Patronen
- Fünfzig Packungen Kondome
- Verbandskasten mit Penicillin
- Sauerstoffflaschen

Schritt 2

Vergleichen Sie Ihre Liste mit der Ihres Partners oder Ihrer Partnerin. Einigen Sie sich auf eine Liste mit zehn Gegenständen. Sprechen Sie sie durch und arbeiten Sie als Team zusammen, um das Problem zu lösen. Sie müssen bei der Diskussion und den letztendlichen Entscheidungen beide Einfluss haben!

Unsere gemeinsame Liste:

1. ______________________________
2. ______________________________
3. ______________________________
4. ______________________________
5. ______________________________
6. ______________________________
7. ______________________________
8. ______________________________
9. ______________________________
10. ______________________________

Schritt 3

Wenn Sie fertig sind, besprechen Sie, wie das Spiel gelaufen ist, und beantworten gemeinsam die folgenden Fragen.

1. Wie effektiv waren Sie Ihrem Gefühl nach darin, Ihren Partner oder Ihre Partnerin zu beeinflussen?
2. Wie effektiv war Ihr Partner oder Ihre Partnerin darin, Sie zu beeinflussen?
3. Hat einer von Ihnen versucht, den anderen zu dominieren, oder haben Sie miteinander konkurriert?
4. Haben Sie geschmollt oder sich zurückgezogen?
5. Hat Ihr Partner oder Ihre Partnerin geschmollt oder sich zurückgezogen?
6. Hatten Sie Spaß?
7. Haben Sie als Team gut zusammengearbeitet?
8. Wie viel Gereiztheit oder Ärger haben Sie empfunden?
9. Wie viel Gereiztheit oder Ärger hat Ihr Partner oder Ihre Partnerin empfunden?
10. Haben Sie sich beide gleichermaßen beteiligt gefühlt?

Wenn Sie Mühe hatten, bei diesem Spiel Einfluss zuzulassen und Spaß zu haben, sprechen Sie mit Ihrem Partner oder Ihrer Partnerin darüber, in welcher Weise sich in Ihren Konflikten und Ihrem Zusammenleben eine Schwierigkeit mit dem Teilen von Macht zeigen könnte. Selbst wenn Sie nur in der Lage sind anzuerkennen, dass das eine Herausforderung für einen von Ihnen oder alle beide ist, und Verantwortung dafür zu übernehmen, ist das schon ein großer Schritt vorwärts.

Für die Zukunft: Wenn Sie sich künftig dabei ertappen, dass Sie defensiv oder rigide sind oder Ihren Partner oder Ihre Partnerin nicht an Entscheidungen beteiligen wollen, dann fragen Sie sich: Was würde ich verlieren, wenn ich meinem Partner oder meiner Partnerin hier mehr Einfluss geben würde? Was könnte ich gewinnen?

Gewinn durch Zusammenarbeit: Dem wahren Kompromiss entgegen

Während wir an diesem Buch schrieben, unternahmen wir eine lang ersehnte Reise an die nördliche Spitze von Norwegen und dann bis weit hinauf in den nördlichen Polarkreis. Es war atemberaubend kalt und atemberaubend großartig. John blieb lieber in der gemütlichen Kabine an Bord des Schiffs und erfreute sich an der Aussicht auf die nackten Felsen und das Eis durch das Bullauge, während er irische Melodien auf seiner Flöte übte. Julie wartete, wie immer, ungeduldig darauf, in die wunderbare Natur hinauszukommen. Sie fuhr jeden Tag Kajak oder wanderte auf den eisüberzogenen Felsen. Aber John fehlte ihr. Also raffte John eines Tages all seine Liebe zu Julie und mehrere Schichten warme Kleidung zusammen und schloss sich mit ihr gemeinsam einer Wandergruppe an.

Als wir uns darauf vorbereiteten, unsere Wanderung an Land zu beginnen, sahen wir vor der Küste eine kleine Gruppe von Kajakfahrern. In jedem Kajak fuhren zwei Personen, die im Tandem paddelten, das heißt, eine Person sitzt vorn und ist für das Vorwärtskommen zuständig, die andere Person sitzt hinten und hat mehr Kontrolle über das Steuern. Wir sind in wärmeren Klimazonen sehr viel Kajak gefahren und wissen, dass ein Zweierkajak ein ziemlich hohes Maß an Zusammenarbeit und gutem Willen erfordert (genau wie ein guter Streit!). Ein Paar in dem Kajak, das dem Ufer am nächsten war, fiel uns auf. Die beiden stritten sich erbittert.

»Du musst schneller paddeln«, sagte die Frau, die vorne saß. »Du kannst nicht einfach dahinten sitzen wie ein Klotz und mich die ganze Arbeit alleine machen lassen!«

»Ich paddle doch«, gab der Ehemann erbost zurück. »Ich versuche, um diese vereisten Stellen herum zu steuern. Das ist nicht leicht, versuch es doch selbst mal.«

»Ich habe genug damit zu tun, für uns beide zu paddeln.«

»Du würdigst überhaupt nicht, was ich mache! Paddle einfach weiter und beruhige dich.«

Sie verschwanden hinter eine Felsnase, wobei sie sich die ganze Zeit zankten, ihre Sätze strotzten nur so vor Kritik und Abschätzigkeit. Als wir um eine felsige Biegung der Küste herumwanderten, waren wir nicht sonderlich überrascht von dem, was wir sahen: Sie saßen fest, ihr Zweierkajak hatte sich auf einem vereisten Felsenriff festgefahren.

»Ich kann nicht mehr vorwärtsfahren. Stoß uns mit deinem Paddel ab.«

»Das geht nicht! Dann verkeilen wir uns nur noch fester.«

»Doch, das geht, dann können wir uns freischaukeln – versuch es einfach mal. Schließlich bist du dafür verantwortlich, dass wir jetzt hier festsitzen, jetzt hör doch wenigstens *einmal* auf mich!«

»Wer hat uns direkt auf diesen verdammten Eisberg gesteuert? Ich doch nicht! Jetzt pack einfach diesen Felsen da und zieh! Wir müssen in diese Richtung.«

»Willst du, dass das Kajak auseinanderbricht? Das ist eine unmögliche Idee!«

Am Ende musste der Leiter der Kajakfahrt die ganze Gruppe zusammenrufen, alle mussten dorthin fahren, wo dieses Boot festsaß, und sich gemeinsam bemühen, das Boot dieses Paars vom Eis herunterzubekommen. Das klappte auch – nach einer Weile. Niemand verletzte sich. Aber das fragliche Paar war rot im Gesicht, kochte vor Wut, und die beiden redeten kaum ein Wort miteinander, als am Ende alle Wanderer und Kajakfahrer zum Schiff zurückkehrten und ihren warmen Räumen zustrebten. Was uns beim Beobachten ihrer Auseinandersetzung besonders auffiel, war, dass wahrscheinlich die Ideen von beiden funktioniert hätten – wenn sie sich mit beiden Paddeln gemeinsam abgestoßen hätten, wären sie in der einen Richtung von dem Riff gerutscht; wenn sie einander geholfen hätten, sich hinauszubeugen und das Gestein zu packen, um sich in die Gegenrichtung zu ziehen, hätte vielleicht auch das geklappt. Es gab nicht den einen richtigen Weg, sich freizubekommen. Sie hätten es auf seine oder auf ihre Weise machen können – sie hätten sich nur mehr für den Einfluss des je anderen öffnen müssen.

Einfluss haben kommt daher, dass man sich beeinflussen *lässt* –, und ein Gewinn durch Zusammenarbeit entsteht genauso. Es gibt keine Nullsummenfalle mehr, bei der Sie beide so unbedingt gewinnen müssen, dass Sie auf den Felsen festsitzen. Sie kommen frei. Alle gewinnen.

Jetzt wollen wir zu unserem Paar vom Anfang des Kapitels zurückkehren, Vince und Jenny. Als wir sie verlassen haben, waren sie in einen Konflikt darüber verstrickt, wessen Traum für den Ruhestand verwirklicht werden würde: seiner oder ihrer. Ihre Träume standen in einem krassen Gegensatz zueinander, und beide waren an dem Punkt angekommen, an dem sie das Gefühl hatten, wenn sie nur einen Millimeter nachgäben, würden sie etwas aufgeben, das entscheidend dafür war, wer sie waren und was sie vom Leben wollten. Sie konnten keinen Kompromiss eingehen – es stand zu viel auf dem Spiel. Und so saßen sie fest – ebenso fest wie das Paar in dem Tandem-Kajak. Sie brauchten einen Stoß, der sie von ihrem Felsen löste. Und so gaben wir ihnen einen, in Form einer Intervention, die wir »die Bagel-Methode« nennen.

Die Bagel-Methode soll Paaren mit Konflikten helfen, einen *echten* Kompromiss zu finden: einen, der sich für beide gut anfühlt. Sie bietet einen ganz neuen Weg an, mit den »Fakten« einer Kontroverse umzugehen. Sie erlaubt den Partnern, in die Tiefe zu gehen und bis zum Kern ihres Traums, Bedürfnisses oder Ziels vorzudringen und den Weizen von der Spreu zu trennen, die ablenkt und im

Weg ist. Sie ermöglicht beiden, Einfluss geltend zu machen, und verlangt von keinem, etwas aufzugeben, das für ihn nicht verhandelbar ist. Und das Wichtigste daran ist: Sie erhellt, wie viel Raum uns womöglich zur Verfügung steht, um beiden Träumen gerecht zu werden.

Die Intervention: Die Bagel-Methode

Während der ersten drei geschilderten Konflikte haben wir Sie stets aufgefordert, *das Überzeugen zurückzustellen*. Das tun wir jetzt nicht mehr! Wir sind endlich da. Wir sind in der Überzeugungsphase angekommen.

Wir haben die Bagel-Methode so benannt, weil sie buchstäblich wie ein Bagel aussieht. Werfen Sie einen Blick auf die folgende Abbildung:

Kompromiss-Ovale

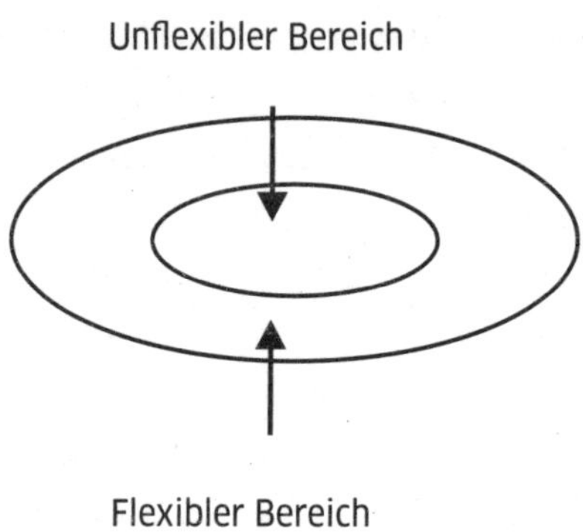

Mein unflexibler Bereich oder mein Kernbedürfnis bei diesem Thema ist:

Meine flexibleren Bereiche bei diesem Thema sind:

Wir bitten die Paare, diese simple Figur auf ein Blatt Papier zu zeichnen. Dann fordern wir sie auf, zweierlei zu tun: Erstens, identifizieren Sie die nicht verhandelbaren Aspekte dieses Traums oder Ziels und schreiben Sie sie in den inneren Kreis. Das Innere des Bagels ist Ihr unflexibler Bereich, der *Kern* Ihres Traums oder Bedürfnisses, der für Ihre Identität relevant ist, dafür, wer Sie sein wollen, wie Sie Ihr Leben führen wollen. Es ist das, ohne das Sie nicht leben können, wenn Sie glücklich und ganz sein und eine gelingende Beziehung haben wollen. Es ist das für Sie absolut Notwendige.

Als Nächstes denken Sie über Ihre flexiblen Bereiche im Zusammenhang mit diesem Thema nach. Da geht es oft um die praktischen Einzelheiten dessen, *wie* dieser Traum erfüllt werden kann. Zu identifizieren, wo Sie flexibel sein können, kann anfangs schwer sein – viele von uns haben sich so verbissen an unseren Traum geklammert, dass wir überhaupt keinen Spielraum für Flexibilität haben –, aber um hier die mentale Blockade zu durchbrechen, bitten wir die Menschen, sich so ähnliche Fragen zu stellen, wie ein Journalist sie stellen würde, um an die Fakten einer Geschichte zu kommen. Fragen wie:

- Wann?
- Wo?
- Wie viel?
- Wie oft?
- Wie wird es anfangen?
- Wie lange soll es dauern?
- Was ist in der Mitte los?
- Was steht am Ende?

Als Vince und Jenny mit dieser Übung anfingen, steckten sie schon lange Zeit in einer Sackgasse. Jenny war zornig über all die vielen Male während ihrer jahrzehntelangen Ehe, bei denen ihr jede Wahlmöglichkeit genommen worden war, all die Male, in denen sie ihren Mann und ihre Kinder an die erste Stelle gerückt hatte. Und jetzt, mit 65 Jahren, hatte sie schließlich beschlossen: Es reicht. Ich möchte *einmal* so leben, wie *ich* es möchte. Vince war von dieser Haltung seiner Frau schockiert und entsetzt gewesen – sie war neu, und sie gefiel ihm nicht. Sein Instinkt war gewesen, sich dagegen zu stemmen – er versuchte, an Boden festzuhalten, den er zu verlieren fürchtete. Bisher hatte in ihrer Ehe er die Verantwortung für die Finanzen und die Entscheidungen übernommen. Er hatte diese Last getragen, und es war ihm so vorgekommen, als sei sie damit glücklich gewesen. Sie hatte niemals Wertschätzung dafür zum Ausdruck gebracht, dass er das all die Jahre für die Familie getan hatte.

Aber Jenny dachte daran, dass *er* niemals Wertschätzung für *ihre* Arbeit ausgedrückt hatte. Sie tat alles für die Kinder. Er war oft wochenlang weg gewesen, unterwegs im Beringmeer, und sie war vollkommen auf sich gestellt und führte den Haushalt allein. Sie hatte auf einige ihrer einstigen beruflichen Ziele verzichtet und der Familie Vorrang eingeräumt. Sie hatte jahrzehntelang die Last getragen, zu planen und vorauszudenken und sich um die Bedürfnisse aller Familienmitglieder zu kümmern.

Sie hatte ihre Wertschätzung nicht ausgedrückt, und er auch nicht. Beide dachten, was sie der Familie gegeben hatten, sei vom anderen als selbstverständlich angesehen worden. Beide meinten, sich bereits übermäßig verausgabt zu haben. Und das machte einen gewaltigen Teil des Grundes dafür aus, dass sie keinen Kompromiss schließen konnten: dieses Gefühl, *ich habe schon so viel aufgegeben*.

Als sie in unseren Workshop kamen, glaubten sie, es gehe um alles oder nichts: sein Traum oder ihrer. Und doch – sobald wir anfingen, das Konfliktmodell durchzugehen, begannen sich die Dinge zu lockern. Bei der Übung »Träume in Konflikten« wechselten sie sich ab und befragten einander zum ersten Mal nach ihren Träumen. Sie hörten den anderen sagen, was diese Vision für die Zukunft wirklich für ihn bedeutete: für ihn, Abenteuer ... *mit ihr zusammen*. Für sie, an einem für sie bedeutsamen Ort zu leben, mit einer tiefen Verbindung zur Vergangenheit und zu ihrer Familie ... *mit ihm zusammen*. Keiner von beiden wollte seinen Traum verwirklichen, wenn das bedeutete, es ohne den anderen machen zu müssen. Unter diesem Blickwinkel konnten sie auch, als sie sich mit ihren leeren »Bagels« hinsetzten, so viel mehr Flexibilität in ihren Träumen finden, als sie vorher hatten erkennen können.

Ihr Diagramm sah folgendermaßen aus, nachdem sie die Übung beendet hatten:

JENNYS INNERER KREIS (UNFLEXIBLER BEREICH): »Das Erbe meiner Familie antreten, indem ich auf dem Hof lebe.«

VINCES INNERER KREIS (UNFLEXIBLER BEREICH): »Die Freiheit und das Abenteuer erleben, um die Welt zu segeln.«

Aber interessanterweise hatten dann beide eine Menge gleiche Bereiche mit dem Potenzial für Flexibilität aufgelistet, die hier zusammengefasst sind:

- Wollen wir das Haus verkaufen oder nicht?
- Wessen Traum soll zuerst an die Reihe kommen?
- Wohin sollen wir fahren?
- Wann soll die Erfüllung des Traums beginnen und wann enden?
- Wie lange soll die Verwirklichung dauern?
- Soll sie in Teilzeit oder in Vollzeit stattfinden?
- Wie viel Geld wollen wir verbrauchen und wie viel zurücklegen?

Vince und Jenny haben nicht die gesamte Logistik in einem einzigen Wochenendworkshop ausgetüftelt – aber durch diese Übung erkannten sie, dass es erheblich mehr Flexibilität gab, als sie zuvor hatten sehen können. Es war in Wirklichkeit gar keine Nullsummensituation, bei der einer verlieren und seinen Traum aufgeben musste, damit der des anderen umgesetzt werden konnte. Es gab Raum für beide Träume, wenn beide bereit waren, flexibel zu sein.

Noch ehe der Workshop zu Ende war, kamen Vince und Jenny zu uns und sagten, dass sie beschlossen hatten, beides zu machen. Sie würden für ein Jahr auf den Hof ziehen und dort ihre Basis haben, Vince würde nach einem Intensivsegelkurs Ausschau halten, an dem er teilnehmen konnte, um seine Wissenslücken zu füllen. Dann würden sie sich ein Boot suchen und fortsegeln. Vince hatte zugegeben, dass er wahrscheinlich nicht die nächsten, sagen wir, *30 Jahre* auf einem Boot leben wollte; Jenny hatte zugegeben, dass die Vorstellung, den Hof in Iowa für ein paar Monate zu verlassen – vielleicht im tiefsten Winter? –, recht attraktiv klang. Sie waren sich noch nicht sicher, ob sie ihr Haus in Bellingham gleich verkaufen oder lieber vermieten sollten oder wohin ihre erste Reise mit dem

Segelboot gehen und wie lang sie genau dauern sollte. Vielleicht würden sie anfangs ein paar kürzere Trips machen und dann auf einen längeren hinarbeiten. Die Details waren noch im Entwicklungsstadium. Aber zum ersten Mal seit sehr langer Zeit dachten beide freudig erregt an ihre Zukunft.

Hier noch zwei weitere kurze Beispiele von Paaren, die diese Methode erfolgreich anwendeten, damit Sie sehen, wie dieser Prozess funktioniert.

Paar Nr. 1: Öffentlich versus privat

Die Situation: Andrés, Lehrer an einer innovativen Privatschule, möchte, dass sein Sohn, der jetzt in die sechste Klasse kommt, die Mittelschule besucht, an der er unterrichtet. Das Schulgeld ist recht hoch, aber weil er dort arbeitet, würde seine Familie einen erheblichen Preisnachlass erhalten. Andrés ging als Kind selbst in eine Privatschule und möchte, dass sein Kind die gleiche Chance auf eine erstklassige Ausbildung an einer sehr guten Schule bekommt. Seine Frau Moira hat dabei kein sonderlich gutes Gefühl – sie ging als Kind in eine öffentliche Schule und ist der Meinung, es sei wichtig, die öffentlichen Schulen als soziale Errungenschaft zu unterstützen. Und sie fühlt sich auch unwohl mit dem stattlichen Schulgeld und der Blase von Reichtum und Privilegierung, die die Schule umgibt. Einen Kompromiss gibt es nicht: Sie möchte ihren Sohn weiterhin in die öffentliche Schule vor Ort schicken, die gleich am Fuß des Hügels liegt, auf dem sie wohnen, und in die er zu Fuß gehen könnte; er möchte, dass ihr Sohn die bestmögliche Schulbildung bekommt. Und außerdem hat er sich schon sehr darauf gefreut, seinen Sohn als Schüler zu haben und jeden Tag gemeinsam mit ihm zur Schule zu fahren.

Sie setzen sich zusammen hin, um die Bagel-Methode anzuwenden.

Sein unflexibler Bereich: dass ich meinen Sohn als Schüler habe;

dass unser Sohn die Vorzüge dieser innovativen Schule genießt, wo ich meine Kreativität und meine Fähigkeiten in die Entwicklung eines neuen Lehrplans gesteckt habe.

Ihr unflexibler Bereich: mit der Gemeinschaft des Orts verbunden bleiben und die öffentliche Schulbildung unterstützen.

Flexible Bereiche: Andrés war flexibel in Bezug auf das außerschulische Leben seines Sohnes. Moira erkannte, dass es für sie in Ordnung war, wenn ihr Sohn in die Schule ihres Mannes ging, wenn er mit der Gemeinde vor Ort auf andere Weise verbunden bleiben konnte. Und sie hatten beide als flexiblen Bereich etwas aufgeführt, das ungefähr lautete: »Berücksichtigen, was unser Sohn möchte.«

Der Kompromiss: Sie sprachen mit ihrem Sohn und schilderten ihm die Möglichkeiten: Er war hin- und hergerissen, kam aber dann zu dem Schluss, dass er am liebsten mit und bei seinem Dad in die Schule gehen würde. Er war sich mit seiner Mutter einig, dass er nicht den Kontakt zu seinen Freunden und den Nachbarskindern verlieren wollte, deshalb schrieben sie ihn für die Fußballmannschaft der Schule am Fuß des Hügels ein. Nach einem Jahr wollten sie sehen, wie das lief, und ob alle mit diesem Arrangement glücklich waren.

Paar Nr. 2: Genf versus Nigeria

Die Situation: Sie lebte in Genf, er in Nigeria. Sie war weiß, er war schwarz. Sie begegneten sich in einem Komitee im Rahmen ihrer Arbeit: Er war nach Genf geflogen, um an einem Forum teilzunehmen, sie saß neben ihm. Sie flirteten, fingen Feuer, begannen sich zu treffen. Zuerst war alles leicht und locker – es gelang ihm, häufiger geschäftlich nach Genf zu fliegen, und wenn er dort war, rief er sie an –, aber sie verliebten sich schnell ineinander. Er machte ihr einen Heiratsantrag. Sie sagte Ja. Und dann führten sie ein Gespräch darüber, wo sie leben sollten.

Das Problem zeigte sich auf der Stelle: Sie hatte erwartet, dass er nach Genf ziehen würde. Er hatte angenommen, sie würde nach Lagos ziehen. Und bei beiden kam ein erschwerender Faktor dazu: Kinder.

Er hatte zwei kleine Kinder zu Hause in Lagos und eine Großfamilie, die sich auf ihn verließ – in der Kultur, aus der er stammte, sorgen erwachsene Kinder für ihre Eltern. Seinem Gefühl zufolge sollte sie unbedingt nach Nigeria umziehen – sie hatte nur einen einzigen Sohn, und sie waren nur zu zweit. Aber ihr Kind war autistisch und hatte besondere Bedürfnisse, und auch nach intensiver Recherche hatte sie keine Schule in Lagos gefunden, die dem Jungen die Unterstützung bieten konnte, die er brauchte.

Sie konnte nicht nach Lagos ziehen und die Mutter sein, die ihr Kind brauchte, er konnte nicht nach Genf ziehen und der Sohn sein, den seine Eltern brauchten. Sie rieben sich aneinander und konnten nicht verstehen, warum der andere nicht nachgeben konnte; ihre Konflikte wurden häufiger, und dann stritten sie ständig. Der Groll über das, was beide als Sturheit und Egoismus des anderen wahrnahmen, trübte alle Facetten ihres Lebens; die negative Perspektive legte sich auf sie wie eine schwarze Wolke. Deshalb kamen sie zu uns.

Viele Therapiesitzungen lang diskutierten wir über Träume in Konflikten und gingen in die Tiefe, bis wir die Kernbedürfnisse freigelegt hatten. Am Ende verstanden sie einander auf einer sehr tiefen Ebene. Er begriff mit tiefem Mitgefühl ihre Liebe und ihr Engagement für ihren Sohn, ihr einziges Kind, und erfasste schließlich, dass sie ihn nicht aus der stützenden Umgebung seiner schulischen Gemeinschaft herausreißen konnte, die sie in Genf gefunden hatten. Es wäre der größte Verrat an ihrem Erziehungsauftrag als Mutter, der von ihr verlangte, dass sie ihm jede Ressource zugänglich machte, die sie ihm bieten konnte. Der Mann hatte nicht mehr das

Gefühl (das er anfangs gehabt hatte), dass sie »ihren Sohn ihm vorzog«. Und sie erkannte den Wert, den er darauf legte, seine Eltern und Vorfahren zu ehren. Er war in einem kleinen Dorf aufgewachsen, in dem die Menschen eng miteinander verbunden waren, und er musste sicher sein, dass er, als ältester Sohn, für die Eltern verfügbar sein konnte. Auf einen anderen Kontinent umzuziehen wäre ein riesiger Verrat an dem, was er glaubte und was einen zentralen Wert in seinem Leben darstellte.

Es gelang ihnen, zum seelischen Kern des anderen vorzustoßen. Zu dem, was sie als Menschen antrieb. Was ihrem Leben Sinn gab.

Dieses Paar musste einen langen Weg zurücklegen, um an diesen Punkt zu kommen, und dann hätten sich die beiden beinahe getrennt. Als sie bei diesem Verständnis füreinander angelangt waren, hätten sie sehr leicht zu dem Schluss kommen können: Diese Beziehung wird einfach nicht klappen, auch wenn wir uns lieben. Und vielleicht wäre das auch in Ordnung gewesen. Aber stattdessen entschlossen sie sich, von diesem Punkt tiefen Mitgefühls aus einen Weg zu suchen. Warum sollten sie nicht etwas tun, was nicht der Tradition entsprach? Beide hatten einen Job, bei dem sie viel reisen mussten und sehr flexibel waren – das konnten sie zu ihrem Vorteil nutzen.

Sein unflexibler Bereich: Ich will für meine Eltern da sein, wie es der Tradition meiner Kultur entspricht.

Ihr unflexibler Bereich: Ich will meinem Sohn die bestmögliche Bildung mitgeben.

Sie kamen zu dem Schluss, dass die Frau und ihr Sohn die Hälfte des Jahres bei dem Mann in Lagos verbringen würden, zusammen mit einem Hauslehrer, der für die stabile Weiterführung der Schulbildung zuständig war, die andere Hälfte des Jahres würde das Paar getrennt leben und der Mann immer wieder nach Genf reisen, wie er es getan hatte, als sie in der Datingphase waren.

Dieses Arrangement würde nicht bei allen Paaren funktionieren, aber diese beiden waren sehr unabhängige Menschen, und ihnen war die Beziehung das organisatorische Kopfzerbrechen und die unkonventionelle Lebensführung wert. Am Ende taten sie doch *eines* auf ganz »traditionelle« Art und Weise: Sie heirateten. Und sie hatten zwei Trauungszeremonien, eine in Lagos und eine in Genf.

Wenn dieser Konflikt tatsächlich das Ende bedeutet

Die Bagel-Methode ist wirklich durch und durch darauf ausgerichtet, Einfluss zuzulassen und zu einem Kompromiss zu finden. Sie dröseln auf: Was ist das Herzstück meines Traums? Was ist sein eigentlicher Kern? Nicht all die zusätzlichen Möglichkeiten oder Einzelheiten, die ich mir vorgestellt habe, sondern die unverzichtbare Essenz dessen, was ich brauche, um mich ganz zu fühlen und ich selbst zu sein und mein Leben authentisch leben zu können. Und dann versuchen Sie, darum herum flexibel zu sein. Sie lassen zu, dass die Bedürfnisse, Träume und Ziele Ihres Partners oder Ihrer Partnerin das Wie, Wann, Wo und so weiter der Verwirklichung Ihrer Träume beeinflussen.

Paare finden diesen Prozess in der Regel außerordentlich hilfreich, und der überwältigenden Mehrheit gelingt es, aus einer festgefahrenen Situation heraus- und voranzukommen. Aber wenn der Traum des einen der Albtraum des anderen ist – *und* dieser Traum Sie entscheidend ausmacht –, dann müssen Sie sich vielleicht trennen.

Wenn Sie Ihren Traum auf seinen zentralen Kern reduzieren und er steht *immer noch* in diametralem Gegensatz zu dem Ihres Partners oder Ihrer Partnerin – wenn alle Flexibilität der Welt nicht Raum für beide Träume schaffen kann –, dann können Sie nicht mehr viel tun. Wenn Partner beispielsweise gegensätzliche Träume bei der Frage nach Kindern haben, wie es in Johns erster Ehe der Fall war, dann ist ein Kompromiss nicht möglich. Man kann kein halbes Kind haben. Da geht es dann nicht mehr darum, dass jemand zu rigide ist – sondern darum, den Bedürfnissen der eigenen Seele gerecht zu werden. Aber zumindest kann man sich in dem Wissen trennen, dass man sich selbst und dem anderen Achtung erwiesen hat und niemanden eine Schuld trifft.

Wenn Sie das Konfliktmodell durchlaufen, das wir bisher in diesem Buch dargelegt haben – gemeinsam das Problem erforschen, wirklich zuhören und validieren, die Träume in diesem Konflikt ergründen und diese Übung zum Erreichen eines Kompromisses machen –, und es fühlt sich *noch immer* unmöglich an, wie ein riesiger, schmerzhafter Verlust, dann müssen Sie sich vielleicht notgedrungen die Frage stellen: *Wie sehr liebe ich diesen Menschen? Was bedeutet Liebe?*

Manchmal bedeutet sie ein Opfer. Diese Kompromisse sollten sich nicht wie ein Selbstverlust anfühlen, aber sie werden nicht immer leicht sein. Liebe ich meinen Partner oder meine Partnerin genug, um beispielsweise weniger zu arbeiten und auf eine mögliche Beförderung zu verzichten oder sie aufzuschieben, damit der oder die andere eine Fortbildung machen oder studieren kann? Liebe ich ihn oder sie genug, um weit von meiner Familie wegzuziehen und eine Chance wahrzunehmen, die sein oder ihr Traum ist? Würde er oder sie dasselbe für mich tun oder hat es schon getan? Ein ganzes Leben mit einem anderen Menschen zu verbringen bedeutet einen lebenslangen Wechsel von Opfer und Gewinn, ein Geben und Nehmen, ein gelegentliches Tragen einer schwereren Last oder ein Aufgeben von etwas zugunsten der Einheit, die Sie beide zusammen bilden. Und oft gewinnen Paare, wenn sie dieses

Konfliktmodell durchspielen und versuchen, einen Kompromiss zu erzielen, wertvolle Klarheit darüber, dass dieses spezielle Opfer – was immer es auch sein mag – seinen Wert hat: dass die beiden unter dem Strich wesentlich mehr gewinnen als sie verlieren. Sie können Frieden damit schließen, etwas aufzugeben, an das sie sich vorher heftig geklammert haben, weil sie dann, wenn sie einen Schritt zurücktreten und sich das Ganze anschauen, sehen, dass sie noch so viel mehr haben, was wertvoll ist.

Aber manchmal durchlaufen Paare diesen Prozess und kommen zu der Erkenntnis, dass sie in der Tat unvereinbare Vorstellungen davon haben, wie sie ihr Leben führen möchten. Ihre Träume sind nicht kompatibel. Die Opfer sind zu groß. In diesem Fall ist es vielleicht die richtige Entscheidung, auseinanderzugehen, damit beide Partner die Chance auf eine Beziehung bekommen, in der ihre Träume Raum haben und verwirklicht werden können. Wenn es um Beziehungen geht – selbst lange Beziehungen –, heißt »Erfolg« nicht unbedingt »für immer«. Sie können einander und das, was die Beziehung war, selbst dann ehren, wenn Sie erkennen, dass sich Ihre Wege trennen müssen.

Von der Nullsumme zum Nash-Gleichgewicht

Wir haben zu Beginn dieses Kapitels von der Nullsummendynamik gesprochen, die unsere Konflikte heimsuchen und uns in eine Gewinn-Verlust-Haltung hineinmanövrieren kann, die einen Kompromiss wirklich schwer macht. In der Spieltheorie – und insbesondere in ihrer Umsetzung in Politik und Wirtschaft – galt früher weithin die Meinung, dass jede Verhandlung in einem Konflikt eine Nullsummensituation sei, bei der ein Gewinn der einen Seite stets einen Verlust der anderen darstellt. Aber in den 1950er-Jahren stellte der

Mathematiker John Nash ein anderes Modell vor, bei dem das »Spiel«, um das es geht, einen Punkt der Stabilität erreicht, an dem angesichts der Strategie des jeweiligen Gegners keiner der beiden Spieler sein Ergebnis verbessern kann.[66] Sie haben für beide Spieler das ideale Resultat erreicht, das sie bei den gegebenen Parametern erzielen können. Es ist ein mathematisches Modell, aber es lässt sich in dem Sinne in Beziehungen übersetzen, dass es den Punkt in einem Konflikt bezeichnet, an dem *beide* Partner gewinnen: Sie haben einen Kompromiss geschlossen, aber sie sind auch mit dem Ergebnis zufrieden. Sie können unter den gegebenen Umständen, die ihnen das Leben serviert hat, nicht besser abschneiden.

Dabei sollten wir allerdings etwas Entscheidendes im Auge behalten: In einer Beziehung sind wir keine Gegner. Im Bereich der Liebe erreichen wir kein Nash-Gleichgewicht, indem wir versuchen, für uns allein zu »gewinnen«, sondern *indem wir für zwei denken*. Das ist eine der entscheidenden Gewohnheiten von wirklich erfolgreichen Paaren – statt zu denken: *Was ist das Beste für mich in dieser Situation?*, denken sie: *Was ist das Beste für uns?* Ihre Konflikte sind von dem Gefühl durchdrungen, dass beide Partner in der Tiefe ihres Herzens das Beste für den anderen wollen, auch wenn sie unterschiedlicher Meinung sind. Das ist letzten Endes der Ursprung unserer Fähigkeit, einen erfolgreichen Kompromiss zu schließen: *Vertrauen*.

Ob wir darüber reden, wer abends das Geschirr abwäscht, wofür wir unser sauer verdientes Geld ausgeben, ob wir einen großen Umzug in Erwägung ziehen sollten oder ob wir auf einen Bauernhof in Iowa ziehen oder die Welt umsegeln sollen – dieses Gespräch wird *sehr* unterschiedlich verlaufen, je nachdem, wie es um unser Vertrauen bestellt ist. Vertraue ich grundsätzlich darauf, dass du auch darüber nachdenkst, was gut für mich ist, während du darüber nachdenkst, was gut für dich ist? Vertraue ich darauf, dass du meinen

Standpunkt berücksichtigst und ihm gleich viel Gewicht zubilligst? Vertraue ich darauf, dass du jemand bist, der seine Haltung ändern kann und wird, wenn die Situation es erfordert? Vertraue ich darauf, dass dir meine Ziele und Träume am Herzen liegen und du ihnen möglichst zur Umsetzung verhelfen willst? Wenn die Antwort auf diese Fragen Ja lautet, ist es wesentlich leichter, flexibel zu sein und einen Kompromiss zu finden, der sich nach dem Besten für *alle beide* anfühlt.

Keine dieser Strategien wird ohne Vertrauen und Verbindlichkeit funktionieren. Bei Paaren, bei denen das Vertrauen nachgelassen hat, beginnen wir daher an dieser Stelle damit, beides wieder aufzubauen.

Bei Paaren, bei denen die Verbindlichkeit abgenommen hat, sehen wir hauptsächlich zwei Warnsignale: Erstens beklagen sie sich bei anderen über ihren Partner, statt mit wichtigen Problemen zu ihrem Partner selbst zu gehen, und zweitens minimieren sie, was sie haben, und maximieren, was ihnen fehlt. Sie schauen sich immer um und denken dabei: *Ich könnte noch etwas Besseres finden*. Selbst Paare, deren Verbindlichkeit nur noch gering ist, werden dann, wenn wir sie fragen: »Lieben Sie Ihren Partner / Ihre Partnerin?«, mit »Ja« antworten. Und das tun sie auch! Aber dahinter steht kein echtes Engagement. Sie setzen nicht alles auf eine Karte. Sie denken nicht für zwei. Es gibt kein *Wir*. Und das ist die Wurzel ihres Konflikts und der tiefere Grund dafür, dass sie in unserer Praxis erscheinen.

Unter diesen Umständen sagen wir den Betroffenen: Es *ist* etwas Erschreckendes, sich verbindlich auf jemanden einzulassen! Wir beginnen eine Beziehung oft mit einem Vertrauensvorschuss. Manchmal legen wir uns für alle Ewigkeit auf jemanden fest, ehe wir ihn wirklich kennen. Und natürlich verändern sich die Menschen im Lauf der Zeit und wachsen. Die Person, die ich vor 5, 10, 20 oder 40 Jahren geheiratet habe, ist heute nicht mehr dieselbe. Wir entdecken im Lauf der Jahre und bei Konflikten Überraschendes an unseren Partnern. Es entstehen Lebensumstände, die uns stark unter Druck setzen. Niemand ist vollkommen, wir alle haben Fehler. Wirklich zu jemandem zu stehen bedeutet, dass Ihr Partner oder Ihre Partnerin zwar nicht vollkommen sein mag (und okay, vielleicht in der einen oder anderen Frage auch ein bisschen verrückt sein kann), dass ihn oder sie aber letztlich niemand ersetzen kann.

Die gute Nachricht ist hier, dass Sie an jeder Stelle beginnen können, Vertrauen und echtes Engagement füreinander wieder aufzubauen. Und alles, was wir in diesem Buch erarbeitet haben, baut Vertrauen auf: sich einander zuwenden. Weiche Einstiege. Aufmerksam zuhören und den anderen gelten lassen. Empathie ausdrücken. Einander offene Fragen stellen, sowohl in Konflikten als auch außerhalb. Gemeinsam Ihren Träumen auf den Grund gehen. *All das* baut im Lauf der Zeit Vertrauen und Zusammengehörigkeit auf und außerdem die innere Haltung, für zwei zu denken, die eine Haltung des kooperativen Gewinns ist. Und das Ganze ist eine positive Feedbackschleife: Je mehr Sie diese Strategien üben, desto mehr Vertrauen bauen Sie auf, je mehr Sie einander vertrauen, desto leichter fallen Ihnen diese Strategien zum Konfliktmanagement.

Probieren Sie es aus!

Suchen Sie sich mit Ihrem Partner oder Ihrer Partnerin zusammen einen Konfliktbereich aus, den Sie angehen möchten. Vielleicht nehmen Sie ein lösbares Problem, bei dem Sie in einer Sackgasse stecken, oder Sie wählen ein Thema, an dem Sie im letzten Kapitel gearbeitet haben, bei der Suche nach den »Träumen in Konflikten«.

Dann gehen Sie die folgenden Schritte durch:

- Nehmen Sie sich zwei Blatt Papier und zeichnen Sie einen »Bagel« für jeden von Ihnen, mit einem inneren Kreis und einem viel größeren äußeren Kreis. Sie können die Abbildung auf Seite 298 kopieren.
- Listen Sie im inneren Kreis die Aspekte des Themas auf, bei denen Sie nicht nachgeben können. Das sind die nicht verhandelbaren Punkte: ihre minimalen Kernbedürfnisse, Überzeugungen, Werte in Bezug auf dieses Thema.
- Listen Sie im äußeren Kreis Ihre flexiblen Bereiche auf. Das sind die Aspekte, bei denen Sie – *wenn* Sie das bekommen könnten, was im inneren Kreis steht – kompromissbereit sein könnten.
- Und jetzt … sprechen Sie darüber!
    - Zeigen Sie Ihrem Partner oder Ihrer Partnerin Ihre Zeichnung und schauen Sie sich seine oder ihre an.
    - Fragen Sie einander: Warum sind die Dinge im inneren Kreis so wichtig für dich?
    - Hören Sie sich die Antworten in aller Ruhe an. Wenn nötig, machen Sie sich Notizen, um auf die Information fokussiert zu bleiben, die Ihr Gegenüber Ihnen gibt.
    - Bitten Sie einander: Sag mir mehr über die flexiblen Bereiche. Wie sieht es aus, hier flexibel zu sein?
- Arbeiten Sie einige mögliche Kompromisse aus! Schauen Sie, welche neuen, weiterführenden Wege Sie finden können, wenn Sie diese »Karten« der Kernbedürfnisse und flexiblen Bereiche nutzen. Versuchen Sie, folgende Fragen zu beantworten:
    - Worüber sind wir uns einig?
    - Welche Gefühle teilen wir?
    - Welche gemeinsamen Ziele haben wir?
    - Wie könnten wir diese Ziele erreichen?
- Schließlich entscheiden Sie sich für einen Kompromiss – selbst wenn es nur ein partieller oder ein temporärer ist, den Sie später

neu bewerten werden, um zu sehen, ob er funktioniert – und formulieren Sie ihn hier:

- Ein Kompromiss, der den Bedürfnissen und Träumen von uns beiden gerecht wird, lautet:
- ____
- ____

Konflikt Nr. 5: Die Kluft

Fehler: Über den Konflikt brüten

Das Vergangene ist nicht tot; es ist nicht einmal vergangen.
»Requiem für eine Nonne«, William Faulkner

Im ersten Jahr der Pandemie hatten Molly und Selena das Gefühl, sie kämen gut zurecht. Monate waren vergangen, seit sie mit ihren beiden kleinen Kindern wegen Covid in den Lockdown gegangen waren – beide Mütter arbeiteten von zu Hause aus und machten abwechselnd einmal in der Woche den Einkauf. Sie hatten keinen persönlichen Kontakt mit den Familien, mit denen sie sich sonst trafen und zu denen die Kinder zum Spielen und gelegentlich zum Übernachten gingen, aber sie kamen zu viert gut klar. Es sah so aus, als gingen um sie herum unter dem Stress der Pandemie und der plötzlichen Intensität des täglichen Zusammenseins für 24 Stunden an sieben Tagen in der Woche und wenig Atempausen oder Privatheit Ehen reihenweise auseinander – einige befreundete Paare, die sie schon jahrelang kannten, merkten anscheinend jetzt, dass sie sich bei Licht besehen nicht sonderlich mochten. Molly und Selena gratulierten einander dazu, wie relativ gut alles lief: *Hey, schau uns an, wir mögen einander noch richtig gern! Wow, wir sind spitze!*

Aber dann hatten sie einen Streit. Einen großen.

Er entbrannte eines Morgens um die Frage, wer seine Arbeit zurückstellen sollte, um den beiden Töchtern im Alter von fünf und sieben Jahren beim Online-Unterricht zu helfen. Das Lernen zu Hause war eine harte Nuss. Die Kinder waren noch zu klein, um eigenständig bei der Sache oder auch nur länger als zehn Minuten vor dem Bildschirm sitzen zu bleiben, ohne dass eine der Mütter danebensaß, sie bei der Stange hielt und die Dinge erklärte, die sich über Zoom nicht vermitteln ließen. Molly hatte den Löwenanteil dieser Aufgabe übernommen – sie war freiberufliche Grafikerin und hatte daher einen flexibleren Job als Selena, die zu festgelegten Zeiten am Schreibtisch und online verfügbar sein musste, da sie mit Aktivistengruppen arbeitete (sie war Programm-Managerin für eine internationale Non-Profit-Organisation). Aber Molly hatte dafür oft noch spätnachts gearbeitet, um mit ihren Aufgaben Schritt zu halten – sie war erschöpft und hatte nicht genug Zeit, um ihre Projekte pünktlich zu Ende zu bringen. An besagtem Morgen erklärte Molly Selena, dass sie den Vormittag für ihre eigene Arbeit brauche. »Kannst du bitte ein paar deiner Meetings verschieben? Ich muss dringend einiges nachholen. Ich habe die Schularbeit mit den Kindern fast immer allein gemacht.«

»Molly, so kurzfristig kann ich das nicht«, sagte Selena. »Und du kannst diese Dinge doch auch später noch machen, oder? So was wie einen Grafik-Notfall gibt es ja wohl nicht, denke ich.« Sie ging in ihr Schlafzimmer, das gleichzeitig als ihr Büro fungierte, und machte die Tür zu.

Molly folgte ihr. Der Streit spielte sich dort drinnen ab, in angespanntem Flüsterton, damit die Kinder nichts mitbekamen. Selenas Zoomkamera war ausgeschaltet, der Ton stumm, und die ganze Zeit über kamen Leute im Zoom-Warteraum an. Molly sagte, Selena würde ihren Job gering schätzen – nein, es gehe nicht um internationale Rettungseinsätze, sei aber trotzdem wichtig – für *sie*. Selena sagte, es sei kindisch von Molly, dass sie mitten in einem Meeting in ihr Büro stürme. Vorwürfe gingen hin und her: *Du bist egoistisch. Du bist unfair. Du hast meine Arbeit noch nie für so wichtig gehalten wie deine. Mach dich nicht lächerlich!*

Dann stieß Molly frustriert und unter Tränen hervor: »Vielleicht läge dir die Schularbeit der Mädchen mehr am Herzen, wenn du sie geboren hättest.«

Ein langes Schweigen trat ein. »Ich fasse es nicht, dass du *das* zu mir sagst«, meinte Selena schließlich. »Ich bin ebenso sehr ihre Mutter wie du.«

»Das weiß ich, ich wollte nicht …«

»Ich muss jetzt dieses Meeting eröffnen«, sagte Selena. »Bitte geh.«

Am Abend entschuldigte Molly sich für das, was sie gesagt hatte, aber sie war immer noch sauer über die Art und Weise, wie ihre Frau ihre Arbeit herabgewürdigt hatte. Selena entschuldigte sich ebenfalls und schlug vor, dass sie künftig einen klareren Stundenplan dafür aufstellen sollten, wer beim Online-Unterricht helfen sollte. Aber sie war tief verletzt von dem, was Molly über ihre Rolle als nichtbiologische Mutter ihrer Kinder gesagt hatte.

Der Konflikt war, oberflächlich betrachtet, gelöst – sie erstellten einen Plan, der Molly mehr Arbeitszeit einräumte. Aber ein paar Tage später stritten sie sich wieder, und dann wieder und wieder darüber, was sie an jenem Morgen zueinander gesagt hatten. Keine von beiden konnte aufhören, die Einzelheiten immer wieder neu durchzukauen. Sie diskutierten darüber, wer damals angefangen hatte, wem mehr Unrecht geschah, wer was gesagt hatte.

»Du hast mich eine schreckliche Mutter genannt«, sagte Selena bei einem spätabendlichen Streit über den Streit unter Tränen.

»Das habe ich nicht!«, schrie Molly zurück. »Das habe ich nie gesagt!«

»Du gibst mir immer das Gefühl, gar kein richtiger Elternteil zu sein. Du reibst mir das mit der Geburt immer wieder unter die Nase.

Du bist die richtige Mutter, und ich darf einfach nur mitspielen, das hast du neulich glasklar gemacht.«

»Und wie soll ich das gemacht haben? Ich habe lediglich um Hilfe gebeten. Du kannst nicht beides haben, Selena – du schiebst mir mehr Kinderbetreuung zu und beklagst dich dann, dass du nicht mehr für die Kinder zuständig bist. Was soll ich denn da bitte machen?«

»Also, erst einmal könntest du aufhören, mir jedes Mal, wenn du dich durchsetzen willst, meine Unfruchtbarkeit um die Ohren zu hauen.«

»Was redest du denn da?«

»Du weißt, was du gesagt hast! Ich habe sie nicht geboren, also liegen sie mir nicht wirklich am Herzen, stimmt's?«

»Mein Gott, weißt du was? Ich wäre sehr gerne weniger Mama, damit du es mehr sein kannst. Wie wäre es, ich würde wieder in Vollzeit arbeiten und du würdest zu Hause bleiben? Du würdest nicht mal einen Tag mit den Kindern fertigwerden.«

Molly und Selena sind festgefahren – sie können einfach nicht aufhören, sich über den Streit zu streiten.

Wohin geht es für die beiden von hier aus? Sie lieben sich und engagieren sich auch für ihre Familie. Aber es wurden verletzende Dinge gesagt (und dann wiederholt!), und wenn sie nicht über das reden können, was vorgefallen ist, ohne noch weiteren Schaden anzurichten, werden sie sich auf einem extrem steinigen Weg wiederfinden. Und sie sind nicht die Einzigen – dieses Szenario ist sehr häufig. Von allen Paaren in unserer internationalen Studie berichteten 77 bis 84 Prozent, dass es ihnen nicht gelang, ihr Verhältnis nach einem Streit wieder in Ordnung zu bringen.[67] Sehr viele Paare sind wie Molly und Selena und fragen sich: *Warum können wir nicht einfach darüber hinweggehen*? Dabei ist genau das das Problem.

Der große Fehler: Versuchen, »einfach darüber hinwegzugehen«

Ganz gleich, wie gerne wir auf die richtige Weise streiten möchten, manchmal verletzen wir einander. Sehr.

Wir haben in diesem Buch schon viel über die positiven Seiten von Konflikten gesprochen – dass unsere Reibungspunkte Türen zu einem besseren Verständnis füreinander werden und zu immer mehr Verbundenheit und Intimität führen können. Und das stimmt auch – das können sie, und wir wollen, dass Paare begreifen, dass Auseinandersetzungen ein normaler, unvermeidlicher und häufig positiver Teil des Lebens und der Liebe sind. Aber wahr ist auch, dass Konflikte intensiv und sogar traumatisch sein können. Streit ist chaotisch. *Wir* sind chaotisch. Wir sind Menschen, und jeder von uns schleppt sein eigenes schweres Gepäck mit – vom Leben, von unserer Kindheit, von früheren Beziehungen. Wir haben Trigger, die immer wieder ausgelöst werden. Große Emotionen, die uns an der Gurgel packen oder ins Herz oder in die Eingeweide treffen – wo immer Sie eine affektive Überflutung spüren mögen. Wir wissen oft nicht, was wir wollen oder brauchen, wir drücken uns nicht klar aus, wir missverstehen einander, wir sagen Dinge, die wir nicht meinen, wir sagen sie auf die denkbar schlechteste Weise. Es gibt dieses ideale Konfliktmodell, dem wir nach Kräften zu folgen versuchen, aber manchmal kommen wir vom Weg ab. Wir schießen einen ganzen Hagel von scharfen verbalen Pfeilen aufeinander ab, und manche davon landen – mitten im Herzen!

Bei jedem Paar gibt es manchmal bedauerliche Vorfälle, bei denen sich beide nach einem Konflikt wütend, voller Groll, tief verletzt und sogar verraten fühlen von dem, was der andere gesagt hat. Das passiert uns allen. Es passiert auch den »Meistern und Meisterinnen der Liebe«. Aber dann machen wir den entscheidenden Fehler: *Wir verarbeiten den Streit nicht.* Wir haben nicht gelernt, wie wir mit bedauerlichen Vorfällen im Nachhinein umgehen können, und so lassen wir es einfach bleiben.

Stattdessen entschuldigen wir uns zu schnell, noch ehe wir verstanden haben, wofür wir uns eigentlich entschuldigen.

Wir versuchen, die Sache unter den Teppich zu kehren. Der Streit hat sich schlecht angefühlt – am besten wiederholen wir ihn nicht. Wir sind noch immer aufgewühlt, aber wir behalten es für uns.

Oder: Wir *sprechen* über den Streit, rutschen aber direkt erneut hinein. Wir sind gleich wieder mitten im heftigen, eskalierten Konflikt. Aus einem bedauerlichen Vorfall erwächst ein weiterer.

Im Lauf der Zeit werden Konflikte, die nicht verarbeitet werden, einen Keil zwischen Sie beide treiben, entweder in Form von noch mehr Streit oder in Form von weniger Verbundenheit und Vermeidung. Die Intimität bricht ein. Alle errichten Mauern um sich – Sie wurden verletzt, also werden Sie sich schützen. Sie können nebeneinander auf der Couch in unserer Praxis sitzen, aber emotional gibt es eine Kluft von der Breite des Grand Canyon zwischen Ihnen.

Die emotionalen Wunden, die wir nach einem schlimmen Streit davontragen, heilen nicht von selbst. Wenn wir danach die Dinge nicht wieder in Ordnung bringen, bleiben diese Wunden. Die Negativität des Streits bleibt. Und im Lauf der Zeit beginnt sie, wie ein chemisches Ätzmittel, die positive Verbundenheit zwischen uns zu zerfressen. Es ist schwer, verbunden zu bleiben, sich nahe zu bleiben, wenn wir offene Wunden haben – wenn wir noch immer mit diesen Pfeilen im Herzen herumlaufen, die herausragen. Wenn es zu bedauerlichen Vorfällen kommt, müssen wir sie verarbeiten und eine Heilung ermöglichen. Andernfalls werden wir die Rückstände dieses Streits in unser künftiges gemeinsames Leben mitnehmen.

Manche Konflikte sind ewig ... *wenn* Sie sie nicht verarbeiten

Als die einflussreiche Psychologin Bluma Zeigarnik in den 1920er-Jahren an der Universität in Berlin studierte und an ihrer Doktorarbeit in Psychologie schrieb, arbeitete sie über das Gedächtnis, denn einer ihrer Professoren hatte etwas erwähnt, das ihm in einem Restaurant in der Nähe aufgefallen war. Das Restaurant war dafür bekannt, dass die Bedienungen die Bestellungen nie aufschrieben – sie konnten sie sich vollzählig merken, selbst bei vielen Gästen an großen Tischen. Als der Professor mit seinem Kellner sprach, fiel ihm auf, dass dieser ein sehr gutes Gedächtnis für die Bestellungen hatte, die er noch nicht an die Küche weitergegeben hatte, die Einzelheiten aber sofort wieder vergaß, sobald er die Bestellung gemeldet hatte. Das ließ vermuten, dass »unerledigte Geschäfte« in Gestalt nicht weitergemeldeter Bestellungen dem Kellner lebhafter in Erinnerung blieben als solche, die er bereits erledigt hatte.

Zeigarnik beschloss, diese Idee im Labor zu testen. Sie machte eine Reihe von Versuchen mit 164 Teilnehmenden, darunter Studierende, Lehrende und Kinder, bei denen sie die Versuchspersonen einzeln hereinbat und ihnen eine einfache Anweisung gab: *Lösen Sie diese Aufgaben so schnell und korrekt wie möglich.* Dann musste jeder eine Liste mit rund 20 kleinen Aufgaben abarbeiten – wie etwa einen Versandkarton gebrauchsfertig falten, ein Puzzle zusammensetzen, eine kleine Tonfigur formen, eine mathematische Gleichung lösen. Während die einzelnen Personen an ihren Aufgaben saßen, unterbrach sie ein Helfer des Versuchsleiters etwa in rund der Hälfte der Fälle – er kam in den Raum und behauptete, die Tische stünden verkehrt, oder brachte sonst eine Ausrede vor –, sodass die Versuchspersonen die gestellte Aufgabe nicht in der vorgegebenen Zeit abschließen konnten und notgedrungen zur nächsten Aufgabe weitergehen mussten, ohne die davor beendet zu haben.

Anschließend stellte Zeigarnik jedem Teilnehmenden Fragen wie etwa: Was für Aufgaben haben Sie gerade gelöst? Welche haben Ihnen Spaß gemacht? Woran erinnern Sie sich noch im Einzelnen? Sie stellte fest, dass die Versuchspersonen sich an Details der unterbrochenen Aufgabe um 90 *Prozent* besser erinnern konnten als an die der Aufgaben, die sie zu ihrer Zufriedenheit hatten abschließen können.[68] Anscheinend führte ein Wunsch, etwas »abzuschließen«, ein Gefühl, es sei unvollständig oder unerledigt, dazu, dass ein entsprechender Vorgang wesentlich lebhafter im Gedächtnis haften blieb. Daraus folgt: Erst wenn etwas abgeschlossen ist, kann es zu verblassen beginnen und allmählich vergessen werden.

Dieses Ergebnis war so signifikant und auch wiederholbar (das heißt, es wurde von späteren Studien gestützt), dass es als »Zeigarnik-Effekt« bezeichnet wurde. Und es hat auch Implikationen für unser Thema, die Konflikte. Wenn es unerledigte Geschäfte zwischen uns gibt – wenn wir eine schmerzhafte Angelegenheit nicht gelöst haben, wenn es noch Gefühle gibt, die wir nicht ausdrücken konnten, wenn verletzende Worte gefallen sind, mit denen wir uns nicht befasst haben –, dann behalten wir eine messerscharfe Erinnerung an einen Streit. Dieser steht uns so lebendig vor Augen, als hätte er gestern stattgefunden. Außerdem enthalten Konflikte, die im Langzeitgedächtnis gespeichert werden, häufig traumatische Erlebnisse, und das Traumagedächtnis ist mächtig. Wenn eine traumatische Erinnerung aktiviert wird, kommen sämtliche sensorischen Aspekte jenes Augenblicks wieder zurück – man wird in jenen Moment zurückversetzt wie ein Zeitreisender, und der Körper reagiert entsprechend: Cortisol und Adrenalin werden ausgeschüttet, man erlebt eine Überflutung. Auf der Körperebene findet dieser ursprüngliche Streit *tatsächlich* noch einmal statt.

Der Zeigarnik-Effekt zeigt uns: Wenn man etwas nicht umfassend verarbeitet, besonders emotional, bleibt die Sache im Gedächtnis erhalten. Und dann wird – was erschwerend hinzukommt – diese Erinnerung nach und nach verzerrt. Die moderne Hirnforschung hat herausgefunden, dass Erinnerungen, selbst diejenigen, die sehr lebendig sind und sich echt anfühlen und uns aufregen, nicht stabil sind. Jedes Mal, wenn wir auf sie zugreifen, verändern sie sich. Sie werden »bearbeitet«. Unsere Erinnerung daran, wie sich Dinge abgespielt haben, wird mehr und mehr in Richtung *unserer* Sichtweise verzerrt.[69] Das heißt, je mehr wir ein Ereignis noch einmal durchleben und es wiederkäuen, desto stärker kann sich unsere Erinnerung daran verwandeln. Wir haben uns so oder so *gefühlt*, und jetzt richtet sich unsere Erinnerung an die Ereignisse und die Worte, die gefallen sind, an diesem Gefühl aus. Am Ende haben wir zwar *einen* Streit – ein Ereignis, bei dem wir beide dabei waren, eine gemeinsame Erfahrung –, aber dennoch zwei sehr verschiedene Erinnerungen an das, was sich abgespielt hat.

Bei einem Streit ist es sehr wahrscheinlich, dass ich *eine* Wahrnehmung der Ereignisse habe und Sie eine ganz andere. Ich nehme Ihren Ton als abschätzig und ungeduldig wahr; meine Version der Sache ist, dass Sie mich abgebürstet haben und kein Interesse daran haben, etwas über mein Leben zu hören. Ihre Wirklichkeit ist indessen, dass Sie gestresst sind, mental von einem Problem am Arbeitsplatz in Anspruch genommen sind, und plötzlich bin ich sauer und explodiere Ihnen gegenüber, verhalte mich völlig irrational. Hier sind beide Wirklichkeiten gültig. Es hat sie beide so gegeben! Genau das hat jeder von uns erlebt.

Es gibt keine makellos reine Wahrnehmung, keine »Kamera Gottes«, die auf uns herabgerichtet ist und aufzeichnet, was »wirklich« geschehen ist, und auf die wir zurückgreifen können, um zu schauen, wer recht und wer unrecht hat. Es gibt nur die gute alte *Wahrneh-*

mung – es gibt die Art und Weise, wie Sie Dinge wahrgenommen haben, und die Art und Weise, wie Ihr Gegenüber sie wahrgenommen hat, und dazu kommt unser formbares, korrumpierbares menschliches Gedächtnis. Wenn es um »die Fakten« des Geschehens geht: Es gibt einfach keine Fakten. Es gibt nur das, was jeder von uns erlebt.

Und wenn es um die Verarbeitung in unserem Gehirn geht, dann ist es, als gäbe es für das Gedächtnis keine Zeit. Diese Erfahrungen können so frisch sein, als hätten sie gerade erst stattgefunden, und daher auch ebenso aufwühlend – insbesondere bei Dingen, die sich unabgeschlossen oder ungelöst anfühlen. Und je länger wir uns an diese Ereignisse erinnern und sie immer wieder durchkauen, sie aus dem Langzeitgedächtnis herausholen und noch einmal durchleben, desto einseitiger und verzerrter können sie werden.

Wenn Sie also diese Dinge nicht mit Ihrem Partner oder Ihrer Partnerin zusammen verarbeiten – vor allem emotional –, werden sie nicht verschwinden. Sie werden im Untergrund gären. Sie werden sich an die Worte, die Gefühle, das Adrenalin erinnern, das durch Ihren Körper gepumpt wurde. Sie werden sich übermäßig auf all die winzigen Details fokussieren, auf jedes kritische oder unfaire Wort, das Ihr Partner je zu Ihnen gesagt hat, jedes verächtliche Augenrollen, genau wie jener Kellner, der sich an jede Bestellung erinnerte, die er noch nicht weitergeleitet hatte. An diesen scharfen, mächtigen Erinnerungen wollen Sie nicht festhalten. Sie sind schlecht für Ihren Geist, Ihr Herz, Ihren Körper, Ihre Beziehung, Ihre Zukunft. Ein böser Streit, den Sie nicht verarbeiten, wird wie ein Steinchen in Ihrem Schuh sein – Sie können nicht einfach weitergehen, als wenn nichts wäre, und unter Schmerzen vorwärtshumpeln. Sie müssen stehen bleiben, sich hinsetzen und es herausholen.

Anzeichen dafür, dass Sie einen vergangenen Vorfall bereinigen müssen

Wenn es in Ihrer Vergangenheit einen bedauerlichen Vorfall gab – kürzlich oder auch vor langer Zeit –, kann Ihre Beziehung bestimmte Symptome aufweisen. Vielleicht müssen sie sich hinsetzen und etwas verarbeiten, wenn …

- **… ein Gespräch darüber zu noch mehr Streit führt.** Wie Molly und Serena landen Sie wieder mitten in einem hitzigen, eskalierten Konflikt, wenn Sie versuchen, sich dem Vorgefallenen zuzuwenden – Sie fühlen sich wie in einer Art Twilight Zone.
- **… Sie über den Streit streiten.** Sie finden anscheinend keinen Weg, nicht erneut über den Streit zu streiten, zanken sich darum, wer was gesagt hat und wie er es gesagt hat, wer beim letzten Mal schuld war, wessen »Version« der Ereignisse korrekt ist. Das wird zu einem Muster: Über den Streit zu streiten führt zu mehr Streit über den Streit und bildet schließlich einen Kreis wie ein Gänseblümchenkranz.
- **… Sie das Thema gänzlich meiden und ganz allgemein weniger sprechen und weniger Kontakt aufnehmen.** Das Gespräch über dieses Thema lief letztes Mal so schlecht, dass Sie es nicht noch einmal versuchen wollen, Ihre Gefühle für sich behalten und wahrscheinlich beginnen, sich von Ihrem Partner oder Ihrer Partnerin fern und getrennt zu fühlen. Oft schwindet dann auch das Sexleben dahin.
- **… Sie mehr über (scheinbar) nicht damit zusammenhängende Dinge streiten.** Meinungsverschiedenheiten über andere Themen können schneller eskalieren: Sie sind ruppiger zueinander, weil aufgestauter Groll über frühere Vorfälle in alles einsickert. Das gibt dann vielleicht …

- **Heftige Reaktionen, die scheinbar aus dem Nichts kommen.** Sie sagen: »Könntest du bitte schnell Milch holen gehen?« Ihr Partner erwidert: »Ich mache gar nichts für dich! Du warst ekelhaft zu mir!« *Peng.* Diese Art von grotesker oder überzogener Reaktion auf Dinge, die auf den ersten Blick vollkommen harmlos aussehen, ist oft ein Zeichen dafür, dass unter der Oberfläche ein Strom glühender Lava von einem früheren Konflikt fließt, der nicht bereinigt wurde.

All diese Reaktionen auf einen heftigen Streit, der noch immer schmerzt, sind vollkommen normal und einfach nur menschlich. Aber sie helfen nicht weiter. Was ist stattdessen zu tun? Die Antwort lautet: *verarbeiten*, und das heißt im Wesentlichen, dass man über das Vorgefallene sprechen kann, *ohne* wieder in den Konflikt hineinzurutschen. Und das ist eine spezifische Kunstfertigkeit mit ganz spezifischen Schritten.

Wie man einen Streit verarbeitet

Wie die Kellner in Bluma Zeigarniks Restaurant müssen Sie den Teller mit dem Essen abstellen, damit Sie weitermachen können. Bis Sie das getan haben, laufen Sie durch die Welt und tragen diese Verletzung, diese Gefühle von Wut, Verrat, Verwirrung und mehr mit sich herum.

Das Modell für die erfolgreiche Verarbeitung eines Streits ging aus einem unserer eigenen Konflikte hervor. (Alle Fehler, die wir in der Liebe und bei Auseinandersetzungen machen, speisen wir tendenziell in unsere Laborforschung ein, weil wir hoffen, daraus Interventionen für andere entwickeln zu können – was sich in diesem Fall gelohnt hat!) Das Ganze ging so: Eines Morgens, als wir uns beide für den Arbeitstag fertig machten, erzählte Julie John von einem Traum, den sie letzte Nacht gehabt hatte. In dem Traum hatte John sie verraten – er war ihr untreu geworden. Sie war ganz durcheinander und aufgewühlt, und sie berichtete von den schrecklichen Dingen, die der »Traum-John« ihr angetan hatte, während sie das Wasser in der Dusche aufdrehte und sich darunter stellte.

Als John ihr zuhörte, wurde er ärgerlich. »So bin ich doch gar nicht«, sagte er aufgebracht »Was habe ich je gemacht, das Anlass zu so etwas gibt? Das bin ich nicht!« Dann fügte er gleich noch kritisch an, dass sie ihm immer alles Mögliche vorwerfen würde und er ihr nie etwas recht machen könne. »Warum hast du mir das überhaupt erzählt?« Damit stürmte er aus dem Bad.

Julie stand inzwischen unter der Dusche und weinte. Er hatte implizit gesagt, sie sei schlecht, weil sie ihm von dem Traum erzählt hatte, und genau davon hatte er ja gehandelt: dass er sich gegen sie stellte. Sie drehte das Wasser ab, schlang ein Handtuch um sich und rannte ihm nach.

»Du hast gerade bewiesen, dass mein Traum wahr ist!«, rief sie.

Ein bisschen später, als wir beide ruhiger waren (und Julie auch trockener), setzten wir uns hin und redeten darüber.

»Aber begreifst du denn nicht?«, sagte Julie. »Ich habe versucht, es dir zu sagen. In dem Traum warst du ein Stellvertreter für meine Mutter, die mich immer schrecklich behandelt hat, voller Verachtung. Der Traum ist einfach symbolisch. Er hat nichts mit dir zu tun. Ich dachte, du verstehst das.«

Wir sprachen das durch und verarbeiteten den Augenblick im Bad – warum Julie die Sache so angesprochen hatte, wie sie es getan hatte, warum John so reagiert hatte, wie er es getan hatte. Julie hatte diese Gefühle noch von ihrer Kindheit übrig behalten, sie waren Reste einer Kindheitsbeziehung, die die aktuelle Beziehung überlagert hatte. Wir können diese Gefühle im Hier und Jetzt haben, in der Gegenwart, wo sie keinen rechten Sinn ergeben. Also scannen wir unbewusst unsere Umgebung nach etwas oder jemandem ab, der einigermaßen zum Tenor des Gefühls passt. Und dann richtet man die Waffe auf den Betreffenden und *schießt*. Es geht nicht um diese Person, aber man meinte, es gehe um sie.

Das ist ein *Trigger*.

Und Trigger haben einen gewaltigen Anteil daran, dass es zu Konflikten kommt und sie eskalieren.

Wir alle kommen mit Gepäck im Erwachsenenalter an. Und wir tragen dieses Gepäck in unsere Beziehungen hinein. Wir haben diese hochempfindlichen Stellen, diese Narben, die von alten Verletzungen zurückgeblieben sind. Narbengewebe ist brüchiger als gesundes Gewebe, es reißt leichter. Manchmal drücken wir auf eine Narbe des anderen, und sie bricht wieder auf. Und tut weh. Wir greifen an. Wir zeigen eine heftige Reaktion, die unser Partner nicht versteht. Und das nährt die Flammen eines Konflikts wie reiner Sauerstoff. *Zisch.*

Als wir unseren eigenen Konflikt durchsprachen, dachten wir: *Das ist so häufig. Wie helfen wir anderen Paaren, Momente wie diese zu verarbeiten?* Also begannen wir, eine Intervention für die Verarbeitung zusammenzustellen, die sich an dem orientierte, was uns geholfen hatte, und zusätzlich an den datenbasierten Strategien aus dem Labor, von denen wir wussten, dass sie funktionieren.

Der Schlüssel zu einer erfolgreichen Verarbeitung: *Beide Wirklichkeiten sind gültig*

Wir wollten uns speziell damit befassen, dass die Menschen einen Streit so unterschiedlich in Erinnerung haben – dass bei einem Konflikt jeder seine eigene »Wirklichkeit« hat, seine Version vom Verlauf des Streits.

Wir filtern alles durch unsere eigenen Wahrnehmungen, Emotionen, Interpretationen und Annahmen für die Zukunft. Ihre Partnerin betritt das Zimmer mit einem erregten Gesichtsausdruck, und Sie denken: *Sie ist wütend auf mich.* Das ist aber vielleicht gar nicht der Fall – sie regt sich über etwas auf, das überhaupt nichts mit Ihnen zu tun hat. Sie ist wütend, weil die Post so spät kommt. Oder weil die Katze auf den Boden gemacht hat. Weil sie ihre Brieftasche verloren hat. Was auch immer! Aber wenn wir versuchen, darüber zu sprechen, dann sind unsere Vermutungen direkt in unsere Ausdrucksweise eingebaut. *(Partner 1: Du warst wütend auf mich, als du zur Tür hereinkamst! Partner 2: Was? Nein, überhaupt nicht! Du wirfst mir ständig solche Dinge vor!)* Um zu verstehen, was geschehen ist, und um die Verletzung wiedergutzumachen, die entstanden ist, müssen wir wirklich verstehen, was unser Partner gesehen, gehört und gefühlt hat, selbst wenn – und *ganz besonders, wenn* – es sich von dem unterscheidet, was wir bei diesem Vorfall erlebt haben.

Wir wussten, dass dieser Teil sorgfältig strukturiert sein musste, damit die Menschen nicht wieder in den Streit zurückfielen. Was wir *nicht* wollen, ist, dass das Gespräch zur Bereinigung in einen Streit darüber ausartet, wessen Wirklichkeit »richtiger« ist, wer sich besser an den Streit erinnert. Wenn wir zusammenkommen, um etwas zu verarbeiten, dann müssen wir von der gemeinsamen Annahme ausgehen, dass *beide Realitäten gültig sind* und dass beide subjektiven Realitäten ein Stück weit wahr sind. Das Ziel ist nicht, sich auf eine

Reihe von Fakten in Bezug auf das zu einigen, »was geschehen ist«. Vielmehr geht es darum, die Erfahrung Ihres Partners oder Ihrer Partnerin zu verstehen, damit Sie mit ihm oder ihr Mitgefühl haben und begreifen können, wie sein oder ihr Erleben zustande gekommen ist.

Wenn wir über das sprechen, was vorgefallen ist, ist es daher von entscheidender Bedeutung, dass wir über unsere *eigenen* Wahrnehmungen und Erfahrungen sprechen, und zwar mit Ich-Aussagen. Wir erheben keine Vorwürfe, unterstellen keine Absicht und sagen unserem Gegenüber nicht, was es getan oder gesagt hat. Stattdessen schildern wir, was nach unserer Wahrnehmung geschehen ist. Das erfordert einige Arbeit und Übung! Achten Sie beim Sprechen auf Ihre Sprache, und jedes Mal, wenn Sie Ihre Sprechweise so ändern können, dass Sie sagen, was *Sie* gesehen, gehört oder gefühlt haben, statt zu erklären, was Ihr Partner gesagt oder getan hat, dann tun Sie das. Statt »Du warst wütend auf mich, als du zur Tür hereinkamst!« sagen Sie: »Als du hereinkamst, habe ich einen ärgerlichen Ausdruck in deinem Gesicht gesehen, ich dachte, du wärst vielleicht wütend auf mich.« Versuchen Sie es mit Formulierungen wie:

Ich dachte …

Ich habe angenommen …

Mir schien …

Ich habe gesehen …

Ich erinnere mich …

Ich habe dich sagen hören …

Wir können dieses Sprechen in der ersten Person, das uns selbst beschreibt, dazu nutzen, wahrheitsgemäß unsere eigene Erfahrung zu schildern, ohne Vorwürfe zu erheben oder zu kritisieren oder unseren Partnern unsere Version der Ereignisse aufzuzwingen. Das führt dazu, dass sie ihrerseits wesentlich offener und empfänglicher sind und sich viel leichter in unsere Erfahrung einfühlen können.

Wenn wir unsere Erfahrungen ausgetauscht haben – wobei wir einander in *unsere* subjektive Wirklichkeit einladen, damit der andere sieht, wie sich die Dinge in unseren Augen abgespielt haben –, müssen wir einander die Gültigkeit der jeweiligen Sichtweise bestätigen. Wir müssen einander sagen: *Das leuchtet mir ein. Wenn du das gehört hast, dann verstehe ich, warum du so reagiert hast.* Sie müssen dieser Sicht nicht zustimmen! Die Gültigkeit anzuerkennen, bedeutet einfach, dass Sie einen kleinen Teil der Erfahrung Ihres Gegenübers verstehen.

Und jetzt zu den *Triggern*. Sie waren der Zündfunke bei unserem Streit, der diesen Prozess angestoßen hat, und wir wussten, dass wir uns darum kümmern mussten. Trigger sind sehr mächtig. Die Menschen müssen in ihre Vergangenheit zurückgehen und herausfinden, was dieser Streit in der Gegenwart bei ihnen hochgespült hat. Die Partner müssen darüber nachdenken, welche Teile *dieses* Streits eine starke emotionale Reaktion in ihnen ausgelöst haben, und dann darüber sprechen. Wann haben sie sich schon einmal so gefühlt? Hatten sie diese Gefühle (von Verlassenheit, missverstanden zu werden, kritisiert zu werden et cetera) schon vor dieser Beziehung? In einer früheren Liebesbeziehung, in der Kindheit oder in der Schule?

Und dann – wie entschuldigen wir uns *wirklich*? Wir wollen uns immer sofort entschuldigen. Die Dinge sofort wieder in Ordnung bringen. Aber wenn Sie sich gleich danach entschuldigen, wissen

Sie nicht einmal, wofür Sie sich entschuldigen – Sie haben nicht von Ihrem Partner gehört, was ihm eigentlich zugestoßen ist, und Sie hatten auch noch nicht die Gelegenheit zu sagen, wie Sie selbst den Konflikt erlebt haben. Damit Menschen Verantwortung für ihren eigenen Anteil an dem Streit übernehmen, sich ernsthaft beieinander entschuldigen und die Verletzung wiedergutmachen können, die sie verursacht haben, muss diese Entschuldigung ganz am Schluss kommen. Zuerst müssen wir wirklich verstehen, welche Erfahrungen der andere gemacht hat, welche Wirkung wir aufeinander hatten, ehe wir sagen können »Es tut mir leid« und dem auch eine Bedeutung geben können.

Schließlich sprachen wir noch darüber, wie Paare nach einem Konflikt weitermachen können. Wie geben wir die Bestellung an die Küche weiter und lassen sie dann hinter uns?

Am Ende entwickelten wir einen Prozess in fünf Schritten. Wir geben Ihnen hier die Grundanleitung und gehen die Schritte später noch genauer durch.

DER FÜNF-SCHRITTE-PROZESS

- **GEFÜHLE:** Teilen Sie einander mit, wie Sie sich gefühlt haben. Sagen Sie nicht, warum Sie sich so gefühlt haben, und kommentieren Sie nicht die Gefühle Ihres Partners oder Ihrer Partnerin. Beschreiben Sie lediglich Ihre eigenen.
- **WIRKLICHKEITEN:** Beschreiben Sie Ihre »Wirklichkeit«. Wechseln Sie sich ab. Fassen Sie wenigstens einen Teil der Wirklichkeit Ihres Partners zusammen und erkennen Sie sie an.
- **TRIGGER:** Teilen Sie einander mit, welche Ihrer Erinnerungen oder Erfahrungen zur Eskalation der Situation beigetragen haben könnten, und erzählen Sie einander die Geschichte der Entstehung dieser Trigger.

- **VERANTWORTUNG:** Erkennen Sie an, wie Ihr eigenes Verhalten zu dem Streit beigetragen hat.
- **KONSTRUKTIVE PLANUNG:** Überlegen Sie gemeinsam *einen* Punkt, den jeder von Ihnen nächstes Mal besser machen kann.

Wir schrieben die fünf Schritte in ein kleines Anleitungsheft und begannen damit, sie zu verfeinern. Aber noch ehe wir einen abschließenden Entwurf erreicht hatten, kam es zu einer Feuerprobe für unsere kleine Broschüre über »Die Nachlese eines Streits«, denn wir hatten einen der schlimmsten Konflikte in unserer gesamten Ehe.

Die fünf Schritte auf dem Prüfstand ... bei uns selbst

Es begann damit, dass das Telefon klingelte – unsere Tochter, Moriah, rief aus dem College an. Sie war im zweiten Studienjahr, noch in den ersten Wochen des Herbstsemesters. Ihr erstes Studienjahr war hart gewesen. Sie hatte eine Trennung verkraften müssen, hatte den Freundeskreis verloren, der mit diesem Freund verknüpft war, hatte sich isoliert und deprimiert gefühlt und war dann schwer an einer Halsentzündung erkrankt – so schwer, dass sie noch immer krank war, als sie in den Sommerferien nach Hause kam. Sie erholte sich und kehrte im September ans College zurück, aber wir sorgten uns beide um sie.

Zuletzt hatte es allerdings so ausgesehen, als hätte sich die Lage gebessert. Sie war in einen Kochclub eingetreten, in dem sie neue Freundinnen kennenlernte, die anscheinend nett waren und sie unterstützten. Sie liebte ihren Unterricht. Immer wenn sie anrief, klang sie glücklich. Was für eine Erleichterung! Wir machten uns zwar immer noch Sorgen (schließlich sind wir ja Eltern!), aber wir hofften auf ein gutes Jahr. Und dann rief sie an jenem Nachmittag an. Julie nahm ab.

Von hier an werden wir Ihnen zwei unterschiedliche Narrative der Ereignisse geben, erst das von Julie, dann das von John.

Julies Wirklichkeit

Sobald sie den Hörer am Ohr hatte, konnte Julie hören, dass ihre Tochter krank war. Moriahs Stimme klang so leise und schwach. Eine kleine rote Flagge erschien in ihrem mütterlichen Gehirn – ihre Tochter war immer ein Kind gewesen, das gesundheitlich zu kämpfen hatte.

Aber gleichzeitig klang sie so glücklich! Julie hatte sich große Sorgen darüber gemacht, dass Moriah so depressiv und dann auch noch krank gewesen war. Sie war heilfroh, dass sie jetzt glücklicher war. Aber war ihre Halsentzündung wieder zurückgekehrt? Als ihre Tochter begeistert von einem neuen thailändischen Gericht in ihrem Kochclub erzählte und davon schwärmte, dass sie bis spät in die Nacht mit ihren neuen Freunden redete, musste sich Julie zurückhalten, damit sie nichts sagte, was irgendwie kontrollierend und dominierend klang. *Sei keine Helikoptermutter,* sagte sie sich. *Sie ist 19 Jahre alt, sie kann selbst auf sich achtgeben*. Julie hätte am liebsten gesagt: »Du klingst, als würdest du krank werden, lass es ruhig angehen«, aber stattdessen sagte sie: »Wow, das klingt, als ginge es dir gerade richtig gut – ich freue mich so für dich!« Moriah erzählte, dass sie mit ihrer Lerngruppe bis drei und vier Uhr morgens aufblieb, und Julie musste sich noch heftiger auf die Zunge beißen. Es war eine olympiareife Leistung, dass sie nicht schrie *Du brauchst deinen Schlaf!* – aber sie schaffte es. Sie hörte einfach nur zu und sagte: »Ich bin sehr froh, dass dir dein Unterricht so gut gefällt, das klingt alles hochinteressant.«

Als sie auflegte, war sie stolz auf sich, weil sie ihre Sorgen für sich behalten und einfach nur positiv reagiert hatte. *Das packt sie schon*, sagte sie sich. *Spät ins Bett gehen und reden ist genau das, was junge Leute auf dem College machen.*

Als sie und John sich zum Schlafengehen bereit machten, begann sie ihm von dem Anruf zu erzählen. Sie erwähnte, dass ihre Tochter zwar glücklich klang, dass sie sich aber trotzdem Sorgen um ihre Gesundheit machte, weil sie so oft so spät schlafen ging. An dieser Stelle fiel John ihr ins Wort.

»Hör auf, sie kontrollieren zu wollen«, sagte er. »Tritt einen Schritt zurück und lass sie einfach machen. Auf dem College geht es genau um all das. Ich wünschte, du würdest sie in Ruhe lassen und ihr nicht dauernd sagen, was sie tun soll.«

Julie fühlte sich, als hätte er sie geohrfeigt. Sie war tief beleidigt – sie dachte, dass John automatisch angenommen hatte, sie sei kontrollierend und dominant gewesen, dabei hatte sie sich doch solche Mühe gegeben, genau das nicht zu sein. Sie dachte, dass John ihr eindeutig nicht zutraute, dass sie als Mutter klug genug war, auf ihre Worte zu achten, und dabei hatte sie doch genau das getan. Sie spürte, wie Wut in ihr aufstieg, glühend heiß wie Lava, und ihr kamen Worte in den Sinn, von denen sie wusste, dass sie sie nicht sagen sollte, die aber dennoch aus ihr herausbrachen.

Sie wusste noch, dass sie gesagt hatte: »Ich wollte, ich hätte einen reifen Partner als Vater an meiner Seite.«

Wumm. Johns Gesicht war dunkelrot geworden. Er schrie irgendetwas zurück – sie wusste nicht mehr, was –, dann schnappte er sein Kopfkissen, verließ das Schlafzimmer und schlug die Tür hinter sich zu.

Was sie gesagt hatte, tat ihr nicht leid – noch nicht. Sie war noch immer wütend. *Auch recht*, dachte sich, *dann habe ich das Bett heute Nacht ganz für mich allein!* Sie legte sich ins Bett, machte das Licht aus und schlief ein.

Johns Wirklichkeit

Noch bis heute kann er sich daran erinnern, wie Moriah in ihrem ersten Studienjahr schluchzend am Telefon sagte, niemand hätte sie gern, sie fühle sich kein bisschen liebenswert, und ihre Freunde würden einen Bogen um sie machen. Es war schrecklich. Sie war so weit weg, und er konnte so wenig tun. Als sie für die Sommerferien nach Hause kam, krank und deprimiert, hatte er wieder und wieder versucht, ihr die Gewissheit zu geben, dass sie in seinen Augen das liebenswerteste Geschöpf auf Erden war. Als sie wieder zum College zurückfuhr, in den Kochclub eintrat und neue Freunde gewann, war er entzückt – genau um diese Dinge ging es im College! Bis spät in die Nacht aufbleiben, nächtelang reden, unersetzliche Kontakte knüpfen. Er wollte nicht, dass ihr das entging.

Er wusste, dass Julie großen Einfluss auf Moriah hatte – sie standen sich sehr nah –, und als Julie angefangen hatte, davon zu reden, wie besorgt sie wegen dieser langen Nächte war, fühlte er sich alarmiert und fürchtete, sie würde versuchen, Moriah von diesen Erfahrungen wegzulotsen.

»Gib ihr ein bisschen Raum«, hatte er gesagt, soweit er sich erinnerte, »und hör auf zu versuchen, sie zu kontrollieren. Die Collegezeit ist dafür da, die ganze Nacht tiefgründige Gespräche zu führen – über Gott und den Sinn des Lebens zu reden. Lass sie ihr Gleichgewicht selbst finden.«

Und dann hatte er gehört, dass Julie ihm aus heiterem Himmel vorwarf, unreif zu sein. Ein schlechter Vater.

Er begann sich zu wehren – er schrie etwas Unschönes, wusste aber nicht mehr, was –, und beschloss dann, das Zimmer zu verlassen, ehe er etwas sagte, das er später ernstlich bedauern würde. Er polterte hinaus, warf sein Kopfkissen auf die Couch, konnte aber nicht schlafen. Er warf sich die ganze Nacht auf seinem Lager hin und her, zu aufgewühlt, um zu schlafen.

Und jetzt? Unseren eigenen Streit verarbeiten

Wir erforschen die Liebe, sind sehr bewandert in der Wissenschaft von der Liebe. Alles über gelingende Liebe und eine lange Partnerschaft, was man in Kurven und Grafiken darstellen kann, haben wir analysiert. Aber am Ende des Tages sind wir immer noch einfach zwei Menschen in einer Beziehung, jeder mit einem eigenen früheren Leben, das uns geprägt – und verletzt – hat.

Je besser wir uns in einer Beziehung kennenlernen, je mehr wir übereinander lernen und die Innenwelt des anderen kartografieren, desto mehr erfahren wir über die Trigger des anderen und seine »dauerhaft verletzlichen Stellen«. Aber den Partner oder die Partnerin kennenzulernen ist ein Prozess, der ein Leben lang dauert – nichts, was auf die Anfänge einer Beziehung beschränkt ist. Schauen Sie uns an: Als wir diesen Streit hatten, haben wir beide kräftig die Trigger des anderen gedrückt, ohne richtig zu merken, dass wir das taten. Und dabei waren wir schon 20 Jahre verheiratet!

Nun mögen wir zwar auf 40 Jahre Forschung über Liebe und Konflikte zurückblicken, aber wir sind immer noch ebenso anfällig für einen bösen Streit wie jedes andere Paar auf der Welt. Aber nach diesem Ereignis hatten wir doch einen Vorteil. Wir hatten unser frisch ausgetüfteltes Modell dafür, wie man einen Streit verarbeitet. Nachdem wir uns beide wieder beruhigt hatten, beschlossen wir, uns hinzusetzen und Gebrauch davon zu machen.

Sich erst einmal zu beruhigen ist hier entscheidend. Es wird Ihnen aufgefallen sein, dass wir nicht versucht haben, unseren Streit an jenem Abend zu verarbeiten, direkt nachdem er stattgefunden hatte. Dafür waren wir beide immer noch viel zu aufgebracht! Wenn Sie wütend und überflutet sind, funktionieren die fünf Schritte nicht. Sie müssen dazu fähig sein, einen Schritt zurückzutreten und Ihren

Streit so zu betrachten, als säßen Sie bei einem Theaterstück im Publikum, oben auf dem Balkon, und würden auf das herabschauen, was sich auf der Bühne abspielt. Sie müssen ruhig und in der Lage sein, als Zeuge beschreiben zu können, was Akt für Akt in dem Stück geschehen ist, so, wie Sie es in Erinnerung haben. Das Gespräch muss also zu einer Zeit stattfinden, zu der Sie schon Gelegenheit hatten, ein wenig darüber nachzudenken. Wir hören Leute noch immer häufig den Ratschlag erteilen: *Geht nicht wütend ins Bett.* Der taugt nichts. Manchmal ist wütend ins Bett zu gehen genau das, was Sie brauchen, um sich zu beruhigen und den erforderlichen Abstand von dem Streit zu gewinnen, damit Sie dann oben auf diesem Balkon sitzen und herunterblicken können.

Am nächsten Tag hatten wir uns beide wieder gefangen und verfügten über diese Perspektive. Daher nahmen wir uns Zeit zum Reden. Wir holten unser kleines vorläufiges Heftchen heraus und folgten den fünf Schritten. Wir haben sie unten für Sie aufgelistet.

Schritt 1: Gefühle

Teilen Sie einander mit, wie Sie sich gefühlt haben, aber nicht, warum. Sie können sich aus der gleich folgenden Liste das Passende aussuchen oder eine eigene Schilderung benutzen. Lesen Sie *laut vor*, was für Sie zutreffend war. Halten Sie Ihre Aussagen einfach, und bleiben Sie bei der Formulierung »Ich habe (mich) … gefühlt.« Meiden Sie Wendungen wie »Ich hatte das Gefühl, dass du …«. Kommentieren Sie nicht die Gefühle Ihres Partners oder Ihrer Partnerin. (Unten sehen Sie eine gekürzte Liste von Gefühlsbezeichnungen; die vollständige Liste steht in der Kurzanleitung am Ende des Buchs.)

Ich habe (mich) … gefühlt / Ich hatte das Gefühl …

defensiv / nicht gehört / verletzt / völlig überflutet / zornig / traurig / ungeliebt / missverstanden / kritisiert / nicht einmal gemocht / unbeachtet / besorgt / ängstlich / unsicher / angespannt / ich hätte recht und du hättest unrecht / wir hätten beide teilweise recht / ohne Kontrolle / frustriert / zu Recht empört / moralisch im Recht / zu Unrecht beschuldigt / nicht wertgeschätzt / unattraktiv / dumm / moralisch entrüstet / für selbstverständlich genommen / am liebsten gehen zu wollen / bleiben und das durchsprechen zu wollen / machtlos / als hätte ich keinen Einfluss / einsam / entfremdet / beschämt / im Stich gelassen / erschöpft / reumütig / müde

Wir nutzten beide diese Liste und schauten sie durch, bis wir auf die Wörter oder Sätze stießen, die unsere Erfahrungen am besten trafen. (Sie können so viele Gefühle nennen, wie Sie möchten – so viele Sie empfunden haben.)

»Ich habe mich defensiv gefühlt«, ließ Julie mich wissen. »Nicht gehört. Zornig. Ein bisschen traurig. Missverstanden und kritisiert. Unsicher, angespannt, frustriert. Zu Unrecht beschuldigt. Unattraktiv … Ich fühle mich immer unattraktiv. Machtlos. Als hätte ich keinen Einfluss. Einsam. Im Stich gelassen. Und reumütig.«

»Ich habe mich auch defensiv gefühlt«, sagte John. »Meine Gefühle wurden verletzt. Ich war überflutet und zornig. Ich hatte das Gefühl, ich hätte recht und du hättest unrecht. Ich fühlte mich zu Recht empört. Moralisch im Recht. Nicht wertgeschätzt. Einsam. Und müde.«

Schritt 2: Wirklichkeiten

A: Beschreiben Sie abwechselnd Ihre Wahrnehmungen, Ihre eigene Wirklichkeit dessen, was geschehen ist. Beschreiben Sie nicht Ihren Partner oder Ihre Partnerin. Unterlassen Sie Angriffe und Vorwürfe.

Schildern Sie Ihre Wahrnehmungen wie ein Reporter, der eine objektive Beschreibung gibt. Sagen Sie besser »Ich habe dich sagen hören …« als »Du hast gesagt …«.

B: Fassen Sie die Wirklichkeit Ihres Partners zusammen und erkennen Sie sie an. Seien Sie empathisch und sagen Sie etwas wie »Ich sehe jetzt, warum dich das aufgeregt hat«. Validieren bedeutet nicht, dass Sie zustimmen, es bedeutet, dass Sie wenigstens einen Teil der Erfahrung Ihres Partners verstehen können.

C: Fühlen sich beide Partner verstanden? Wenn ja, war es das. Wenn nicht, fragen Sie: »Was muss ich wissen, um deine Perspektive besser zu verstehen?« Nachdem Sie sie validiert haben, fragen Sie Ihr Gegenüber: »Habe ich es verstanden? Möchtest du sonst noch etwas sagen?«

Julie fing an.

Sie schilderte ihre Wirklichkeit – wie sie mit Moriah gesprochen und sich so heftig auf die Zunge gebissen hatte, um sich nicht in die neu gewonnene Unabhängigkeit ihrer Tochter einzumischen, und wie sie dann aufgelegt hatte und stolz darauf gewesen war, dass sie ihrer Tochter Raum gegeben hatte, ihr eigenes Ding zu machen. Wie sie dann John ihre Sorgen um Moriahs Gesundheit mitgeteilt hatte, »und das Erste, woran ich mich erinnern kann, ist, dass du gesagt hast: *Hör auf, sie kontrollieren zu wollen, tritt einen Schritt zurück!* Oder so etwas Ähnliches. Und ich dachte – *er denkt, er muss mir sagen, was ich zu tun habe, er müsse mir Anweisungen geben.* Ich fühlte mich kritisiert und kleingemacht … als würdest du mir als Mutter nicht trauen. Und meine Wut kam aus der tiefsten Tiefe. Und ich habe gesagt: *Ich wollte, ich hätte einen reifen Partner als Vater an meiner Seite*.«

»Oh ja«, sagte John trocken, »an diese Worte erinnere ich mich.« (Wir lachten tatsächlich beide.)

John fasste Julies Erleben zusammen und spiegelte es ihr zurück. »Also, ich habe Folgendes gehört: Du hast dir ernstlich Sorgen um ihre Gesundheit gemacht, aber du hast nicht versucht, sie zu kontrollieren. Du warst keine Helikoptermutter. Und als du mir an jenem Abend davon erzählt hast, wolltest du, dass ich deine Sorgen teile … und als ich das nicht tat, sondern stattdessen vorschlug, dass du dich zurückhältst, war das eine Beleidigung für dich. Weil du eben keine Helikoptermutter gewesen warst. Deshalb warst du wirklich beleidigt. Habe ich das richtig verstanden?«

»Jawohl«, sagte Julie. »Du hast es erfasst.«

»Also, es leuchtet mir ein, dass dich das aufgeregt hat«, sagte John und wechselte in die Validierung. »Du wolltest Unterstützung in deiner Besorgnis um ihre Gesundheit, die uns beiden ein Anliegen ist, und du hast sie nicht bekommen. Und ich begreife, dass du gekränkt warst, weil ich gemeint hatte, du wärst eine Helikoptermutter, während du in Wirklichkeit gar keine warst.«

Dann war John an der Reihe. John beschrieb *seine* Wirklichkeit – besonders, wie sehr es ihn gefreut hatte, dass Moriah einen neuen Freundeskreis gefunden hatte und dem Kochclub beigetreten war.

»Meine Mutter war Chefköchin in einem Hotel«, erklärte John. »Sie hatte großes Talent im Umgang mit Lebensmitteln, und ich koche auch gerne, daher haben Mom und ich darüber gesprochen und ständig Rezepte ausgetauscht. Es war eine Verbindung, die ich mit meiner Mutter hatte. Und ich habe mich so gefreut, sie jetzt mit meiner Tochter zu haben. Ich wusste, dass du dir Sorgen um ihre Gesundheit machst und dass sie auf dich hört – ich fürchtete, du würdest ihr nahelegen, den Club zu verlassen, und ich würde dann diese Verbindung verlieren. Und als du gesagt hast, ich sei kein reifer Vater, bin ich wirklich ausgeflippt. Denn mir war in meinem ganzen Leben nichts wichtiger, als dass ich ihr Dad bin. Im Vergleich dazu verblasst alles andere. Und als du das gesagt hast … also, wenn ich da im Zimmer geblieben wäre, hätte ich wirklich zu bereuen gehabt, was ich gesagt hätte. Ich war so wütend.«

»Ich verstehe, warum du dich so gefühlt hast«, sagte Julie, nachdem sie Johns Erfahrung zusammengefasst und die Bestätigung erhalten hatte, dass sie ihn richtig verstanden hatte. »Ich kann jetzt sehen, warum das bei dir große Angst auslösen konnte. Besonders, weil ihr beide euch in der Zeit, als sie in die Highschool ging, nicht so nahe standet. Deshalb wolltest du diese Brücke zu ihr behalten. Du wolltest keinen einzigen Baustein dieser Brücke verlieren.«

»Ja«, sagte John. »Das stimmt genau.«

Schritt 3: Trigger

A: Teilen Sie einander mit, was für Sie die Situation eskalieren ließ. Welche Elemente des Streits haben eine starke Reaktion in Ihnen ausgelöst?

B: Spulen Sie die Erinnerungsvideos in Ihrem Gedächtnis zurück und halten Sie an einem Punkt inne, an dem Sie in der Vergangenheit schon einmal ganz ähnliche Gefühle hatten. Jetzt erzählen Sie Ihrem Partner die Geschichte jenes früheren Augenblicks, damit er verstehen kann, warum er ein Trigger ist.

C: Teilen Sie dem anderen Ihre Geschichten mit – das wird ihm helfen, Sie zu verstehen. Wenn Sie an ihre frühen Jahre oder Ihre Kindheit zurückdenken, können Sie sich dann an eine Geschichte erinnern, die mit dem zusammenhängt, was jetzt in Ihnen getriggert wurde, nämlich Ihre »dauerhaft verletzlichen Stellen«? Ihr Partner oder Ihre Partnerin muss sie kennen, um sensibler mit Ihnen umgehen zu können.

Für uns war das bei diesem speziellen Verarbeitungsgespräch der aufschlussreichste Schritt: das Identifizieren unserer eigenen Trigger.

Bei Julie war der Trigger ein alles durchdringendes Gefühl, dass Gesundheit etwas so Fragiles ist und die Folgen sehr gravierend sein können, wenn man nichts unternimmt. Ihr Vater war Kardiologe, und als sie ein kleines Mädchen war, kümmerte er sich gut um seine Patienten – nicht aber um seine Familie.

»Wir durften im Grunde gar nicht krank werden«, sagte Julie zu John. »Es war irgendwie eine Beleidigung für ihn, als hätten wir das absichtlich gemacht.«

Als sie ungefähr zehn Jahre alt war, sollten sie und die ganze Familie eine Polioimpfung bekommen, die damals neu eingeführt worden war. Es war ein Lebendimpfstoff, der in ein wenig süßem Sirup verabreicht wurde. Am Abend vor dem Termin war Julies eine Wange stark angeschwollen – merkwürdig. Sie ging zu ihrem Vater, aber er sagte, das sei keine große Sache, wahrscheinlich nur ein Insektenstich.

Zwei Wochen später bekam Julie in der Schule plötzlich unglaublich heftige Schmerzen in einem Bein.

»Das war der schlimmste Schmerz, den ich je hatte«, sagte Julie, »sogar schlimmer als die Schmerzen beim Gebären!«

Sie hatte wochenlang hohes Fieber. Schließlich wurde sie wieder gesund. Aber ihr Bein nicht. Eines Morgens stand sie auf, und es funktionierte einfach nicht. Sie musste es nachziehen. Ihren Eltern erzählte sie davon nichts – »Denk daran, dass wir nicht krank sein sollten!« Sie schulte ihren Gleichgewichtssinn so weit, dass sie das Hinken verbergen konnte, und es dauerte drei Monate, bis es jemandem auffiel. Danach folgten zahlreiche Arzttermine, auch bei Neurologen, und sie bekam täglich eine Elektroschockbehandlung für ihr Bein. Dazu musste sie eine schwere Metallschiene tragen – und noch immer war niemandem klar, was da los war. Schließlich kam man in einem der Centers for Disease Control and Prevention, einer Behörde des Gesundheitsministeriums, dahinter. Julias geschwollene Wange an jenem Abend war kein Insektenstich, sondern Mumps, und er hatte mit dem Impfstoff interagiert, sodass eine voll ausgebildete Krankheit daraus entstanden war. Julie war eine von vier Personen im ganzen Land, die durch die Impfung eine Poliomyelitis bekommen hatten.

»Davor war ich richtig sportlich«, sagte Julie, »aber damit war es natürlich vorbei. Ich trug eineinhalb Jahre lang eine Schiene. Und selbst als ich sie ablegen durfte, wurde ich nie mehr 100 Prozent wie vorher.«

Es war ein Albtraum. Und Julie hat bis heute das Gefühl behalten, dass nichts davon geschehen wäre, wenn ihr Vater damals als Arzt aufmerksamer gewesen wäre und sie nicht an jenem Tag zum Impfen geschickt hätte, als sie krank war. Die Moral von der Geschichte: Julie hatte jetzt sehr stark in ihrem System verankert, dass sie sich dann, wenn sie ein krankes Kind hatte, oder wenn sonst jemand in ihrer Umgebung krank war, darum kümmerte. Und jetzt hatte John gesagt, sie sollte das *ignorieren* – zumindest hatte es für sie so ausgesehen. Das war ihr Trigger: Ihren eigenen Eltern war etwas entgangen, das ihre Gesundheit betraf, und die Nachwirkungen waren massiv gewesen – ein Leben lang.

Auch Johns Trigger stammte aus der Kindheit. Er sprach davon, wie er in Brooklyn aufgewachsen war – er war ein intelligentes Kind, das Bücher liebte und in der Grundschule zweimal ein Jahr übersprang. In dem Jahr, in dem er auf die Highschool kam, zogen seine Eltern in eine andere Stadt in New Jersey. John kam mit zwölf Jahren in die neunte Klasse, umgeben von Vierzehnjährigen, die ihn sofort aufs Korn nahmen – der streberhafte, kleine, jüdische Neue – und ihn schikanierten und piesackten. Das Mobbing und die Beschimpfungen und der ständige tägliche Stress sowie das geringe Selbstwertgefühl, das damit einherging, dauerten über die gesamten vier Jahre der Highschool an.

»Ich habe eine Menge von dem mitgemacht, was Moriah in ihrem ersten Jahr auf dem College erlebt hat«, sagte John zu Julie. »Depression, Einsamkeit, Selbstzweifel. Dann, mit 16 Jahren, ging ich aufs

College an die Fairleigh Dickinson University – und landete in einem neuen Universum.«

John wohnte bei seinen Eltern und hatte einen Teilzeitjob, um seine Studiengebühren bezahlen zu können, aber trotzdem machte er im Studium unglaublich gute Erfahrungen. An der Universität war es in Ordnung, schlau zu sein. Es war in Ordnung, sich leidenschaftlich für intellektuelle Fragen zu interessieren. Die Leute wollten darüber reden! Sie wollten die ganze Nacht aufbleiben und über Philosophie und den Sinn des Lebens diskutieren. John liebte das. Zum ersten Mal in seiner schulischen Laufbahn blühte er auf.

»Für mich war es eine Art Renaissance – eine Wiedergeburt«, sagte er. »Alles änderte sich. Ich konnte an mich glauben. Ich hatte Selbstvertrauen. Ich hatte eine Gemeinschaft. Es war ein gewaltiger Wendepunkt für mich, für mein Leben, und ich wollte so gerne, dass Moriah die gleiche Erfahrung macht – ich konnte einfach die Vorstellung nicht ertragen, dass irgendetwas sie daran hindern würde.«

In diesem Stadium der Verarbeitung, bei Schritt 3, erkannten wir beide – ehrlich gesagt, mit einiger Überraschung –, wie heftig uns diese alten Kindheitsgeschichten emotional getriggert hatten. Ja – oberflächlich ging es bei dem Streit darum, dass unsere Tochter ein bisschen zu lange aufblieb. Aber die Situation hatte ein paar sehr tiefe Dinge hochgespült, die wir unser ganzes Leben lang mit uns herumgetragen hatten, und hatte diesen alten Verletzungen neues Leben eingehaucht. In Julie hatte das einen Drang aktiviert, wachsam zu sein und eine potenziell folgenreiche Krankheit nicht ihrer mütterlichen Aufmerksamkeit entgehen zu lassen. Bei John war es das dringende Bedürfnis, eine fragile, gerade erst knospende Erfahrung zu schützen, die das Leben verändern und positiv sein konnte. Das war kein Streit über einen Anruf oder über die Frage, ob Julie eine Helikoptermutter oder John ein unreifer Vater war (beides stimmte nicht!) –, er handelte von alten Kindheitsgeschichten, die uns beide geprägt hatten. Das Faszinierende daran war, dass wir schon früher von diesen Dingen gesprochen hatten. Erinnern Sie sich, dass wir da bereits 20 Jahre verheiratet waren! Natürlich hatte John davon erzählt, dass er schikaniert worden war. Und Julie hatte von ihrer Erfahrung mit Polio erzählt. Aber wir hatten nie zuvor die Zusammenhänge in der Weise hergestellt, dass wir die Auswirkungen erkannten, die diese Geschichten auf uns gehabt hatten, und auch den Einfluss, den sie weiterhin auf unser Leben ausübten … und auf unsere Konflikte.

Letzten Endes lag es an diesen sehr starken Triggern, dass unser Streit so hässlich geworden war – und das Heilende war, dass wir die Trigger des anderen verstehen konnten. Dadurch konnten wir die Sichtweise des anderen ehrlichen Herzens als berechtigt anerkennen. Und es war erstaunlich, um wie viel leichter der nächste Schritt war – Verantwortung für den eigenen Anteil an dem Vorfall übernehmen –, nachdem wir einander verstanden hatten und uns verstanden fühlten.

Schritt 4: Verantwortung übernehmen

A: Unter idealen Bedingungen hätten Sie besser über dieses Problem reden können. Was hat diese schlechte Kommunikation begünstigt? Teilen Sie einander mit, was dazu beigetragen hat, dass Sie in diesen Konflikt geraten sind. Lesen Sie laut die Punkte auf der gleich folgenden Liste vor, die für Sie zutreffen. (Kurzversion unten, eine vollständige Liste, aus der Sie wählen können, finden Sie in der Kurzanleitung am Ende des Buchs):

- Ich war in letzter Zeit gestresst und gereizt.
- Ich war überempfindlich.
- Ich habe nicht viel von meinem Innenleben mitgeteilt.
- Ich war emotional nicht verfügbar.

- Ich war depressiv.
- Ich hatte in letzter Zeit sowieso schon einen Groll.
- Ich habe mir keine Zeit für Schönes zwischen uns genommen.
- Ich habe nicht um das gebeten, was ich gebraucht habe.
- Ich habe mich wie ein Märtyrer / eine Märtyrerin gefühlt.
- Ich brauchte Zeit für mich allein.
- Ich war sehr mit etwas beschäftigt.
- Ich hatte nicht viel Selbstvertrauen.
- Ich war ausgepowert.

B: Was genau bedauern Sie an diesem Streit oder bedauerlichen Vorfall?

C: Wofür möchten Sie sich entschuldigen?

(Sie müssen nichts aus der Liste nehmen – das sind nur Beispiele. Seien Sie bei Ihrer Entschuldigung ebenso spezifisch wie bei dem, was Sie bedauern.)

Es tut mir leid, dass …

- ich überreagiert habe.
- ich so negativ war.
- ich dich angegriffen habe.
- ich dir nicht zugehört habe.
- ich nicht respektvoll war.
- ich unvernünftig war.
- (eigene Formulierung, mehr Optionen am Ende des Buchs)

»Du weißt, dass ich in letzter Zeit gestresst und gereizt war«, sagte John und entschied sich damit für die erste Option auf der obigen Liste. »Und ich hatte schon einen zusätzlichen Groll – in letzter Zeit wurden mir mehrere Stipendienanträge abgelehnt, und ich habe gerade erfahren, dass die National Institutes of Health beschlossen haben, Forschung über Beziehungen nicht mehr zu fördern. Und daher habe ich mich ... wie ein Märtyrer gefühlt. Das war für einen Streit definitiv kein gutes Vorzeichen. Ich war fürchterlich schlecht gelaunt – wütend über den Verkehr und so was. Aber ich bedauere, dass ich dich als Mutter beleidigt habe. Denn du bist eine fabelhafte Mutter. Ich liebe deine Art, Mutter zu sein. Und ich bitte um Entschuldigung dafür, dass ich angenommen habe, du wolltest Moriah kontrollieren. Und ich möchte mich auch dafür entschuldigen, dass ich nicht gewusst habe, dass da ein Trigger im Spiel war – dass hinter deiner heftigen Reaktion noch etwas anderes steckte. Also – es tut mir leid. Es tut mir leid, dass ich überreagiert und dir keine Fragen gestellt habe.«

Nachdem Julie Johns Entschuldigung akzeptiert hatte, war sie an der Reihe.

»Also«, sagte sie und schaute ebenfalls auf die Liste von vorhin (diese erste Liste ist sehr hilfreich!), »ich habe wahrscheinlich nicht viel Wertschätzung für dich ausgedrückt. Ich war überempfindlich ... was ich immer bin. Ich denke, ich habe mir nicht viel Zeit für Schönes zwischen uns genommen. Ich habe sehr hart gearbeitet und auch bis spät – und du ebenso. Und ich war sehr, sehr mit etwas beschäftigt. Wahrscheinlich hätte ich allein sein müssen, um als Introvertierte meine Sorgen zu verarbeiten. Was ich wirklich bedauere, ist, dass ich diese schrecklichen Worte zu dir gesagt habe, dass du ein unreifer Partner und Vater seist. Gott, ich fühle mich deswegen so schlecht. Du hast keine Silbe davon verdient. Du bist ein wunderbarer Vater und ein wunderbarer Partner. Und außerdem bist du ziemlich knuffig.«

John nahm diese Entschuldigung an, wie Sie sich vorstellen können.

Schritt 5: Konstruktive Pläne

Zeigen Sie Ihrem Partner oder Ihrer Partnerin *eine* Möglichkeit auf, wie eine Diskussion über dieses Problem beim nächsten Mal besser geführt werden kann. (Hier ist es besonders wichtig, dass Sie dabei ruhig bleiben.) Dann, solange Sie noch an der Reihe sind, sagen Sie auch etwas, das *Sie selbst* tun können, damit es das nächste Mal besser läuft. Was müssen Sie tun, damit Sie das hinter sich lassen und weitermachen können? Seien Sie für die Pläne, die Ihr Partner oder Ihre Partnerin vorschlägt, so aufgeschlossen wie möglich.

John: »Eines, was ich tun kann, wenn du sehr emotional wirst, ist, Fragen zu stellen, statt zu reagieren. Und eines, was du anders machen könntest, ist, dass du mir sagst: ›Dieses Gespräch dient dem Stressabbau.‹ Das würde mir helfen, ein besserer Zuhörer zu sein.«

Julie: »Ich denke, was ich anders machen könnte, ist, mir zum *sechsundsiebzigsten* Mal auf die Zunge zu beißen und in der Hitze des Gefechts nicht irgendetwas Schreckliches zu sagen. Ich muss wirklich daran arbeiten, diesen Muskel zu trainieren, weil ich immer wieder Dinge sage, die ich nicht meine. Und John, eines, was du anders machen könntest, ist, zu erkennen … *jedes* Gespräch, das wir führen, dient dem Stressabbau!«

Am Ende der Verarbeitung lachten wir beide. Wir fühlten uns besser. Näher. Und was wir zueinander gesagt hatten, würde uns nicht mehr verfolgen. Wir hatten die Steine aus unseren Schuhen geholt.

Die Kluft schließen

Nach diesem Streit waren wir sehr dankbar, dass wir die fünf Schritte schon gut ausgearbeitet hatten und auf sie zurückgreifen konnten. Diese Schritte sind auch in der Kurzanleitung zum richtigen Streiten am Ende des Buchs zu finden, damit Sie rasch dorthin blättern können, wenn es nötig ist. Und ganz ehrlich, wir nutzen sie *noch immer*. Selbst wenn man sein ganzes Berufsleben lang Liebe und Konflikte erforscht hat, ist es wirklich hilfreich, wenn man die Schritte klar dargelegt bekommt – als Modell, dem man folgen kann. Wenn die Worte für Ihre Gefühle Ihnen nicht mühelos über die Lippen kommen, wissen Sie jetzt, wo Sie Hilfe finden können.

Als wir den Fünf-Schritte-Prozess erstmals in einem Intensiv-Workshop einführten, erschraken die Therapeuten, die uns bei der Unterstützung die Gruppe halfen, sehr. Sie warfen nur *einen* Blick darauf, und schon begannen sie, den Kopf zu schütteln. Sie waren besorgt. Die Leute wären doch nicht in der Lage, mit ihren Gefühlsstürmen umzugehen! Dieser Prozess würde eher noch mehr Probleme ans Licht bringen! Er würde alles noch schlimmer machen!

Das genaue Gegenteil geschah.

Wir unterrichten den Inhalt dieser Broschüre jetzt seit zehn Jahren. Wenn wir in unseren Workshops irgendwelche Interventionen vornehmen, beobachten wir deren Wirkungen genau und schauen, wie es den Leuten geht. Wir gehen von Paar zu Paar, hören zu, überprüfen, wie es läuft. Und bei diesem Prozess sehen wir ständig, dass die Leute nicht wieder in ihren Streit zurückfallen. Sie erleben keine Überflutung. Sie hören zu. Sie sind empathisch. Sie können manchmal emotional werden, aber sie sind ruhig. Und sehr oft erleben sie bei diesem Gespräch einen großen Durchbruch. Und das Erstaunliche ist: Für Wiedergutmachung gibt es keine zeitliche Begrenzung. Es ist nie zu spät, einen bedauerlichen Vorfall zu verarbeiten. Er kann gestern stattgefunden haben oder vor 20 Jahren. Man kann ihn immer noch bereinigen. In einem Workshop hatten wir ein Paar, das seit 40 Jahren verheiratet war und etwas verarbeitete, was in den Flitterwochen passiert war.

Auch bei Molly und Selena lief es ähnlich. Fast ein Jahr ging vorüber, ehe sie ihren Streit verarbeiteten – ein Jahr, das nur so an ihnen vorbeirauschte. Ein Pandemiejahr. Ein Jahr, in dem sie einander die Kinder übergaben wie Staffelstäbe, während die eine zur Arbeit ging und die andere Makkaroni mit Reibekäse zubereitete, die Kinder ins Bett brachte, Wäsche zusammenlegte. Ein Jahr, in dem sie begannen, etwas weniger miteinander zu reden. Ihre Sorgen und ihre Emotionen etwas mehr für sich zu behalten. In dem sie aufhörten, sich aneinander zu wenden, um Nähe und Unterstützung zu finden. Sie hatten sich entschuldigt, aber sie verloren einander aus den Augen.

Sie kamen zu einem Workshop, weil sie spürten, dass die Kluft zwischen ihnen breiter wurde. Sie nahmen die wachsende Distanz wahr, aber sie wussten nicht, was sie dagegen unternehmen konnten. Aber als wir die Intervention »Bereinigen Sie einen bedauerlichen Vorfall« vorstellten und alle baten, einen kurz oder auch lange zurückliegenden Streit auszusuchen, der Verletzungen hinterlassen hatte, die noch nicht wieder geheilt waren, schauten sie auf, und ihre Blicke trafen sich – sie wussten beide genau, welchen Streit sie zu verarbeiten hatten.

Inzwischen war so viel Zeit vergangen, dass sie sich fragten, ob sie sich wohl noch daran erinnern konnten, wie sie sich im Einzelnen gefühlt hatten. Aber sie konnten. Alles war frisch und lebendig, als hätte es gestern stattgefunden. Sie konnten noch immer abrufen, welche Bauchgefühle sie damals gehabt hatten. (Molly: *überflutet, besorgt, für selbstverständlich genommen.* Selena: *defensiv, nicht wertgeschätzt, schockiert*). Sie konnten sich auch gegenseitig durch ihre subjektive Wirklichkeit führen. Molly schilderte, wie sie wahrgenommen hatte, was sich abspielte: Sie war zu ihrer Frau gegangen, um Unterstützung zu bekommen und eine Bitte auszusprechen, die in Mollys Augen durchaus zumutbar war, nämlich dass sie ihren Zeitplan so ändern sollte, dass Molly Luft bekam, ihre Deadline einzuhalten, so, wie Molly seit einem Jahr ihre eigenen Arbeitszeiten an die Bedürfnisse von Selena angepasst hatte. Sie sagte, wie besorgt sie gewesen war, dass sie durch die Elternschaft aus ihrer Berufslaufbahn herausgedrängt würde – weil ihr Job flexibler war, war sie immer diejenige, die die Arbeit hintanstellen musste. Und jetzt fühlte sich diese Deadline für sie wie ein Notfall an, auch wenn das Projekt selbst keine große Sache war – sie hatte in letzter Zeit so viele Fristen versäumt, dass sie das Gefühl hatte, wenn sie es diesmal nicht schaffte, würde sie ihre Glaubwürdigkeit vollständig verlieren. »Ich sah dich von mir weg ins Schlafzimmer gehen und die Tür schließen, was das Gespräch beendete, und ich stellte mir vor, dass du mir auf diese Weise sagen wolltest: ›Deine Arbeit spielt keine Rolle. Du spielst keine Rolle.‹«

Selena beschrieb ihre eigene Wirklichkeit: Ihr ganzes Team wartete auf sie auf Zoom, sie hatte ein Meeting, auf das sie sich monatelang mit größter Sorgfalt vorbereitet hatte; es ging um eine große neue Initiative ihrer Organisation, Aktivisten draußen im Einsatz zu unterstützen, die auf sie zählten – und dann kam aus heiterem Himmel Molly, die sie – scheinbar beiläufig – bat, das abzusagen. Und die ihr dann, als das nicht ging, das ins Gesicht schleuderte, was ihr die höchste Verunsicherung überhaupt beschert hatte – dass sie ihre eigenen Kinder nicht selbst geboren hatte. Sie erklärte, es habe ihr großen Kummer gemacht, nicht selbst ein Kind austragen und die Erfahrung einer Geburt machen zu können.

Sie gingen diesem Trigger auf den Grund – Molly war mit einer Mutter aufgewachsen, die ihren Beruf aufgegeben hatte, um bei den Kindern zu Hause zu bleiben, und es später immer bereut hatte, wobei sie die Kinder ihren Groll auch sehen und spüren ließ: »Als wir beschlossen, Kinder zu haben, habe ich mir geschworen, das niemals zu machen.« Bei Selena war es eine frühere Beziehung

– eine lange, die beinahe in eine Ehe mündete –, in der sie sich oft manipuliert fühlte, ihre Liebe »unter Beweis zu stellen«. »Ich musste Dinge aufgeben, die mir wirklich wichtig waren, um ihr zu zeigen, dass sie wichtiger war«, sagte Selena, »und das steigerte sich einfach immer weiter. Nichts war jemals genug. Manchmal habe ich sogar jetzt noch das Gefühl, ich müsste eine bestimmte Grenze einhalten, denn wenn ich das nicht tue, gebe ich zu viel auf.«

Als sie beim Stadium der Entschuldigung ankamen, war alles anders. Dieses Mal bedeutete »Es tut mir leid« wirklich etwas.

Selena: »Es tut mir leid, dass ich nicht gesehen habe, wie sehr du zu kämpfen hattest. Ich hätte dir mehr Unterstützung geben sollen, ehe es überhaupt so weit gekommen ist. Es tut mir leid, dass ich dich hängen gelassen habe.«

Molly: »Ich bedauere zutiefst, was ich gesagt habe. Ich habe es im vergangenen Jahr jeden Tag bedauert. Ich habe es nicht gemeint, und es ist nicht wahr – ich denke, ich habe es nur aus Verzweiflung gesagt, in dem Versuch, eine Veränderung zu bewirken. Du bist eine wunderbare Mutter für unsere Kinder und hast ihnen so viel gegeben. Sie mussten nicht in dir heranwachsen, um so zu werden wie du. Ich meine, beide haben deinen Sinn für Humor. Erst gestern haben sie gefurzt und darüber gelacht.«

»Entschuldigung«, sagte Selena, »das ist *dein* Sinn für Humor!«

Sie konnten endlich ihren schrecklichen Streit hinter sich lassen.

Damit die Wiedergutmachung gelingt: Die zehn häufigsten Fallen, vor denen Sie sich hüten sollten

Wenn Sie so weit sind, können Sie einen eigenen Streit verarbeiten. Denken Sie daran, dass er erst kurz oder schon lange zurückliegen kann. Es gibt keine zeitliche Grenze! Sie können die Anleitung in diesem Kapitel benutzen oder zur Kurzanleitung am Ende des Buchs blättern, um die fünf Schritte vollzählig zu finden, alle am selben Ort.

Jetzt noch ein paar Hinweise und Tipps, wie Sie Fehler vermeiden.

Versuchen Sie nicht, dieses Gespräch allzu früh zu führen! Das ist ein sehr häufiger Fehler. Stürzen Sie sich nicht unmittelbar nach dem Streit in die Verarbeitung. Sie können diese Schritte nicht direkt nach einem bedauerlichen Vorfall machen. Sie müssen erst dazu fähig sein, ein Stück zurückzutreten, ruhig zu bleiben und sich den Streit aus einiger Entfernung anzuschauen. Stellen Sie sich vor, Sie sitzen in einem Theater auf dem Balkon und schauen hinunter auf die Bühne, auf der sich der Streit abspielt. Sie werden das Theaterstück Akt für Akt wiedergeben, so, wie Sie es in Erinnerung haben. Sie können zuschauen und es schildern (oder zumindest Ihre Wahrnehmung davon), aber Sie tauchen nicht mehr in das Stück ein. Sie gehen nicht hinunter und springen auf die Bühne. Wenn Sie merken, dass genau das geschieht, dann sollten Sie aufhören und die Verarbeitung auf später verschieben.

Sie müssen Schritt für Schritt vorgehen. Nichts überspringen! Keine Veränderung der Reihenfolge! Kein Schludern oder die Schritte nur halb durchgehen. Wenn Sie es etwa versäumen, einander die Gültigkeit Ihrer Sichtweise zu bestätigen, Ihren Triggern nicht wirklich auf den Grund gehen und so weiter, dann haben Sie dasselbe Problem bei Ihrem Versuch, sich zu entschuldigen: Die Verletzung heilt nicht wirklich.

Denken Sie daran, dass es hier zwei verschiedene Wirklichkeiten gibt. Wir haben das zwar schon mehrmals gesagt, aber wir wiederholen es hier noch einmal … weil das *schwer* sein kann. Sie hören Ihren Partner oder Ihre Partnerin etwas schildern, das Sie nicht so in Erinnerung haben oder nicht so erlebt haben. Aber Ihre Aufgabe bei dieser Verarbeitungsübung ist nicht, erneut in die Ereignisse einzusteigen. Um »die Wahrheit« geht es hier nicht – sie ist einfach gar nicht zugänglich. Wahrnehmung ist alles, und es gibt immer zwei Sichtweisen.

Stellen Sie sich vor, Sie sitzen mit Ihrem Partner in einem Zimmer, aber auf zwei verschiedenen Seiten, und Sie schauen beide auf dieselbe Topfpflanze. Wenn Sie beide die Pflanze zeichnen, werden diese Bilder sehr unterschiedlich aussehen, je nach Ihrem Blickwinkel. Und das ist hier der eigentliche Knackpunkt – wenn Ihr Partner schildert, was er wahrgenommen hat, und Sie haben es anders in Erinnerung, *dann kommt es darauf nicht an.* Sie akzeptieren einfach, was der andere wahrgenommen hat. Das sind wertvolle Informationen für Sie! Ihr Ziel ist, die Sichtweise Ihres Partners oder Ihrer Partnerin auf einer tieferen Ebene zu verstehen, einschließlich der alten Trigger, die sein oder ihr Verhalten geprägt haben.

Verstehen Sie nicht falsch, was ein Trigger ist. Erinnern Sie sich daran, dass ein Trigger ein Ereignis aus der Vergangenheit ist, aus Ihrem Leben *vor* dieser Beziehung, das eine ähnliche Reihe von Gefühlen hervorgerufen hat. Es stammt *nicht* aus dieser Beziehung. Wenn es schon einmal einen Vorfall in der Beziehung gab, der so ähnlich war wie dieser, dann sollte er separat verarbeitet werden, anhand der gleichen Schritte.

Denken Sie daran, diese Schritte ohne Kritik und ohne Vorwürfe zu durchlaufen. Achten Sie auf Ihre Sprache, während Sie Ihren Streit

Akt für Akt beschreiben. Sprechen Sie von sich selbst. Benutzen Sie »Ich-Sätze«, wo immer möglich. Wenn Sie etwas schildern möchten, was der andere gesagt oder getan hat, dann sagen Sie »Ich habe gesehen, wie du …«, »Ich habe dich sagen hören …«. Sie legen hier keine Absicht oder Bedeutung in seine Worte oder Handlungen hinein. Statt »Und dann hast du mir diese unglaubliche Gemeinheit an den Kopf geworfen« sagen Sie »Ich erinnere mich, dass du x gesagt hast, und das hat sich schrecklich angefühlt, und in diesem Moment habe ich gedacht, dass du mich hasst«. Sie benutzen Ihre Worte dazu, ein Bild von Ihrer *eigenen Innenwelt* zu malen, nicht dazu, die Bosheit Ihres Partners anzuprangern.

Wenn die Entschuldigung trotzdem nicht ankommt … In der Entschuldigungsphase können Sie die Entschuldigung Ihres Partners annehmen oder auch nicht, und der andere ebenso. Wenn Sie die Schritte gründlich der Reihe nach durchgehen, werden Sie eher nicht das Bedürfnis haben, die Entschuldigung Ihres Partners abzulehnen. Aber wenn der eine die Entschuldigung des anderen nicht annehmen kann, dann fragen Sie ihn: »Was musst du sonst noch hören, damit du meine Entschuldigung annehmen kannst?« Hoffentlich kann die angesprochene Person dann angeben, was sie braucht, damit sich die Entschuldigung überzeugender anfühlt (zum Beispiel »Ich muss noch mehr über x sprechen können« oder »Ich habe das Gefühl, ich habe die Wirkung von y noch nicht so ausgedrückt, dass du wirklich verstehst«).

Nicht noch andere Dinge obendrauf packen! Das heißt, keinen »Großabwasch« machen (andere Probleme oder einen anderen Streit mit diesem vermischen) und nicht auf *Muster* hinweisen. Sie werden sich nicht hinsetzen, um einen Streit zu verarbeiten, und sagen: »Und dasselbe hast du letzte Woche auch schon mit mir gemacht, und letztes Jahr und 1985 auch!« Schauen Sie, es ist normal, dass Menschen ein Verhaltensmuster aufzeigen möchten, das sie gestört hat. Aber das klappt nicht. Muster bilden sich über eine Reihe von Vorfällen hinweg, und Sie können nicht alle auf einmal verarbeiten. Wenn Sie das versuchen, wird Ihr Partner oder Ihre Partnerin das Gefühl bekommen, unter einer Lawine begraben zu werden. Bringen Sie nur *eine* Sache auf einmal zur Sprache. Und manchmal wird es am Ende sogar reichen, wenn Sie sich mit einem einzigen Beispiel für ein Verhaltensmuster befassen.

Wenn es nicht reicht, dann muss vielleicht noch mehr Arbeit erledigt werden. Wenn Sie versuchen, einen bestimmten bedauerlichen Vorfall zu verarbeiten, und Sie und Ihr Partner haben ein Problem damit, einander beim Durchlaufen dieses Prozesses zu vertrauen, dann haben Sie möglicherweise ein Problem, das die Psychologin Susan Johnson als »Bindungsverletzung« bezeichnet. Zu Bindungsverletzungen kommt es, wenn die eine Hälfte eines Paars die Erwartung des Partners oder der Partnerin enttäuscht, er oder sie werde für sie da sein und sie in schwierigen Zeiten oder Nöten unterstützen. Wenn es zu einer Bindungsverletzung gekommen ist, kann das einen Keil in den Aufarbeitungsprozess treiben. Der könnte sich darin zeigen, dass einer von beiden eine Entschuldigung einfach nicht annehmen kann oder nicht glaubt, dass der andere künftig etwas ändern kann. »Ja, aber da gab es noch dieses andere Mal … da warst du wirklich nicht für mich da.« Sie können die Wiedergutmachung vielleicht nicht abschließen, ehe Sie sich nicht um die Bindungsverletzung gekümmert und wieder Vertrauen aufgebaut haben. Dafür sollten Sie sich professionelle Unterstützung suchen, das Gottmann Referral Network (www.gottmanreferralnetwork.com) ist eine erste gute Anlaufstelle.

Wenn es um etwas wirklich Großes geht, bitten Sie um Hilfe. Dieser Prozess kann mit fürchterlichen Auseinandersetzungen fertigwerden, in denen hässliche Dinge gesagt wurden, in denen sich einer vom anderen abgewandt oder sich sogar gegen ihn gewandt hat, ihn verbal angegriffen hat, unfair war, Vorwürfe erhoben hat, geschrien und den anderen angebrüllt hat. Dieses Modell kann in dieser Hinsicht eine ganze Menge heilen. Aber es kann keine ausgeprägten Langzeitmuster von Verheimlichung oder Verrat bewältigen. Wenn es eine Affäre gegeben hat, einen finanziellen Verrat oder ein Muster der Unehrlichkeit, werden Sie professionelle Unterstützung durch einen Therapeuten oder eine Therapeutin brauchen, um das durchzuarbeiten. Unser Verarbeitungsprozess ist auf einen einzelnen Vorfall begrenzt. Wenn Sie und Ihr Gegenüber sich mit etwas Umfassenderem auseinandersetzen müssen, dann brauchen Sie mehr Hilfe. Anfangen können Sie dabei beim Gottman Referral Network (www.gottmanreferralnetwork.com), einer Datenbank mit den Namen von Therapeuten mit einer Gottman-Ausbildung, die kostenlos zugänglich ist und Ihnen Klinische Psychologen auch in Deutschland und der Schweiz nennen kann, die die Gottman-Methode für die Paartherapie anwenden.

Und zum Schluss: Bleiben Sie auf Ihr Ziel fokussiert. Sie versuchen hier nicht, das Problem zu lösen, sondern Sie verarbeiten, *wie Ihre Kommunikation über das Problem schiefgelaufen ist.* Denken Sie wie stets daran, dass viele Ihrer Konflikte unlösbar sein werden. Während Sie also in Schritt 5 beide etwas formulieren, das Sie in Zukunft anders machen können, um hoffentlich einen weiteren Vorfall wie diesen zu vermeiden, dient die Verarbeitung Ihres Streits nicht dem Zweck, eine Lösung für das Problem selbst zu finden, das Sie diskutiert haben, als es zu dem bedauerlichen Vorfall gekommen ist. Vielmehr geht es darum, die Art Ihrer Kommunikation über das Problem in Ordnung zu bringen, damit es künftig keine bedauerlichen Vorfälle dieser Art mehr gibt, weil Sie einander besser verstehen, Verletzungen ein Stück weit heilen und das gegenseitige Vertrauen wiederherstellen können.

Wir alle sind Menschen. Und wir machen Fehler. Aber wir können uns bessern. Wir können einen bedauerlichen Vorfall in eine unglaubliche Lernchance und einen Weg verwandeln, uns mehr zu lieben. Unsere Konflikte sind endlose Spiegel unseres tieferen Menschseins. Sie zwingen uns, die ganze komplexe Menschlichkeit unseres Partners zu sehen und anzunehmen – sowohl die wunderbaren Seiten als auch die zutiefst menschlichen Schwachstellen. Das heißt, seine Verletzlichkeiten, sein Gepäck, seine Traumata und seine Schwächen anzunehmen – all die Nuancen, die zusammen das ganze Individuum ausmachen, das Herz und die Seele dieser Person, in die Sie sich verliebt haben.

Schluss

Der gute Streit

Megan und Abdul lernten sich in einem Bus kennen. Er fuhr von Mombasa aus ins Landesinnere von Kenia. Megan, die als Freiwillige beim Friedenscorps arbeitete, hatte ihr freies Wochenende und stieg mit einer Tasse Chai in der Hand und einer Orange in den Bus ein. Es war brütend heiß und der erste Tag des Ramadan.

Abdul stieg mit seinem Vater und seinem jüngeren Bruder ein, der gerade durch sein Examen gefallen war und auf der langen Busfahrt nach Hause nicht neben dem Vater sitzen wollte. Abdul war damit einverstanden gewesen, neben dem Vater zu sitzen und seinem Bruder die Tortur zu ersparen, sechs Stunden lang väterliche Ermahnungen anhören zu müssen. Aber als sie durch den Gang im Bus gingen, sah er Megan und einen freien Platz neben ihr. Sobald er sie sah, stieg in seinem Inneren ein Gefühl von Wärme auf, sagt er. Er packte seinen Bruder am Arm.

»Wenn wir in dieser Reihe sitzen«, sagte er, »dann sitze ich neben diesem Mädchen.«

Und sie hatten Plätze in dieser Reihe. Sein Bruder seufzte, setzte sich auf den zweiten Platz neben seinen Vater und ergab sich in sein Schicksal.

Megan und Abdul redeten sechs Stunden lang. Sie fing an, deutete an die Decke des Busses und sagte auf Kisuaheli das Wort für »Sonne«. Es war so heiß! Er stellte sofort fest, dass sie einen guten Akzent hatte. Aber er sprach perfekt Englisch. Er arbeitete als Referendar am Obersten Gerichtshof von Kenia. Sie gingen zum Englischen über, und sie bot ihm ein Stück von ihrer Orange an.

»Es ist Ramadan«, sagte er. »Ich faste.«

Sie wurde verlegen. Sie wusste, dass Ramadan war. Und jetzt stand sie da wie eine Amerikanerin, die keine Ahnung hatte. Aber als sie viele Stunden später aus dem Bus stiegen, gab er ihr seine Telefonnummer. Er schickte einen Wunsch ins Universum. *Bitte lass mich sie wiedersehen.* Die nächsten beiden Tage ließ er sein Handy nicht aus den Augen. Er nahm es überallhin mit. Er checkte die Nachrichten tausend Mal. Er hatte es nachts unter dem Kopfkissen. Endlich schickte sie eine SMS.

Bei ihrem zweiten Treffen gingen sie am Strand entlang und redeten über alles: Religion, Kinder, Familie, Geografie, alle Dinge, die man bespricht, wenn man ein gemeinsames Leben plant.

»Wir haben uns erst im Jahr darauf offiziell verlobt«, sagt Megan, als sie erzählt, wie sie sich kennengelernt haben, »aber an jenem Abend wussten wir beide, dass wir heiraten würden.«

Sie sind jetzt seit 17 Jahren verheiratet. Und sie waren sich immer sicher: Das ist der Mann, die Frau für mich. Und doch hatten sie eine schlechte Phase – eine, die sie daran zweifeln ließ, ob sie es schaffen würden.

Sie waren gerade von Kenia nach Washington, D.C., gezogen, wo Megan einen Job gefunden hatte und Abdul zu einem Graduiertenprogramm zugelassen worden war. Er hatte seine Stelle am Obersten Gerichtshof von Kenia aufgegeben, um mit ihr in die USA zu ziehen, denn er hoffte, dass der Abschluss, den er jetzt machen wollte, ihm helfen würde, sich in den USA zu integrieren. Aber es gefiel ihm dort nicht. Als sie noch in Kenia waren, hatte er seinen Weg klar vor Augen gehabt: Er war Jurist, hatte eine gute Laufbahn vor sich und wusste, was als kenianischer Mann von ihm erwartete wurde. Hier fühlte er sich voller Angst und überwältigt, sobald er den Fuß auf die Straße setzte. Der Rassismus und die Vorurteile waren intensiv zu spüren, und er hatte das Gefühl, dass er bei sozialen Interaktionen ständig Missgriffe machte, weil die kulturellen Normen so verschieden waren.

»Ich hatte schreckliche Angst vor jeder Interaktion«, sagt er. »Der einzige Ort, an dem ich mich sicher fühlte, war der Unterrichtsraum.«

»Wow«, sagt sie zehn Jahre später, »ich bin mir nicht sicher, dass mir das richtig bewusst war, bis du das eben gesagt hast.«

»Mächtig fühlte ich mich eigentlich nur, wenn ich mit Megan stritt«, sagt er. »Aber es ging um Nichtigkeiten. Lauter Kleinkram, und mein Ärger zeigte sich indirekt.«

»Wir waren damals wirklich total aus der Spur«, stimmt sie zu.

Sie stritten sich ständig. Jeder Tag fühlte sich wie ein Kampf an. Die mühelose, spontane und tiefe Verbundenheit, die sie von Anfang an immer gehabt hatten, war ihnen entglitten. Für ihn wurde sie zu einem Feind – zu jemandem, der ihn in ein Leben hineingezogen hatte, das er nicht wollte. Für sie wurde er zu einem Fremden – wer war dieser streitsüchtige Mensch? Das war nicht mehr der offene, optimistische Mann, den sie in jenem Bus kennengelernt hatte. Die Situation strapazierte beide in jeder Hinsicht.

»Wenn wir stritten, war ich hinterher physisch davon erschöpft«, sagt Abdul. »Und ich wusste, dass es ihr genauso ging. Wir haben uns im Bett liegend gestritten, und plötzlich schlief sie ein – mitten in einem Streit. Sie schnarchte!«

Ihre Auseinandersetzungen wiesen alle Warnsignale für eine Beziehung auf, die in die falsche Richtung läuft: harte Einstiege. Eskalationen. Die vier apokalyptischen Reiter. Sie wurden ständig überflutet. Abdul schrie Megan an. Megan floh und knallte die Badezimmertür hinter sich zu.

Eines Tages wachten sie auf, so sagen sie, schauten sich an und erkannten: »Wir haben keine Freude mehr an dieser Beziehung. Wir können nicht diese schrecklichen Streitereien über alles und jedes haben, über weiß der Himmel was, und einfach so weitermachen. Wir müssen innehalten und schauen, was da los ist.«

In diesem Augenblick fassten sie klar und bewusst den Entschluss: *Wir wollen unsere Beziehung wiederhaben.*

Sie setzten sich zusammen und redeten. Stundenlang. Es war wie auf dieser sechsstündigen Busfahrt, nur dass sie diesmal nicht am Anfang ihrer Beziehung standen, sondern sie retten wollten. Sie trafen eine beiderseitige Vereinbarung, ihren Umgang miteinander zu verändern. Sie würden auch Konflikte anders handhaben.

»Es war das erste Mal in unserer Beziehung, dass wir erkannten, dass wir uns nicht von diesen Mustern kontrollieren lassen mussten, die sich da ständig breitmachten«, sagt Abdul. »Wir konnten ein neues Muster erschaffen.«

Wenn sie merkten, dass ein Streit »über nichts« zu eskalieren begann, hielten sie inne. Und fragten sich: Warum eskaliert er? Worüber streiten wir eigentlich? Was geht hier im Untergrund vor? Was können wir an der Art und Weise, wie wir miteinander reden, verändern?

Sie begannen, jede Reiberei, die aus dem Ruder zu laufen drohte, als eine Art Fenster zu betrachten oder unters Mikroskop zu legen: Wie Archäologen schauten sie sich die Schichten an, die übereinander lagen, und fragten: Was läuft hier in Wirklichkeit? Das Konfliktmodell war für sie hilfreich, weil es ein klares Vorgehen dafür anbot, wie man dieser Frage auf den Grund kam. Ein Streit darüber, wer die Papiere für eine Verlängerung ihres Mietvertrags hätte wegschicken müssen, wurde unterschwellig dadurch verschärft, dass Abdul in dieser Stadt so unglücklich war und bedauerte, dass er seinen früheren Job aufgegeben hatte. Ein Streit über die Unordnung im Wohnzimmer entbrannte wegen geschlechtsspezifischer kultureller Erwartungen, wer die Hausarbeit zu erledigen hatte. Bei einem Streit über den Gebrauch des Blinkers ging es im Grunde um nichts – er kam nur daher, dass die beiden letzthin nicht genügend Zeit ohne die Kinder und Alltagsaufgaben miteinander verbracht hatten, in der sie sich einfach einander zugewandt hatten. Es freute sie, in diesem Fall zu entdecken, dass nicht irgendein riesiges Problem unter der Oberfläche lauerte – dass sie sich einfach im Auto anschauen und sagen konnten: *Wir brauchen ein Date.*

Es lief nicht immer geradlinig. Konflikte verlaufen nicht immer in einer Linie von einem weichen Einstieg über die Träume zur Kurskorrektur. Sie können diese Phasen mehrere Male zyklisch durchlaufen. Sie können einen Schritt zurückfallen, entgleisen, sie müssen unterbrochen werden, wenn die Kinder nach der Schule zur Tür hereinstürmen, wenn das Leben in unterschiedlicher Weise dazwischenfunkt. Die beiden mussten immer wieder auf das Gespräch über die Träume zurückkommen, als sie merkten, dass sie es nur oberflächlich gestreift hatten; sie mussten sich beharrlich immer wieder daran erinnern, weich einzusteigen – selbst mitten im Streit, wenn sie ein neues Thema oder einen neuen Gedanken einbrachten.

Das alles änderte nichts an der Tatsache, dass noch immer Probleme auf sie zuflogen wie Bälle auf ein Baseball-Übungsnetz – so ist das Leben! Aber jetzt fühlte es sich allmählich wieder so an, als würden sie diese Bälle gemeinsam spielen, statt sie gegeneinander zu werfen.

Wir wissen inzwischen aus unserer Forschung, dass wir dieselben Konflikte immer wieder und wieder haben werden und uns irgendwie damit abfinden müssen, dass sie nicht gelöst werden. Einer von Ihnen wird immer unordentlich sein, der andere ein Ordnungsfanatiker. Einer von Ihnen wird immer locker und frei sein und den Drang verspüren, die kostbare und flüchtige Zeit auf diesem Planeten zu genießen; der andere wird immer auf der Suche nach Sicherheit sein und sich nach der Ruhe und Beständigkeit einer gesicherten Zukunft sehnen. Einer von Ihnen wird immer Lust haben, auf eine Party zu gehen, und der andere wird zu Hause bleiben wollen. Es wird immer Probleme mit den Kindern geben. Mit der Arbeit. Mit den Schwiegereltern. Es wird finanziell schwierige Phasen geben. Es wird sich Geschirr im Spülbecken stapeln. Es wird vergessene Rechnungen geben. Große Emotionen und Dinge, die unbedacht dahingesagt werden. Es wird Zeiten geben, in denen Sie zu viel Sex wollen oder aber nicht genug Lust darauf haben. Und es wird *Veränderungen* geben. Keiner von uns ist ein statisches Geschöpf, wir wachsen und entwickeln uns und regredieren und wachsen wieder. Manchmal geben Sie Ihrem Partner genau das, was er sich gewünscht hat ... und jetzt will er es nicht mehr.

Also ... werden Sie streiten.

Aber jetzt werden Sie gute Auseinandersetzungen führen.

Dieses Buch hat Sie durch fünf große Veränderungen geführt, die Sie vornehmen können, um aus alten Mustern ausbrechen und gut streiten zu können. Rekapitulieren wir, was wir in den letzten fünf Kapiteln gelernt haben.

Kurze Zusammenfassung: Der gute Streit

Wie ein gesunder Streit aussieht – kurz und knackig:

- **Wenn Sie über etwas aufgebracht sind, dann sprechen Sie von sich selbst.** Vom Partner oder der Partnerin zu reden statt von uns selbst zählt zu den ersten Fehlern, die Paare machen, und genau das sorgt dafür, dass wir schnurstracks bei einem harten Einstieg landen – wir beschreiben die Charakterschwächen oder die schrecklichen Eigenschaften des anderen. Beschreiben Sie stattdessen Ihre eigenen Gefühle und die *Situation*, die Sie aufgebracht hat.

- **Sie formulieren Ihr positives Bedürfnis:** Ihr positives Bedürfnis sagt Ihrem Partner implizit, was er tun kann, um in Ihren Augen zu glänzen, statt dass Sie monieren, worüber Sie erbost sind. Einen Angriff zu starten, wird grundsätzlich nur zu einer einzigen möglichen Reaktion führen: Abwehr. Öffnen Sie stattdessen eine Tür für die Zusammenarbeit.
- **Sie sprechen über Ihren Traum und den des anderen:** Sie drosseln das Tempo. Sie stellen einander offene Fragen, die mit Ihrer lebensgeschichtlichen Erfahrung mit diesem Problem zu tun haben. Sie finden heraus, welche Kernbedürfnisse, Kernüberzeugungen und zentralen Träume der andere hat – die Aspekte seiner Haltung zu dem Problem, die ihm so wichtig sind, dass er sie nicht aufgeben kann, und Sie arbeiten heraus, was Ihnen selbst am wichtigsten ist.
- **Sie gehen einen Kompromiss ein, ohne allzu viel aufzugeben:** Bei einem guten Streit dividieren wir auseinander, was für uns zum Kern und zur Essenz unserer Identität gehört und was wir niemals opfern könnten, und was drumherum angesiedelt ist, sodass wir hier flexibel sein können. Es gibt immer Details, bei denen wir entgegenkommend sein können und die doch nicht verhindern, dass Sie Ihre Kernbedürfnisse oder Ihren großen Traum verwirklichen können.
- **Und schließlich verarbeiten Sie Ihre bedauerlichen Zwischenfälle** und lassen sie hinter sich. Sobald Sie diese Essensbestellung weitergegeben haben, können Sie sie aus der stählernen Falle Ihres Gedächtnisses entlassen, damit sie nicht in künftige Konflikte hineinfunkt. Der nächste Streit, den Sie haben, kann ein guter Streit sein – ohne den lang aufgestauten Groll und die Emotionen eines unverarbeiteten Vorfalls in der Vergangenheit.

Wir alle beginnen Beziehungen mit Überzeugungen und Gefühlen zu Konflikten, die wir in uns tragen – aus der Kindheit, früheren

Beziehungen und anderen prägenden Erfahrungen. Jeder von uns hat seinen eigenen Konfliktstil, jede Beziehung hat ihre eigene Konfliktkultur. Wenn wir uns daranmachen, Paaren zu helfen, die in einer Kontroverse festsitzen, die in einer Sackgasse stecken und unglücklich sind, nehmen wir uns nicht vor, ihre Persönlichkeit zu ändern. Es geht nicht darum, dass Sie ein völlig anderer Mensch werden, oder auch nur, dass Sie Ihren »Konfliktstil« ändern. Vermeider mögen ein Stück weit immer dazu tendieren, Auseinandersetzungen zu vermeiden; die eher Impulsiven unter uns werden dazu neigen, Leidenschaft und starke Emotionen zu suchen. Aber was wir ändern *können*, ist das Muster unserer Konflikte. Wir sind nicht dazu verurteilt, immer wieder dieselben Fehler zu machen.

Ganz gleich, wer wir sind, ganz gleich, wie unsere Vergangenheit oder unser Konfliktstil aussieht, ganz gleich, in welcher Sackgasse wir mit unseren Partnern festsitzen – wir können lernen, diese Veränderungen vorzunehmen. Und je öfter wir das tun, desto mehr wird es zu unserer Gewohnheit und unserer »Standardeinstellung«, unser Anliegen auf sanftere Weise vorzubringen, nicht defensiv zu reagieren, zu erforschen, was im Untergrund vor sich geht, wirklich in diese Tiefen vorzustoßen, die so ungeheuer wichtig sind, und zu dem vorzudringen, was *flexibel* ist, und gleichzeitig unsere unflexiblen Bereiche zu respektieren. Ein enorm hoher Anteil an der Befähigung zum Meister oder zur Meisterin der Konflikte besteht darin, Mitgefühl für die dauerhaften Verletzlichkeiten des anderen aufzubringen – die schwachen, empfindlichen Stellen unseres Partners zu sehen und zu akzeptieren und für ihn zu sorgen, selbst bei Meinungsverschiedenheiten, und auch dem anderen zu erlauben, für uns zu sorgen.

Streiten sich Megan und Abdul immer noch? Sicher. Aber es fühlt sich vollkommen anders an.

»Wenn wir merken, dass der Streit anfängt zu entgleisen, halten wir inne und reden darüber », sagt Megan. »Das ist die Grundlage. Wir laufen immer noch viele, viele Male gegen die Wand, aber wir treffen eine andere Entscheidung, wenn wir an den Punkt kommen, an dem wir wütend und frustriert sind. Wie lassen die Angelegenheit nicht mehr eskalieren.«

»Wir treffen nicht immer ins Schwarze«, sagt Abdul. »Aber wenn wir unseren Groll überwinden und den Kontakt wieder herstellen können, dann ordnet sich auch irgendwie alles andere.«

Megan und Abdul sagen, sie fühlen sich einander so nah wie noch nie, statt voneinander entfremdet und uneins – selbst wenn sie streiten.

»Mit ihm zu reden ist anregend und belebend«, sagt Megan. »Das war am ersten Tag so, und das ist auch jetzt wieder so.«

»Sie ist unglaublich klug«, sagt er. »Wir regen uns gegenseitig zu neuen Ideen an.«

»Und mir gefällt sein Po.«

»Wir lachen viel«, sagt er lachend. »Wir lachen die ganze Zeit.«

Auf gute Weise zu streiten ist ein Prozess, das entdeckten Megan und Abdul durch Versuch und Irrtum im Laufe der Jahre. Das klappt nicht mit einem einmaligen Gespräch. Es geht immer weiter.

Um Ihnen bei Ihren guten Konflikten zu helfen, haben wir unsere erfolgreichsten Konfliktinterventionen zu einem kurzen Kapitel am Ende des Buchs zusammengefasst. Dieser Leitfaden führt alle Strategien von jedem der fünf Konflikte an einer Stelle zusammen. Im Wesentlichen ist er eine Karte, an der Sie sich auf Ihrem Weg durch einen Streit von Anfang bis Ende orientieren können. Es spricht nichts dagegen, in der Hitze des Gefechts dieses Buch herzunehmen und bis zum Kapitel »Kurzanleitung« zu blättern. Fürchten Sie sich nicht davor, die Interaktion zu stoppen und die Liste mit den Sätzen zum Thema »Bedürfnisse ausdrücken« oder die »Kurskorrekturliste« aufzuschlagen, damit Sie sich daran erinnern können, auf wie viele verschiedene Weisen man »Es tut mir leid« sagen und wieder in die Spur kommen kann. Zögern Sie nie, sich zu einem Fehltritt in einem Konflikt zu bekennen und nach dieser Anleitung zu greifen. Es ist nichts Beschämendes, um einen neuen Versuch zu bitten: *Das ist irgendwie verkehrt herausgekommen – kann ich es noch einmal versuchen?* Dann blättern Sie zum Skript für einen »weichen Start«.

Selbst gewisse Personen, die seit 40 Jahren über Liebe und Konflikte forschen, blättern noch immer oft genug zu diesen hilfreichen Seiten und folgen der Anleitung Schritt für Schritt. Aber wir nennen keine Namen!

Richtig streiten: Kurzanleitung

Wenn Sie in ein Streitgespräch einsteigen, denken Sie daran:

Streit kann aufwühlend und unangenehm sein.
Wir müssen uns mit den negativen Emotionen auseinandersetzen, denen wir normalerweise aus dem Weg zu gehen versuchen, wie Wut, Traurigkeit und Angst.

Aber Streit ist eine Gelegenheit zu lernen, wie Sie Ihren Partner oder Ihre Partnerin mehr lieben können.

Wir brauchen Konflikte sogar, um zu wachsen und einander noch besser kennenzulernen.

Das Ziel eines Konflikts ist nicht, zu gewinnen.

Das Ziel ist, Ihren Partner oder Ihre Partnerin tiefgreifender zu verstehen.

1
Richtig anfangen

Wenn Sie ein Problem ansprechen müssen …
Fehler – bitte vermeiden: hart einsteigen, mit Kritik.

Wie Sie richtig streiten: Steigen Sie weich ein, auch wenn Sie aufgebracht sind.

Warum das wichtig ist:

- In 97 Prozent aller Fälle endet ein Konflikt so, wie er anfängt. Die ersten *drei Minuten* eines Streits entscheiden über den Ton für den Rest des Gesprächs.
- Ein harter Einstieg fühlt sich wie ein Angriff an und lässt Ihrem Partner oder Ihrer Partnerin nur *eine* Option für seine oder ihre Reaktion: *Abwehr*.
- Halten Sie bei einem Konfliktgespräch alle Möglichkeiten für einen positiven Verlauf offen – für Lernen, kreative Lösungen, gemeinsames Problemlösen, Verbundenheit –, indem Sie weich einsteigen.

Was tun? Weich einsteigen:

»Ich fühle mich (Emotion) wegen (Situation / Problem), und ich brauche (Ihr positiv formuliertes Bedürfnis).«

- (Emotion): Sprechen Sie von *sich* und *Ihren* Gefühlen.
- (Situation / Problem): Schildern Sie das Problem, ohne Ihren Partner oder Ihre Partnerin dafür zu kritisieren oder ihm / ihr Vorwürfe zu machen. Sie sprechen über die *Situation*, nicht über Ihren Partner oder Ihre Partnerin.
- (Ihr positiv formuliertes Bedürfnis): Drücken Sie Ihr *positives* Bedürfnis aus – sagen Sie klar, was Ihr Partner oder Ihre Partnerin dazu beitragen kann, die Situation zu verbessern. Sie fixieren sich nicht auf das Negative und zählen auch nicht auf, was der andere falsch gemacht hat. Sie sagen ihm vielmehr genau, wie er in Ihren Augen glänzen kann.

RICHTIG STREITEN – ZUR ERINNERUNG

Keinen »großen Abwasch« machen! Packen Sie nicht andere Probleme oder andere Beispiele für dasselbe Verhalten obendrauf. Fokussieren Sie sich nur auf *diese Situation*, selbst wenn das Problem einem sich wiederholenden Muster folgt.

Wenn Ihr Partner oder Ihre Partnerin ein Problem anspricht ...

Fehler – bitte vermeiden: sich rechtfertigen, erklären, zurückweisen.

Wie Sie richtig streiten: Stellen Sie die Erläuterung Ihrer Sichtweise zurück und hören Sie einfach zu.

Warum das wichtig ist:

- In Studien waren diejenigen »Meister und Meisterinnen der Liebe«, die wirklich *zuhören* konnten, wenn Ihr Partner oder Ihre Partnerin ein Anliegen vorbrachte, ohne sofort die eigene Perspektive ins Spiel zu bringen.
- Die meisten Menschen eilen bei einem Konflikt zu schnell zur Phase des »Überzeugens« weiter und überspringen die entscheidende Phase, genügend Informationen über das Problem zu sammeln.
- Erfolgreiche Paare stellen sicher, dass sie ein Problem vollständig aus der Sichtweise des Partners oder der Partnerin verstanden haben, ehe sie weitermachen.

Was tun? Seien Sie ein hervorragender Zuhörer:

- Hören Sie aufmerksam zu, ohne Ihre eigene Perspektive zu erläutern. Wenn Ihr Partner oder Ihre Partnerin mit einem Anliegen zu Ihnen kommt, ist es Ihre erste Aufgabe, umfassend zu verstehen, was seine / ihre Beschwerde oder sein / ihr Bedürfnis ist. Stellen Sie sich auf seine / ihre Welt ein. Hören Sie den Schmerz Ihres Partners oder Ihrer Partnerin an, auch wenn Sie nicht mit den Einzelheiten einverstanden sind.

- Stellen Sie klärende oder offene Fragen, um das Anliegen besser zu verstehen. »Das klingt so, als wäre es nicht die Tatsache gewesen, dass ich nicht zu Hause war, sondern dass ich erst in letzter Minute angerufen habe.« »Hast du sonst noch ein Anliegen in Bezug auf dieses Problem?«
- Fassen Sie zusammen, was Sie gehört haben. Stellen Sie sicher, dass sich Ihr Partner oder Ihre Partnerin verstanden fühlt. »Du hast also das Gefühl, dass die gesamte Planung für die Kinder an dir hängt – ist das richtig?«
- Geben Sie Bestätigung. Versetzen Sie sich in Ihren Partner oder Ihre Partnerin hinein und zeigen Sie, dass Sie verstehen, Mitgefühl haben und die Dinge aus seiner / ihrer Perspektive sehen können. *»Das leuchtet mir ein.« »Ich verstehe, warum du dich so gefühlt hast.« »Das habe ich begriffen.«*

RICHTIG STREITEN – ZUR ERINNERUNG

Bestätigung heißt nicht, dass Sie zustimmen. Es heißt nur, dass Sie mit allen Teilen der Erfahrung Ihres Partners oder Ihrer Partnerin mitfühlen können.

Falls nötig, greifen Sie auf die Liste mit den Gefühlen und Bedürfnissen auf Seite 383 zurück.

2
Bleiben Sie kooperativ

Wenn Sie überflutet werden ...

Fehler – bitte vermeiden: den Streit fortsetzen.

Wie Sie richtig streiten: Streiten Sie nicht weiter, wenn Sie überflutet sind. Machen Sie eine Pause.

Warum das wichtig ist:

- Wir können nicht »richtig« streiten, wenn wir überflutet sind – bei Angriff oder Flucht haben wir keinen Zugang zu den gesunden Prozessen der Konfliktlösung, zur emotionalen Regulierung und Informationsverarbeitung – und die Lage eskaliert leicht, bis ein bedauerlicher Vorfall daraus wird, der Schaden anrichtet und verarbeitet werden muss.
- Überflutung fühlt sich oft so an: Herzrasen, Kurzatmigkeit, Spannung im Körper, Gedankenkarussell, Hitze in irgendeiner Körperregion.
- Überflutung sieht oft so aus: böse Worte, Attacken, Kritik (nach außen), abschalten, mauern (nach innen).

Was tun? Machen Sie eine Pause!

- Sagen Sie Ihrem Partner oder Ihrer Partnerin Bescheid. Laufen Sie nicht einfach weg – teilen Sie mit, dass Sie sich überwältigt und aufgewühlt fühlen und eine Pause brauchen. Wenn es aussieht, als würde Ihr Partner oder Ihre Partnerin überflutet, dann sagen Sie nie: »Ich denke, *du* bist gerade überflutet.« Sagen Sie: »Komm, wir machen eine Pause und setzen das Gespräch in (einigen Sie sich auf einen Zeitraum) wieder fort.«

- Lassen Sie sich mindestens 20 Minuten Zeit … Das ist das Minimum, das der Körper braucht, um das Stresshormon Noradrenalin aus dem Blutkreislauf herauszufiltern.
- … aber nicht länger als 24 Stunden. Es ist in Ordnung, bei Bedarf eine längere Pause zu machen. Kehren Sie nicht zu dem Konflikt zurück, wenn Sie noch überflutet sind. Aber sobald Sie sich beruhigt haben, kommen Sie wieder zusammen, um das Gespräch fortzusetzen – kehren Sie es nicht einfach unter den Teppich und gehen darüber hinweg.
- Gehen Sie außer Sichtweite. Wenn wir überflutet sind, müssen wir uns dem Energiefeld unseres Partners oder unserer Partnerin entziehen. Bleiben Sie in der Pause allein und bei sich.
- Tun Sie etwas Beruhigendes, das Ihre Gedanken von dem Streit ablenkt. Eine Pause ist keine Pause, wenn Sie sich stressfördernden Gedankenschleifen hingeben, wie etwa: *Ich kann nicht glauben, dass sie das gesagt hat!* Oder: *Ich werde es ihm heimzahlen.* Denken Sie nicht an den Streit! Tun Sie etwas, das Ihre physiologische Erregung herunterbringt. Versuchen Sie:
- Einen langen Spaziergang, bei dem Sie Musik oder einen Podcast hören oder Ihre Aufmerksamkeit auf Ihre Sinneswahrnehmungen lenken (Vogelstimmen, Bäume im Wind, andere Naturgeräusche).
- Legen Sie sich hin und atmen Sie tief und langsam (das aktiviert den Vagusnerv und holt Ihr Nervensystem aus dem Erregungszustand heraus).
- Meditieren Sie (führen Sie Ihre Gedanken von stressfördernden Gedanken über den Streit *weg*).
- Lesen Sie ein Buch oder eine Zeitschrift.
- Machen Sie Haus- oder Gartenarbeit, erledigen Sie Organisatorisches, beantworten Sie E-Mails oder tun Sie sonst etwas, was auf Ihrer To-do-Liste steht.

- Was finden Sie sonst noch beruhigend, fesselnd, entspannend? Schreiben Sie Ihre Einfälle hier auf, falls Sie die Erinnerung in Zukunft brauchen.

  ___

  ___

- Kommen Sie zur vereinbarten Zeit zurück. Wenn Sie sich noch immer überflutet fühlen, kommen Sie zurück und lassen Sie Ihren Partner oder Ihre Partnerin wissen, dass Sie noch mehr Zeit brauchen.

RICHTIG STREITEN – ZUR ERINNERUNG

Es ist nichts Beschämendes, um eine Pause zu bitten. Es ist nichts falsch daran, einen Streit zu unterbrechen und ihn später wieder fortzuführen, wenn Sie beide ruhiger sind. Es ist in Ordnung, ins Bett zu gehen, ohne dass das Problem gelöst ist. Drücken Sie Ihr Bedürfnis klar aus, sagen Sie es Ihrem Partner oder Ihrer Partnerin, wenn Sie eine Pause einlegen und einen Spaziergang machen oder sich um etwas anderes kümmern müssen, und sagen Sie, wann Sie wieder zurück sind. Pausen sind etwas Gutes!

Wenn Sie in die Polarisierung kommen …

Fehler – bitte vermeiden: versuchen, das Problem zu lösen.
Wie Sie richtig streiten: Regeln Sie den Moment.

Warum das wichtig ist:

- Die meisten unserer Konflikte sind ewig, nicht lösbar – diese Schwierigkeiten werden uns durch unsere gesamte Beziehung hindurch begleiten.
- Bei einem Konflikt müssen wir häufig das Ziel neu justieren: Das

Ziel ist nicht, zu gewinnen. Das Ziel ist nicht, unseren Partner oder unsere Partnerin von etwas zu überzeugen. Das Ziel ist nicht einmal, zu einer Lösung zu kommen.

- Das Ziel ist lediglich, *dieses* Gespräch über das Problem positiv zu gestalten.

Was tun? Den Moment regeln:

- Sprechen Sie über *sich selbst* und *Ihre* Bedürfnisse. Bleiben Sie, genau wie beim weichen Einstieg, bei sich und der Situation, statt dem Partner oder der Partnerin sein / ihr Verhalten oder seine / ihre Fehler vorzuhalten.
- Streiten Sie nicht, wenn Sie überflutet sind. Beruhigen Sie sich und machen Sie Pausen. Helfen Sie einander, ruhig zu bleiben.
- Nehmen Sie Kurskorrekturen vor. Die Meister und Meisterinnen der Liebe sind die Paare, die während des ganzen Konflikts auch Versöhnungsangebote machen. Peilen Sie das magische Verhältnis an: Im Streit brauchen wir *fünf* positive Interaktionen für je *eine* negative Interaktion, um das Gespräch auf dem rechten Gleis zu halten. Versuchen Sie nicht, zu zählen, aber erinnern Sie sich daran, dass Negativität eine größere Durchschlagskraft hat – reichern Sie Ihr Streitgespräch mit vielen kleinen Versöhnungsgesten und anderen positiven Signalen an.
- Zuneigung
- Wertschätzung
- Bestätigung
- Liebevolle Berührung
- Entschuldigen Sie sich.
- Lächeln Sie.
- Nicken Sie verständnisvoll.
- Humor
- Empathie

- Stellen Sie offene Fragen, um mehr darüber herauszufinden, was Ihr Partner oder Ihre Partnerin über das Thema denkt und in Bezug darauf fühlt.

RICHTIG STREITEN – ZUR ERINNERUNG

Wenn Sie merken, dass Sie bei einem Streit in die Polarisierung kommen, dann üben Sie die *Annahme der Ähnlichkeit.* Das heißt ganz einfach, dass Sie dann, wenn Sie eine positive Eigenschaft bei sich selbst identifizieren (»Ich bin rational«), versuchen, diese Eigenschaft auch ein Stück weit bei Ihrem Partner oder Ihrer Partnerin zu sehen. Und wenn Sie eine negative Eigenschaft bei Ihrem Partner oder Ihrer Partnerin identifizieren (»Er ist so rigide«), dann versuchen Sie zu erkennen, wann und wie Sie sich ähnlich verhalten.

Wenn nötig, schauen Sie noch einmal in die Checkliste für Kurskorrekturen auf Seite 229.

3
Stoßen Sie zu den Träumen vor

Wenn Sie stecken bleiben ...

Fehler – bitte vermeiden: an der Oberfläche bleiben.

Wie Sie richtig streiten: Finden Sie heraus, worüber Sie wirklich streiten.

Warum das wichtig ist:

- Manchmal entpuppt sich ein Problem, das wir für lösbar gehalten haben, als ewig, und obwohl wir weich einsteigen, über unsere eigenen Gefühle und Bedürfnisse sprechen und versöhnliche Gesten machen, finden wir keinen Weg, der weiterführt, und wir fühlen uns, als würden wir mit dem Kopf gegen die Wand laufen.
- Ewige Konflikte dieser Art können in eine Sackgasse geraten, und dann fühlen sie sich groß und schwer an, verursachen jede Menge Überflutung, und am Ende fühlen wir uns zurückgewiesen, verraten und verletzt.
- Wenn Sie ein festgefahrenes Problem haben – oder am besten schon vorher –, unterbrechen Sie den Zyklus und loten aus, welche Wurzeln dieser Konflikt hat.

Was tun? Träume in Konflikten suchen:

- Diskutieren Sie ein ewiges oder festgefahrenes Problem. Stellen Sie einander die unten folgenden Fragen. Helfen Sie einander, die Träume, Werte, Überzeugungen oder die Lebensgeschichte hinter Ihrer Haltung zu diesem Problem verstehen. Zuerst sollte eine Person sprechen und die andere zuhören, dann tauschen Sie die Rollen.
- Die Aufgabe des Sprechenden: Sprechen Sie ehrlich über Ihre Gefühle und Überzeugungen in Bezug auf dieses Thema. Erforschen Sie, was diese Haltung für Sie bedeutet, welcher Traum hinter dieser Haltung stecken könnte; erzählen Sie die Geschichte des Ursprungs dieses Traums oder dieser Überzeugung – woher er kommt, was er symbolisiert. Sie müssen klar und ehrlich sein: Was wollen Sie wirklich? *Versuchen Sie an diesem Punkt nicht, Ihren Partner oder Ihre Partnerin von irgendetwas zu überzeugen.* Erläutern Sie einfach nur ganz klar, wie Sie die Dinge sehen, damit der / die andere Sie verstehen kann.

- Die Aufgabe des Zuhörenden: Ihre Aufgabe besteht darin, Ihrem Partner oder Ihrer Partnerin das Gefühl zu geben, er / sie sei sicher, wenn er / sie diesen Traum oder diese Geschichte erzählt. Dazu hören Sie so zu, wie ein guter Freund oder eine gute Freundin zuhören würde. Verzichten Sie auf jedes Urteil, fokussieren Sie sich darauf, mehr über die Geschichte des / der anderen zu erfahren. Versuchen Sie nicht, irgendetwas zu lösen – dafür ist es noch viel zu früh. Ihre einzige Aufgabe ist im Moment, den Traum Ihres Partners oder Ihrer Partnerin zu verstehen.

Die magischen Fragen des »Traumfängers«

- Was glaubst du in Bezug auf dieses Thema? Hast du irgendwelche Werte, ethische oder sonstige Überzeugungen, die sich auf deine Haltung zu diesem Thema auswirken?
- Hat deine Haltung in irgendeiner Weise mit deiner Lebensgeschichte oder deiner Kindheit zu tun?
- Warum ist deine Haltung zu diesem Thema wichtig für dich?
- Welche Gefühle hast du in Bezug auf dieses Thema?
- Was ist hier dein Traumideal? Wenn du einen Zauberstab hättest, der dir genau das herbeizaubern könnte, was du dir wünschst, wie würde das dann aussehen?
- Steckt in dieser Sache ein tieferer Zweck oder Sinn für dich? Welcher?

RICHTIG STREITEN – ZUR ERINNERUNG

Wenn Sie feststellen, dass Sie manche dieser Fragen nicht beantworten können, dann sagen Sie: »Ich wollte, ich könnte das beantworten, aber ich brauche mehr Zeit.« Und dann überlegen Sie: Wann haben Sie sich sonst so gefühlt? Waren Sie schon einmal in dieser Situation? Warum ist das so wichtig für Sie? Manchmal brauchen Träume eine Weile, um nach oben zu kommen. Geben Sie ihnen Raum dafür.

Denken Sie daran, dass das Ziel bei dem Gespräch über Träume nicht ist, das Problem zu lösen. Das Ziel ist, aus der Sackgasse heraus und zum Dialog zu kommen. Das Ziel ist, einander tiefgreifender kennenzulernen und die Position des anderen tiefer zu verstehen. Das Ziel ist, etwas zu lernen.

> Wenn nötig, schauen Sie sich noch einmal die Liste der Fragen und Beispielträume auf Seite 267 an.

4
Finden Sie die Bereiche, in denen Sie flexibel sein können

> **Wenn Sie einen Kompromiss erarbeiten müssen ...**
> Fehler – bitte vermeiden: konkurrieren, um zu gewinnen.
> Wie Sie richtig streiten: Finden Sie die Bereiche, in denen Sie flexibel sein können.

Warum das wichtig ist:

- Um einen echten Kompromiss eingehen zu können, müssen wir uns sicher fühlen, und das heißt, wir müssen zuerst herausfinden, wobei wir *keinen* Kompromiss schließen können – die Kernbedürfnisse bei diesem Thema sind so wichtig für uns, dass wir bei ihnen nicht nachgeben können, ohne zu viel preiszugeben.
- Für diese Arbeit müssen wir das Prinzip des japanischen Aikido

anwenden: *nachgeben, um zu gewinnen.* Wir versuchen, die Teile der Bitte unseres Partners oder unserer Partnerin zu akzeptieren, die im Umfeld unserer Kernbedürfnisse für uns annehmbar oder möglich sind. Je öfter Sie Ja sagen können, desto öfter kann das auch der andere, und dadurch wird das Problem zu etwas, an dem Sie gemeinsam statt gegeneinander arbeiten.
- Damit ein Kompromiss erfolgreich sein kann, müssen wir einen Weg in die Zukunft finden, der den tiefsten Träumen und Kernbedürfnissen beider Partner gerecht wird.

Was tun? Die »Bagel-Methode«
- Nutzen Sie das Bild des Bagels, um Ihre Kernbedürfnisse und die Bereiche darzustellen, in denen Sie flexibel sind.
- Listen Sie im inneren Kreis die Aspekte dieses Themas auf, bei denen Sie nicht nachgeben können. Das sind die nicht verhandelbaren Aspekte: Ihre minimalen Kernbedürfnisse, Überzeugungen und Werte in Bezug auf dieses Thema.
- Im äußeren Kreis listen Sie Ihre flexiblen Bereiche auf. Das sind die Aspekte dieses Problems, bei denen Sie – *wenn* Sie das bekommen könnten, was im inneren Kreis steht – kompromissbereit sein könnten.
- Und nun … sprechen Sie darüber! Fragen Sie einander:
  - Warum sind die Dinge im inneren Kreis so wichtig für dich?
  - Was kann ich hier für deine Kernbedürfnisse tun?
  - Sag mir mehr über die flexiblen Bereiche. Wie sieht es aus, hier flexibel zu sein?
  - Vergleichen Sie Ihre »Karten«, um einen Weg in die Zukunft zu finden.
  - Worüber sind wir uns einig?
  - Welche Gefühle teilen wir?
  - Welche gemeinsamen Ziele haben wir?

- Wie könnten wir diese Ziele erreichen?
- Ein Kompromiss, der den Bedürfnissen und Träumen von uns beiden gerecht wird (wenn auch eventuell nur temporär und den wir später neu bewerten werden), ist …

RICHTIG STREITEN – ZUR ERINNERUNG

Seien Sie nicht der Felsbrocken! Wenn wir immer nur Nein sagen, werden wir zu einem Hindernis, um das unsere Partner einfach herumzugehen beginnen, statt mit uns zusammenzuarbeiten. Wir verlieren jegliche Macht in der Beziehung. Am meisten Einfluss haben die Partner, die sich auch beeinflussen *lassen*.

Ein Kompromiss fühlt sich nie perfekt an. Bei einem Kompromiss gewinnen alle etwas und verlieren alle etwas. Das Wichtige ist, dass Sie sich verstanden, respektiert und mit Ihren Träumen geachtet fühlen.

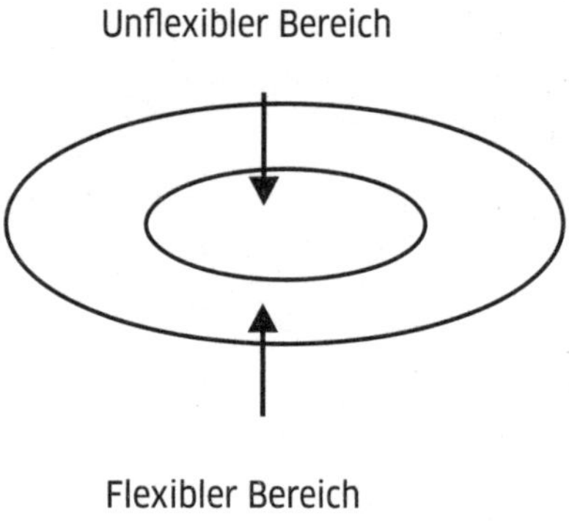

Mein unflexibler Bereich oder mein Kernbedürfnis bei diesem Thema ist:

Meine flexibleren Bereiche bei diesem Thema sind:

5
Verarbeiten Sie frühere Konflikte

Wenn ein Streit nicht bearbeitet wurde ...

Fehler – bitte vermeiden: den Streit unter den Teppich kehren.

Wie Sie richtig streiten: wissen, wie man bedauerliche Vorfälle verarbeitet.

Warum das wichtig ist:

- Wir alle haben Konflikte, bei denen wir das Falsche sagen, das Falsche tun und einander am Ende verletzen. Das lässt sich nicht vermeiden!
- Einen großen Fehler machen wir dann, wenn wir versuchen, über den Vorfall hinwegzugehen, ohne uns damit zu befassen – unverarbeitete Konflikte können wie ein Stein im Schuh werden, der uns wund reibt, wenn wir weitergehen, ohne stehen zu bleiben und ihn herauszuholen.
- Wir müssen uns mit früheren Konflikten befassen, *ohne wieder in den Streit hineinzurutschen.* Wir wollen nicht über den Streit strei-

ten. Wir wollen bearbeiten, was geschehen ist, damit wir eine Diskussion über dasselbe Thema nächstes Mal besser führen können.

Was tun? Den Streit verarbeiten:

Vorbereitung:
Nehmen Sie Ihren Platz auf dem Balkon im Theater ein. Stellen Sie sicher, dass Sie ruhig sind und eine gewisse Distanz zu den Ereignissen haben. Sie sollten auf den Streit zurückblicken können, wie Sie von einem Platz auf dem Balkon auf ein Schauspiel hinunterschauen würden, das sich auf der Bühne entfaltet. Sie müssen in der Lage sein zu beobachten, was geschehen ist, ohne wieder hineinzugeraten.

Lassen Sie die »Fakten« los.

Denken Sie daran, dass es keine »Kamera Gottes« gibt. Es gibt keine tatsachengetreue Aufzeichnung dessen, was vorgefallen ist. Die Wirklichkeit beider Partner hat Gültigkeit – Wahrnehmung ist alles.

Wie immer: Sprechen Sie über sich selbst!
Denken Sie daran, über sich selbst und Ihre Gefühle zu sprechen. Sagen Sie nicht: »Du warst wütend auf mich.« Sagen Sie stattdessen: »Du hast aufgewühlt ausgesehen, und ich hatte das Gefühl, du seist wütend auf mich.« Das ist ein kleiner, aber entscheidender Unterschied, der die Perspektive dreht.

Schritt 1: Gefühle

Tauschen Sie sich darüber aus, wie Sie sich gefühlt haben, aber ohne die Gründe zu nennen. Wählen Sie so viele Gefühle, wie zutreffen.

- ☐ Defensiv
- ☐ Ohne Kontrolle
- ☐ Ich wollte gewinnen.
- ☐ Nicht gehört
- ☐ Frustriert
- ☐ Meine Meinung hat gar keine Rolle gespielt.
- ☐ Meine Gefühle wurden verletzt.
- ☐ Zu Recht empört
- ☐ Es gab viel Geben und Nehmen.
- ☐ Völlig überflutet
- ☐ Moralisch im Recht
- ☐ Beschämt
- ☐ Kritisiert
- ☐ Dumm
- ☐ Nicht einmal gemocht
- ☐ Schuldig
- ☐ Moralisch entrüstet
- ☐ Ich habe eine Beschwerde persönlich genommen.
- ☐ Vernachlässigt
- ☐ Ich wäre am liebsten gegangen.
- ☐ Ich habe gar nichts gefühlt.
- ☐ Zornig
- ☐ Zu Unrecht beschuldigt
- ☐ Ich hatte keine Ahnung, was ich fühle.
- ☐ Traurig
- ☐ Nicht wertgeschätzt
- ☐ Einsam
- ☐ Ungeliebt
- ☐ Abgelehnt
- ☐ Entfremdet
- ☐ Missverstanden
- ☐ Unattraktiv
- ☐ Im Stich gelassen
- ☐ Treulos
- ☐ Unsicher
- ☐ Unruhig
- ☐ Erschöpft
- ☐ Angespannt
- ☐ Bockig
- ☐ Albern
- ☐ Reumütig
- ☐ Machtlos
- ☐ Als hätte ich recht und du hättest unrecht
- ☐ Schockiert

- ☐ Ich wollte bleiben und das durchsprechen.
- ☐ Besorgt
- ☐ Tadelnswert
- ☐ Von Gefühlen überwältigt
- ☐ Ängstlich
- ☐ Als hätte ich keinen Einfluss
- ☐ Als hätten wir beide teilweise recht

Schritt 2: Wirklichkeiten

Wir gehen davon aus, dass alle Wirklichkeiten gültig sind.

- <u>Zuerst:</u> Schildern Sie abwechselnd, was Sie wahrgenommen haben – also Ihre eigene Wirklichkeit dessen, was sich während des Streits abgespielt hat. Schildern Sie nur, was *Sie* gesehen, gehört und gefühlt haben, nicht das, von dem Sie denken, Ihr Partner oder Ihre Partnerin hätte es gemeint oder gefühlt. Vermeiden Sie, anzugreifen oder anzuklagen. Sprechen Sie darüber, was Sie von Ihrem Gegenüber hätten brauchen können. Schildern Sie Ihre Wahrnehmungen wie ein Reporter, der eine objektive Beschreibung von Moment zu Moment gibt.
- <u>Als Nächstes:</u> Fassen Sie die Wirklichkeit Ihres Partners oder Ihrer Partnerin zusammen und erkennen Sie sie an. Sagen Sie etwas wie »Es leuchtet mir ein, dass du das so gesehen hast« oder »Ich verstehe, warum dich das aufwühlt«. Etwas als gültig anzuerkennen, heißt nicht, dass Sie zustimmen, sondern nur, dass Sie die Erfahrung Ihres Partners oder Ihrer Partnerin ein Stück weit verstehen können.
- <u>Zum Schluss:</u> Fragen Sie beim anderen nach. Fühlen sich beide Partner verstanden? Wenn ja, gehen Sie weiter. Wenn nicht, gehen Sie noch einmal zurück. Fragen Sie: »Was muss ich noch wissen, um deine Perspektive besser zu verstehen?« Nachdem Sie das zu-

sammengefasst und anerkannt haben, fragen Sie Ihren Partner oder Ihre Partnerin: »Habe ich das richtig verstanden?« und »Möchtest du sonst noch etwas sagen?«

Unterlassen Sie es ...

... Vorwürfe zu erheben, böse Absichten zu unterstellen oder Ihrem Partner oder Ihrer Partnerin zu sagen, was er oder sie gedacht oder gefühlt hat.

Sagen Sie:

»Ich dachte ...«, »Es kam mir so vor, als ob ...«, »Ich habe gesehen ...«, »Ich habe gedacht ...«

Schritt 3: Trigger

Die Definition von »Trigger«: *Eine alte Verletzung, auf die Druck ausgeübt wird und die erneut schmerzt. Etwas aus der Zeit vor der Beziehung, ein Ereignis in Ihrer Vergangenheit, das ein ähnliches Bündel von Emotionen ausgelöst hat.*

- Zuerst: Teilen Sie einander mit, was für Sie die Situation eskalieren ließ. Welche Elemente des Streits haben eine starke Reaktion in Ihnen ausgelöst?
- Als Nächstes: Wenn Sie das Video Ihrer Erinnerung zurückspulen, stoppen Sie es an einer Stelle, an der in der Vergangenheit ein ähnliches Bündel von Gefühlen in Ihnen getriggert wurde. Jetzt erzählen Sie Ihrem Partner oder Ihrer Partnerin von diesem früheren Moment, damit er oder sie verstehen kann, warum das für Sie ein Trigger ist.
- Bleiben Sie dabei: Fahren Sie fort und erzählen Sie noch mehr

Geschichten – das wird Ihrem Partner oder Ihrer Partnerin helfen, Sie zu verstehen. Fällt Ihnen, während Sie über Ihre früheren Beziehungen, Ihre frühen Jahre oder Ihre Kindheit nachdenken, noch eine andere Geschichte ein, an die Sie sich erinnern und die mit dem in Verbindung steht, was in Ihnen getriggert wurde, nämlich Ihre dauerhaft verletzlichen Stellen? Ihr Partner oder Ihre Partnerin muss das wissen, um Sie besser kennenzulernen und sensibler mit Ihnen umgehen zu können.

Trigger könnten unter anderem sein:
Ich fühlte mich verurteilt. Darauf reagiere ich sehr empfindlich.
Ich habe mich ausgeschlossen gefühlt. Darauf reagiere ich sehr empfindlich.
Ich fühlte mich kritisiert. Darauf reagiere ich sehr empfindlich.
Ich fühlte mich überflutet …
Ich habe mich geschämt …
Ich habe mich einsam gefühlt …
Ich fühlte mich herabgesetzt …
Ich fühlte mich missachtet …
Ich fühlte mich ohnmächtig …
Ich fühlte mich ohne Kontrolle …
Ihr eigener Eintrag: ______________________________

Validierung:

- Leuchtet Ihnen irgendetwas an den Triggern und der Geschichte Ihres Partners oder Ihrer Partnerin ein? Dann sagen Sie das.
- Beispiel: »Es leuchtet mir ein, dass du dich in diesem Moment angegriffen gefühlt hast, wenn ich bedenke, was du in deiner letzten Beziehung durchgemacht hast.«

Schritt 4: Verantwortung übernehmen

Unter idealen Bedingungen hätten Sie besser über dieses Problem reden können. Was hat diese schlechte Kommunikation begünstigt? In welcher mentalen Verfassung waren Sie? Teilen Sie einander mit, was dazu beigetragen hat, dass Sie in diesen Konflikt geraten sind.

Ich war sehr gestresst und gereizt.
Ich hatte nicht viel Wertschätzung für dich ausgedrückt.
Ich hatte dich für selbstverständlich genommen.
Ich war überempfindlich.
Ich war übermäßig kritisch.
Ich hatte nicht viel von meinem Innenleben mitgeteilt.
Ich war emotional nicht verfügbar.
Ich hatte mich stärker abgewendet.
Ich hatte mich leicht aufgeregt.
Ich war depressiv.
Ich hatte in letzter Zeit sowieso schon einen Groll.
Ich war nicht sehr liebevoll.
Ich hatte mir keine Zeit für Schönes zwischen uns genommen.
Ich hatte nicht gut zugehört.
Ich hatte nicht um das gebeten, was ich gebraucht habe.
Ich hatte mich wie ein Märtyrer / eine Märtyrerin gefühlt.
Ich brauchte Zeit für mich allein.
Ich wollte mich um niemanden kümmern.
Ich war sehr mit etwas beschäftigt.
Ich hatte nicht viel Selbstvertrauen.
Ich war ausgepowert.

Lesen Sie die für Sie zutreffenden Punkte auf dieser Liste laut vor.

Dann: *Was genau bedauern Sie, und was genau war Ihr Beitrag zu diesem Streit oder bedauerlichen Vorfall? Wofür möchten Sie sich entschuldigen? Formulieren Sie Ihre Entschuldigung genau zu dem passend, was Sie bedauern, gesagt oder getan zu haben: »Es tut mir leid, dass …«*

… ich überreagiert habe, als ich (gesagt oder getan habe) …
… ich so mürrisch war, als ich …
… ich so defensiv war, als ich …
… ich so negativ war, als ich …
… ich dich angegriffen habe, als ich …
… ich dir nicht zugehört habe, als ich …
… ich nicht respektvoll war, als ich …
… ich unvernünftig war, als ich …
Ihre eigene Formulierung:______________________________

Wenn Sie die Entschuldigung Ihres Partners oder Ihrer Partnerin annehmen, dann sagen Sie das! Wenn nicht, sagen Sie, was Sie noch brauchen.

Schritt 5: Konstruktive Pläne
Nennen Sie Ihrem Partner oder Ihrer Partnerin eine Möglichkeit, sein oder ihr Verhalten zu ändern, um zu verhindern, dass sich ein solcher Vorfall wiederholt. Was kann er oder sie anders machen, damit eine Diskussion über dieses Problem beim nächsten Mal besser läuft? Dann, solange Sie noch an der Reihe sind, sagen Sie auch etwas, das Sie selbst tun können, damit es das nächste Mal besser geht. Seien Sie für die Pläne, die Ihr Partner oder Ihre Partnerin vorschlägt, so aufgeschlossen wie möglich.

RICHTIG STREITEN – ZUR ERINNERUNG

Es ist nie zu spät, einen Streit oder einen bedauerlichen Vorfall zu verarbeiten. Sie können einen Konflikt nach einem Tag oder nach zehn Jahren verarbeiten.

Die konflikthaften Momente, in denen man nicht im Gleichklang ist, sind letztlich in jeder Beziehung Chancen: unsere Partner im Lauf der Zeit besser kennenzulernen.

Dank

Dieses Buch hätte nicht entstehen können ohne die unglaublich wichtige Hilfe, die wir von so vielen unserer Freunde und Kollegen erhalten haben. Zuerst möchten wir die nahezu 100 000 Paare würdigen, die bis heute aus freien Stücken zu allem beigetragen haben, was wir über Liebesbeziehungen wissen. Sie haben als Freiwillige mutig die intimsten Bereiche ihres Lebens für unsere wissenschaftliche Betrachtung geöffnet. Ohne sie hätten wir der Welt nichts anzubieten.

Gleich zu Anfang möchten wir die wesentlichen und entscheidend wichtigen Beiträge unseres lebenslangen guten Freundes Dr. Robert Levenson von der University of California in Berkeley hervorheben. Ohne Bob hätte weder diese Forschung noch dieser Denkansatz je das Licht der Welt erblickt. Entgegen dem gut gemeinten Rat der älteren Kollegen von John und Bob, die ihnen eindringlich nahelegten, nicht mehr gemeinsam zu forschen und von dem tollkühnen Vorhaben Abstand zu nehmen, zwei interagierende Personen gleichzeitig untersuchen zu wollen, ließ sich Bob darauf ein, mit John zusammen seiner unersättlichen Neugier darauf zu folgen, was Liebesbeziehungen gelingen oder scheitern lässt. Bob und John begannen ihre gemeinsame Forschung ohne jegliche Hypothese, was definitiv ein Verstoß gegen die gute wissenschaftliche Praxis war. Nahezu 50 Jahre später können sie voller Stolz behaupten, dass sie in völliger Ahnungslosigkeit fröhlich miteinander anfingen. Noch immer völlig ahnungslos, hatten sowohl John als auch Bob das Glück, der Liebe ihres Lebens zu begegnen, nämlich Dr. Julie Schwartz und Dr. Michelle (Lani) Shiota.

Bezüglich der Verarbeitung der riesigen Menge an Zeitreihendaten, die Bob und John erzeugten, möchten wir den enormen Beitrag von Dr. James Murray und seinen Studierenden würdigen, die uns geholfen haben, nichtlineare mathematische Modelle der Interaktion von Paaren zu erstellen, die zu vielen Artikeln und zu dem Buch *The Mathematics of Marriage* aus dem Jahr 2002 geführt haben.

In den letzten 30 Jahren haben wir auch von den Beträgen vieler unserer Kollegen und Kolleginnen profitiert, die an The Gottman Institute (TGI), The Relationship Research Institute (RRI) und bei Affective Software, Inc. (ASI) arbeiteten, die nun zu einem einzigen Unternehmen mit dem Namen Gottman, Inc. (GI) zusammengeführt wurden. Wir möchten unserer mutigen Mitbegründerin des TGI und Freundin Etana Kunovsky, unserem hochgeschätzten vorigen CEO und lieben Freund Alan Kunovsky und unserem derzeitigen wunderbaren CEO des TGI und ebenfalls lieben Freund Ed Sargent danken – der jetzt auch Chief Learning Director ist. Wir möchten die gewaltigen Beiträge von Dr. Renay Bradley würdigen, die unser gemeinnütziges Relationship Research Institute viele Jahre lang hervorragend geleitet und mehrere wesentliche klinische Versuche durchgeführt hat. Weiterhin möchten wir die unschätzbaren Leistungen von Dr. Sybil Carrere, Johns früherer Laborleiterin an der University of Washington, würdigen und ebenso die gewaltigen Beiträge von Johns ehemaligen Studenten und Studentinnen Dr. Lynn Katz, Dr. Jim Coan, Dr. Janice Driver, Dr. Howard Markman, Dr. Cliff Notarius, Dr. Regina Rushe, Dr. Amber Tabares und Dr. Dan Yoshimoto. Und wir möchten unserem verstorbenen Kollegen Dr. Neil Jacobson und seiner Witwe, Dr. Virginia Rutter, für ihre wertvolle Unterstützung danken, insbesondere bei der Untersuchung von Paaren, bei denen es zu häuslicher Gewalt kam.

Unsere ehemaligen und derzeitigen Mitarbeiter und Mitarbeiterinnen am TGI haben unsere Mission unterstützt, über einer Million Menschen Hilfestellung für ihre Beziehungen zu geben. Zu ihnen zählen unter anderem: Erin Cox, professionelle Entwicklung und technischer Support am TGI; Dr. Carrie Cole, unsere aktuelle Forschungsdirektorin am Love Lab; Dr. Don Cole, Klinischer Direktor; Crystal Cressey, früher Abteilung für die Unterstützung von Paaren am TGI; Emily Cripe, soziale Medien für TGI; Jen Dalby, frühes Online-Lernen; Caitlyn Donahue, Marketing für TGI; Katelyn Ewen, schöne Grafik für TGI; Michael Fulwiler, Marketingdirektor für TGI; Beth Goss, Mastertrainerin unseres weltweiten Programms *Bringing Baby Home* (BBH); Belinda Gray, frühere Direktorin der Produktabteilung für TGI; Walter Guity, ehemaliger Leiter des Kundenservice für TGI; Kendra Han, Direktorin der Paarabteilung am TGI; Laura Heck, frühere Direktorin der Abteilung für professionelle klinische Entwicklung und Certified Gottman Trainerin (CGT) sowie Trainerin des Programms *7 Principles for Making Marriage Work*; Stacy Hubbard, CGT, Entwicklung von *7 Principles for Singles* (mit Dave Penner); Kennedy James, Geschäftsleiter am TGI; Sean Jeffries, Bestandsverwaltung am TGI; Amy Loftis, Leiterin für professionelle Entwicklung am TGI; Jennifer Luu, Marketing für TGI; Vivian Lu, grafisches Design für TGI; Torsten Oberst, Marketingdirektor; Sadie Peterson, professionelle Entwicklung und Betrieb am TGI; Joni Parthemer, Entwicklung und Unterrichten von BBH; Dr. Dave Penner, der wunderbare klinische Direktor und Cheftrainer über zwölf Jahre hinweg (er hat mit Stacy zusammen das Programm der *7 Principles* und der *7 Principles for Singles* entwickelt); Carolyn Pirak, Entwicklung und Unterrichten von BBH und Emotion Coaching Programs für TGI; Katie Reynolds, Public Relations und Medienarbeit für TGI und GI; Becca Sangwin, Marketing für TGI; Aziza Seykota, Direktorin für Produktentwicklung; Therese Soudant, Abteilung für die Unterstützung von Paaren am TGI; Janani Subramanian, Leitung Finanzen und Buchhaltung; Weston Triemstra, Website-Entwicklung und technischer Support; Keeley Trygstad, technischer und betrieblicher Support am TGI, und Linda Wright, frühere Direktorin der Paarabteilung am TGI.

In den letzten sechs Jahren war unser enger Freund Rafael Lisitsa der tapfere und mit unermüdlicher Ausdauer gesegnete CEO zuerst von Affective Software, Inc. und jetzt, da ASI und TGI zu Gottman, Inc. verschmolzen sind, der hervorragende Leiter und CEO von GI. Er ist ein Mann mit einer multidimensionalen Vision und einem großen Führungstalent in vielen Bereichen des Lebens und ist anderen in der neuen, revolutionären Welt der künstlichen Intelligenz weit voraus. Wir möchten auch Ed Sargent, früherer CEO von TGI und jetzt Chief Learning Director für GI, danken. Ed bringt ein hohes Können, große Teambuilding-Fähigkeiten und ein umfassendes Verständnis für unsere Mission mit, die geholfen haben, unsere Arbeit auf der ganzen Welt zu verbreiten. Außerdem ist Ed ein sehr lieber Freund von uns und unterstützt uns unermüdlich bei unserer Arbeit. Wir verneigen uns auch vor dem Genie und der harten Arbeit von Dr. Vladimir Brayman, der zuerst unser Technischer Direktor bei ASI war und es heute bei GI ist. Er war der Architekt all unserer algorithmischen Kreationen und Programme, darunter unserer validierten Trust Metric, und er ist außerdem zu einem geschätzten Freund geworden. Dr. Brayman war der Pionier bei unserer gesamten technischen Entwicklung von maschinellem Lernen und künstlicher Intelligenz, die einen nie zuvor beschrittenen Weg zu einer emotional intelligenten KI-Assistenz bahnt. Gemeinsam haben Rafael und Vladimir revolutionäre Innovationen geschaffen, für die sie Patente bekommen haben, und außerordentliche technische Erfindungen gemacht. Dazu gehören unter anderem die Entwicklung des validierten Online-Fragebogens des Gottman Relationship Checkup, der Einsatz von maschinellem KI-Lernen für den

Aufbau eines Online Love Lab mit seiner wunderbaren automatischen Specific-Emotion-Codierung (SPAFF), ein automatischer Herzratendetektor für jeglichen Hauttonus allein aufgrund der Videoaufzeichnung und die enorm potente Mathematik und Software von Gottman Connect zur Evaluierung von Beziehungen. Brayman und sein Team haben auch 37 Module und Evaluierungsempfehlungen für die Verfeinerung von Evaluierungen und Interventionen integriert.

Unser Ziel bei der Entwicklung einer netzbasierten Plattform war, die Hilfe für Paare zu demokratisieren, damit jeder und jede, unabhängig von Geografie, sexueller Orientierung, Geschlecht und sozioökonomischem Status, die beste wissenschaftsbasierte Hilfe für seine oder ihre Beziehung erhalten kann. Wir können mit Stolz verkünden, dass es jetzt jedem Paar auf der Welt möglich ist, seine Beziehungsprobleme umfassend zu beurteilen und zu *behandeln*, und zwar am Telefon, Tablet oder Computer in aller Ruhe in seinem geschützten Raum zu Hause. Rafael und Vladimir hatten einen wunderbaren Mitarbeiterstab, der sie unterstützte. Daher möchten wir auch den Beitrag von Connor Eaton zu unserer KI-Entwicklung, den von Steven Fan für die Gottman-Coach-Videos und auch aktuelle Videoaufzeichnungsprojekte würdigen: Dr. Dmitriy Drusvyatskiy von der University of Washington für seine Mathematik, Alexander Elguren für seine brillante Führung bei der Content-Entwicklung, Inna Brayman, unsere ruhige und geduldige Leiterin der Kundenbetreuung. Und wir möchten auch vielen anderen danken, darunter: John Fantell, Dr. Yuriy Gulak von der Rutgers University für seine Mathematik, Sam Hage, Kendra Han, Sean Jeffries, Raleigh Keagan, Frans Keylard, Brianne Korthase, Alexander Miropolsky, Torsten Oberst, Letha Penhale, Vadim Popov, Philippe Post, Alexandra Spangler, Braeden Stamas, Janani Subramanian und Lisa Tashjian. Falls wir versäumt haben, irgendjemanden in unserem aktuellen engagierten Mitarbeiterstab zu erwähnen, bitten wir um Verzeihung für dieses Versehen, für das wir allein verantwortlich sind.

Außerdem möchten wir unendlich großen Dank für die einzigartigen Beiträge unserer Hausgenossen und wunderbaren Freunde, Master Trainer und Kliniker Dr. Don Cole, unserem geschätzten klinischen Direktor, und Dr. Carrie Cole, unserer Forschungsdirektorin und Leiterin unseres neuen Love Lab für Soziale Psychophysiologie in Seattle, aussprechen. Don und Carrie Cole sind mutig von Houston nach Seattle umgezogen, um die neuen Gesichter für klinische und Forschungsarbeit am Gottman Institute zu werden, wenn John und Julie eines Tages (aber nicht in naher Zukunft) vorhaben, mit ihrem Seaward-Doppelkajak in den Sonnenuntergang zu paddeln. Carrie musste so viele Dinge auf einmal meistern, unter anderem Psychophysiologie lernen und auch, wie man ein sehr komplexes Labor leitet, während sie gleichzeitig noch ihre Promotion zu Ende brachte. Es gibt nichts, was diese Frau nicht fertigbringt. Wir sind Don und Carrie für immer dankbar.

Von unseren Partnern beim Gutes-für-die-Welt-Tun (Tikkun Olam) und vom Unternehmen Idea Architects möchten wir zuerst unseren brillanten und visionären lieben Freund und Literaturagenten Doug Abrams würdigen, unsere Agentin Rachel Neumann, die uns furchtlos geführt und ihre ganze umfassende Erfahrung und ihre rasiermesserscharfe Vision in dieses Projekt gesteckt hat, und unsere unglaublich talentierte Schreibassistentin Alyssa Knickerbocker. Alyssa mit ihren magischen Fähigkeiten hat ihren Zauberstab geschwenkt und uns geholfen, das Buch zu gestalten und zu perfektionieren, das Sie jetzt in den Händen halten. Ohne die brillante Alyssa würde es dieses Buch nicht geben. Außerdem möchten wir Bella Roberts, unserer Lektoratsassistentin, die uns beim Exposé und der Zeitplanung unterstützt hat, und der Vorstandsassistentin Mellisa Kim danken, die bei den Anmerkungen half. Und wir möchten Brockman, Inc. würdigen, insbesondere unsere Agentin Katinka Matson, die zuerst unseren *New York Times*-Bestseller *Die 7 Geheimnisse der glücklichen Ehe* betreut hat, den John zusammen mit Nan Silver schrieb, und dann auch noch spätere Bücher.

Und wir möchten unsere Lektorin Shannon Welch würdigen – wir sind Ihnen so dankbar, dass Sie das Potenzial in diesem Projekt gesehen und sich unserer Vision angeschlossen haben, Paaren zu helfen, sich durch Konflikte stärker zu verbinden. Das gesamte Team bei Harmony war unverzichtbar für uns: Theresa Zoro, Präsidentin, Diana Baroni, Verlegerin, und Gail Gonzales, stellvertretende Verlagsleiterin, danken wir für ihre Führung; Mia Pulido, Lektoratsassistentin, für ihre unentwegten Problemlösungen und ihre Unterstützung, Christina Foxley, Odette Fleming und Tammy Blake für ihr unermüdliches und kreatives Marketing und die Öffentlichkeitsarbeit; Anna Bauer, Irene Ng und Andrea Lau für das wunderbare Design, das dieses Buch zu einem so schönen Objekt gemacht hat, und Joyce Wong, Produktionsredakteurin, sowie Dustin Amick, Produktionsmanager, dafür, dass sie dieses Buch über die Ziellinie gebracht haben.

Wir hätten dieses Buch auch niemals ohne unsere unerschütterlichen Freunde, Lebensbegleiter und Gefährten und Gefährtinnen auf unserer Lebensreise schreiben können: Dank an Cara und Phillip Cohn für ihre spirituelle Weisheit, Alison Shaw und Derk Jager für ihre jahrzehntelange unverbrüchliche Liebe und Unterstützung und Alisons wunderbare Kochkünste, und Mavis Tsai für ihre beständige Freundschaft sowohl als Kollegin in Wissenschaft und Kreativität als auch lebenslange kluge Wegbegleiterin und Julies Lieblingspartnerin bei allen abenteuerlichen Unternehmungen.

Last, but not least danken wir unserer geliebten und unendlich arbeitsamen Tochter, die demnächst fertige Doktorin ist, ihrem wunderbaren Mann, der uns ein lang ersehnter Sohn ist, und unserem höchst erstaunlichen Enkelkind, das sie zu unserer Freude in unser Leben gebracht haben. Wie können wir euch genug danken, dass ihr euer Kind in einer Mehrgenerationenfamilie großziehen wollt? Wir fühlen uns zutiefst geehrt. Wir lieben euch so sehr.

Ohne euch alle wären wir kläglich gescheitert. Deshalb verneigen wir uns vor all diesen Partnern bei unseren lebenslangen gewagten Unternehmen in tief empfundener Dankbarkeit.

Anmerkungen

Einleitung

1 Estlein, R., Gewirtz-Meydan, A. und Opuda, E., »Love in the time of COVID-19: A systematic mapping review of empirical research on romantic relationships one year into the COVID-19 pandemic«, in: Family Process 61, Nr. 3 (2022), S. 1208–1228, https://doi.org/10.1111/famp.12775.

2 Gigy, L. und Kelly, J. B., »Reasons for Divorce: Perspectives of Divorcing Men and Women«, in: Journal of Divorce & Remarriage, 18, Nr. 1–2, S. 169–188, https://doi.org/10.1300/J087v18n01_08.

3 Gottman, J. M., »The roles of conflict engagement, escalation, and avoidance in marital interaction: A longitudinal view of five types of couples«, in: Journal of Consulting and Clinical Psychology 61, Nr. 1 (1993), S. 6–15.

4 Gottman, J. M. und Levenson, R. W., »The timing of divorce: Predicting when a couple will divorce over a 14-year period«, in: Journal of Marriage and Family 62, Nr. 3 (2004), S. 737–745, https://doi.org/10,1111/j.1741-737.2000.00737.x.

5 Gottman, J. M., Driver, J. und Tabares, A., »Repair During Marital Conflict in Newlyweds: How Couples Move from Attack-Defend to Collaboration«, in: Journal of Family Psychotherapy 26, Nr. 2 (2015), S. 85–108, https://doi.org/10.1080/08975353.2015.1038962.

6 Gottman, J. und Gottman, J., »The Natural Principles of Love«,

in: Journal of Family Theory & Review, 9, Nr.1 (2017), S.7–26, https://doi.org/10.1111/jftr.12182.

7 Gottman, J.M., und Levenson, R.W., »The timing of divorce: Predicting when a couple will divorce over a 14-year period«, in: Journal of Marriage and Family 62, Nr.3 (2004), S.737–745, https://doi.org/10.1111/j.1741-3737.2000.00737.x.

8 Gottman, J.M., Driver, J. und Tabares, A., »Repair During Marital Conflict in Newlyweds: How Couples Move from Attack-Defend to Collaboration«, in: Journal of Family Psychotherapy 26, Nr.2 (2015), S.85–108, https://doi.org/10.1080/08975353.2015.1038962.

9 Gottman, J.M., Gottman, J.S., Cole, C. und Preciado, M., »Gay, Lesbian, and Heterosexual Couples About to Begin Couples Therapy: An Online Relationship Assessment of 40,681 Couples«, in: Journal of Marital and Family Therapy 46, Nr.2 (2020), S.218–239, https://doi.org/10.1111/jmft.12395.

Warum wir streiten

10 Coan, James A. und Gottman, John M., »The Specific Affect Coding System (SPAFF)«, in: *Handbook of Emotion Elicitation and Assessment,* Hg. Coan, James A. und Allen, J.B., Oxford, Oxford University Press 2007, S.267–285.

11 Gottman, John M., Marital Interactions: *Experimental Investigations,* New York, Academic Press 1979.

12 Gottman, John M. und Levenson, Robert W., »A Two-Factor Model for Predicting When a Couple Will Divorce: Exploratory Analyses Using 14-Year Longitudinal Data«, in: Family Process 41, Nr.1 (2002), S.83–96, https://doi.org/10.1111/j.1545-5300.2002.40102000083.x.

13 Wedekind, Claus, Seebeck, Thomas, Bettens, Florence und Paepke, Alexander J., »MHC-Dependent Mate Preferences in Humans«, in: Proceedings: Biological Sciences 260, Nr.1359 (1995), S.245–249.

14 Gottman, John M., *What Predicts Divorce? The Relationship Be-*

tween Marital Processes and Marital Outcomes, Mahwah, NJ, Lawrence Erlbaum Associates 1994.

15 Shapiro, Alyson F., Gottman, John M. und Carrere, Sybil, »The Baby and the Marriage: Identifying Factors That Buffer Against Decline in Marital Satisfaction After the First Baby Arrives«, in: Journal of Family Psychology 14, Nr.1 (2000), S.59–70, https://doi.org/10.1037//0893-3200.14.1.59.PMID:10740682.

16 Roberts, Nicole A. und Levenson, Robert W., »The Remains of the Workday: Impact of Job Stress and Exhaustion on Marital Interaction in Police Couples«, in: Journal of Marriage and Family 63, Nr.4 (2001), S.1052–1067, https://doi.org/10.1111/j.1741-3737.2001.01052.x.

17 Krokoff, Lowell J., »The Correlates of Negative Affect in Marriage: An Exploratory Study of Gender Differences«, in: Journal of Family Issues 8, Nr.1 (März 1987), S.111–135, https://doi.org/10.1177/019251387008001006.

18 Gottman, J.M., und Krokoff, L.J., »The relationship between marital interaction and marital satisfaction: A longitudinal view«, in: Journal of Consulting and Clinical Psychology 57, Nr.1 (1989), S.47–52.

19 Davidson, Richard J., Ekman, Paul, Saron, Clifford D., Senulis, Joseph A. und Friesen, Wallace V., »Approach-Withdrawal and Cerebral Asymmetry: Emotional Expression and Brain Physiology«, in: Journal of Personality and Social Psychology 58, Nr.2 (1990), S.330–341, https://doi.org/10.1037/0022-3514.58.2.330.

Warum wir streiten, wie wir streiten

20 Gottman, J.M., »The roles of conflict engagement, escalation, and avoidance in marital interaction: A longitudinal view of five types of couples«, in: Journal of Consulting and Clinical Psychology 61, Nr.1 (1993), S.6–15.

21 Ashford, O.M., Charnock, H., Drazin, P.G., Hunt, J.C.R., Smoker, P. und Sutherland, I., *The collected papers of Lewis Fry Richardson*: Bd.1. Cambridge, Cambridge University Press 2009.

22 Raush, Harold L., Barry, William A., Hertel, Richard K. und Swain, MaryAnn, »Communication, Conflict«, in: Journal of Marriage and Family 37, Nr.1 (1975), S.236–238, https://doi.org/10.2307/351050.

23 Gottman, John M., *Marital Interactions: Experimental Investigations*, New York, Academic Press 1979.

24 Gottman, John M. und Levenson, Robert W., »Marital Processes Predictive of Later Dissolution: Behavior, Physiology, and Health«, in: Journal of Personality and Social Psychology 63, Nr.2 (1992), S.221–233, https://doi.org/10.1037/0022-3514.63.2.221.

25 Ebling, Rachel und Levenson, Robert W., »Who Are the Marital Experts?«, in: Journal of Marriage and Family 65, Nr.1 (2003), S.130–142, https://doi.org/10.1111/j.1741-3737.2003.00130.x.

26 Gottman, John M. und Levenson, Robert W., »What Predicts Change in Marital Interactions over Time? A Study of Alternative Models«, in: Family Process 38, Nr.2 (1999), S.143–158, https://doi.org/10.1111/j.1545-5300.1999.00143.x.

27 Conger, Rand D., Elder, Glen H., Jr., Lorenz, Frederick O., Simons, Ronald L. und Whitbeck, Les B., *Families in Troubled Times: Adapting to Change in Rural America*, New York, Aldine, de Gruyter 1994.

28 Gottman, J.M., Gottman, J.S., Cole, C. und Preciado, M., »Gay, Lesbian, and Heterosexual Couples About to Begin Couples Therapy: An Online Relationship Assessment of 40,681 Couples«, in: Journal of Marital and Family Therapy 46, Nr.2 (2020), S.218–239, https://doi.org/10.1111/jmft.12395

29 Gottman, John M., *Principia Amoris: The New Science of Love*, New York, Routledge 2015.

30 Gottman, What Predicts Divorce?

Worüber wir streiten

31 Gottman, What Predicts Divorce?

32 Gottman, John M., *The Science of Trust*, New York, Norton 2011.

33 Campos, Belinda et al., »Opportunity for Interaction? A Naturalistic Observation Study of Dual-Earner Families After Work and School«, in: Journal of Family Psychology 23, Nr. 6 (Dezember 2009), S. 798–807. https://doi.org/10.1037/a0015824.

34 Gottman, What Predicts Divorce?

35 Gottman and Gottman, »The Natural Principles of Love,« 7–26. https://doi.org /10.1111 /jftr.12182.

36 Jacobson, Neil S., Gottman, John M., Gortner, E., Berns, S. und Shortt, J. W., »The Longitudinal Course of Battering: When Do Couples Split Up? When Does the Abuse Decrease?«, in: Violence and Victims 11, Nr. 4 (1998), S. 371–392.

37 Bradley, Renay P. Cleary und Gottman, John M., »Reducing Situational Violence in Low-Income Couples by Fostering Healthy Relationships«, in: Journal of Marital Family Therapy 38, Nr. 1 (2012), S. 187–198, https://doi.org/10.1111/j.1752-0606.2012.00288.x.

38 Jacobson, N., und Gottman, J., *When men batter women: New insights into ending abusive relationships*, Simon & Schuster 1998.

39 U.S. Department of Health & Human Services, Center for Behavioral Health Statistics and Quality, 2020 National Survey on Drug Use and Health (NSDUH): Methodological Summary and Definitions. Rockville, MD: Substance Abuse and Mental Health Services Administration. https://www.samhsa.gov/data.

40 2020 National Survey on Drug Use and Health.

41 Babcock, J. C., Gottman, J. M., Ryan, K. D. und Gottman, J. S., »A component analysis of a brief psycho-educational couples' workshop: One-year follow-up results, in: Journal of Family The-

rapy 35, Nr. 3 (2013), S. 252–280, https://doi.org/10.1111/1467-6427.12017.

42 Trampe, D., Quoidbach, J., und Taquet, M., »Emotions in everyday life«, in: Plos One 10, Nr. 12 (2015), https://doi.org/10.1371/journal.pone.0145450.

43 Lerner, J. S., Li, Y., Valdesolo, P. und Kassam, K. S., »Emotion and decision making«, in: Annual Review of Psychology 66 (2015), S. 799–823, https://doi.org/10.1146/annurev-psych-010213-115043.

Konflikt Nr. 1: Die Bombe

44 Gottman, John M., »The Mathematics of Marital Conflict: Qualitative Dynamic Mathematical Modeling of Marital Interaction«, in: Journal of Family Psychology 9, Nr. 2 (1995), S. 110–130.

45 Carrere, Sybil und Gottman, John M., »Predicting Divorce Among Newlyweds from the First Three Minutes of a Marital Conflict Discussion«, in: Family Process 38, Nr. 3 (1999), S. 293–301.

46 Gottman, J. M,. Gottman, J. S., Cole, C. und Preciado, M., »Gay, Lesbian, and Heterosexual Couples About to Begin Couples Therapy: An Online Relationship Assessment of 40,681 Couples«, in: Journal of Marital and Family Therapy 46, Nr. 2 (2020), S. 218–239. https://doi.org/10.1111/jmft.12395.

47 A. Rapoport, *Kämpfe, Spiele und Debatten: 3 Konfliktmodelle*, Darmstadt, Verlag Darmstädter Blätter 1976.

48 Gottman, What Predicts Divorce?

Konflikt Nr. 2: Die Flut

49 Gottman, What Predicts Divorce?

50 Gottman, What Predicts Divorce?

51 Gottman, J. M., Gottman, J. S., Cole, C. und Preciado, M. (2020), »Gay, Lesbian, and Heterosexual Couples About to Begin Cou-

ples Therapy: An Online Relationship Assessment of 40,681 Couples«, in: Journal of Marital and Family Therapy 46, Nr. 2, S. 218–239, https://doi.org/10.1111/jmft.12395.

52 Eugene T. Gendlin, *Focusing*, Salzburg, O. Müller 1981.

53 J. M. Gottman, J. Driver, and A. Tabares, »Repair During Marital Conflict in Newlyweds: How Couples Move from Attack-Defend to Collaboration«, in: Journal of Family Psychotherapy 26, Nr. 2 (2015), S. 85–108. https://doi.org/10.1080/08975353.2015.1038962.

54 J. M. Gottman, J. Driver und A, Tabares, »Repair During Marital Conflict in Newlyweds: How Couples Move from Attack-Defend to Collaboration«, in: Journal of Family Psychotherapy 26, Nr. 2 (2015), S. 85–108, https://doi.org/10.1080/089753532015.1038962.

Konflikt Nr. 3: Die Untiefe

55 Die Statistik beruht auf der Befragung von Paaren nach unseren Workshops.

56 Buehlman, Kim T., Gottman, John M. und Katz, Lynn F., »How a Couple Views Their Past Predicts Their Future: Predicting Divorce from an Oral History Interview«, in: Journal of Family Psychology 5, Nr. 3–4 (1992), S. 295–318.

Konflikt Nr. 4: Die Pattsituation

57 Meegan, Daniel V., »Zero-Sum Bias: Perceived Competition Despite Unlimited Resources«, in: Front Psychology 5, Nr. 1 (2010), S. 191.

58 Haase, C. M., Holley, S. R., Bloch, L., Verstaen, A. und Levenson, R. W., »Interpersonal emotional behaviors and physical health: A 20-year longitudinal study of long-term married couples«, in: Emotion, 16, Nr. 7 (2016), S. 965–977. https://doi.org/10.1037/a0040239.

59 Gottman, J., *The Science of Trust: Emotional Attunement for Couples*, W.W. Norton 2011.
60 Gottman, J.M., Gottman, J.S., Cole, C. und Preciado, M., »Gay, Lesbian, and Heterosexual Couples About to Begin Couples Therapy: An Online Relationship Assessment of 40,681 Couples«, in: Journal of Marital and Family Therapy 46, Nr. 2 (2020), S. 218–239, https://doi.org/10.1111/jmft.12395.
61 Gottman, J.M., Gottman, J., Coan, J., Carrere, S. und Swanson, C., »Predicting Marital Happiness and Stability from Newlywed Interactions«, in: Journal of Marriage and Family 60, Nr. 1 (1998), S. 5–22.
62 Ebd., S. 222.
63 Gottman, J.M., Levenson, R.W., Gross, J., Frederickson, B., L., McCoy, K., Rosenthal, L., Ruef, A. und Yoshimoto, D., »Correlates of gay and lesbian couples' relationship satisfaction and relationship dissolution«, in: Journal of Homosexuality 45, Nr. 1. (2003), S. 23–43.
64 Gallup, »Americans' Self-Identification as Lesbian, Gay, Bisexual, Transgender or Something Other Than Heterosexual, 2012–2022«, Gallup 2022, telefonische Umfrage.
65 Graeber, David und Wengrow, David, *Anfänge: Eine neue Geschichte der Menschheit*, Stuttgart, Klett-Cotta 2022.
66 Nash, J. »Two-person cooperative games«, in: Econometrica 21, Nr. 1 (1953), S. 128–140. https://doi.org/10.2307/1906951.

Konflikt Nr. 5: Die Kluft

67 Gottman, J.M., Gottman, J.S., Cole, C. und Preciado, M., »Gay, Lesbian, and Heterosexual Couples About to Begin Couples Therapy: An Online Relationship Assessment of 40,681 Couples«, in: Journal of Marital and Family Therapy 46, Nr. 2 (2020), S. 218–239, https://doi.org/10.1111/jmft.12395.

68 Zeigarnik, Bluma, »On Finished and Unfinished Tasks«, in: *A Source Book of Gestalt Psychology*, Hg. v. W.E. Ellis, Kegan Paul, Trench, Trubner, London 1938, S. 300–314.

69 G. H. Bower, »A brief history of memory research« in: Tulving, E. und Craik F.I.M. (Hg.), *The Oxford Handbook of Memory*, New York, Oxford University Press 2000, S. 3–32.

Register

Abwehr 23, 43, 123, 143, 163, 169, 174, 197, 204, 245, 369, 374
Agenda 92 ff., 96 f., 98
Angriff und Verteidigung 187, 219, 277
Angst 15, 20, 27, 50 f., 84 f., 86 f., 89, 112, 128, 159, 167, 169, 173, 190, 246 f., 262, 285, 342, 364 f., 373
Annäherungsemotionen 49 f., 52
Ärger und Wut 50, 101, 139
aufmerksam zuhören 170 f., 312, 375

Bagel-Methode 297 ff., 303, 307, 313, 385
Bedürfnisse
- Ausdrücken 48, 120, 168, 208, 210 ff., 215, 224, 371
- Unbeachtete 111

Bindungsverletzung 357

Codierungssystem mit KI 33, 36–39, 49, 66
Conger, Rand 72

Davidson, Richard 49 f.
Dealbreaker 132, 134 f.
defensiv, defensives Verhalten 19, 47, 76, 104, 120, 122, 161 f., 172, 180, 187, 191, 219, 224 f., 229, 238, 283, 294, 339, 370

Einfluss akzeptieren 61, 281–285, 288 f., 291
Einstieg
- harter 19, 151 ff., 161, 155–158, 161 f., 175 f., 180–183, 187, 368, 374
- weicher 169, 172, 175 ff., 178 f., 180–183, 187, 207 f., 220, 245, 247, 367, 374

Elder, Glen 72
emotionales Bankkonto 115 f.
Emotionen
- als Leitfaden 52
- Metaemotionen 24, 82 ff., 91, 99, 138

Empathie 75, 79, 81, 106, 215, 283, 312, 380
Eskalation 40, 62, 64, 123, 132, 142, 197, 199, 203, 209, 217, 332, 365

Fehler
- angreifen, abwehren, sich zurückziehen 185 f.
- falsch anfangen 147–150
- konkurrieren, um zu gewinnen 271 ff.
- nur die Oberfläche streifen 231–234
- über den Konflikt brüten 315
- versuchen, »einfach darüber hinwegzugehen« 319

feindselige/feindselig-distanzierte Paare 76 ff., 80 f., 88

Gedächtnis 77, 255, 321–324, 342
Geringschätzung 23, 161, 163 f., 166, 180, 187, 197, 204, 242
Groll 19, 158 ff.
»Großabwasch« machen 155, 158, 177, 227, 356, 375

häusliche Gewalt 27, 132 f.
Humor 23, 30, 62 ff., 75, 78 f., 105, 116, 124, 181, 218, 261, 283, 353, 380

Impulsive 75 f., 83, 87 ff., 97 f., 102, 105, 178, 268, 370
in die Tiefe gehen 234–239
Interaktionssequenzen 37

Johnson, Susan 357

Kompromiss, Kompromisse 19, 58, 61, 74, 93, 95, 101, 122, 125, 143, 206, 223, 236 f., 268 f., 273 ff., 277, 295, 297, 299, 301, 303 f., 307–311, 313 f., 369, 384 ff.
Konflikt, Konflikte
- ewiger 119, 253
- menschliche Konstante 24, 28
- und Dauerhaftigkeit von Beziehungen 18
- unverarbeitete 387
- verarbeiten 321, 387
- Vermeidung 20, 58–61, 71, 320
- von positiven zu negativen Interaktionen im Konflikt 23, 49, 70

Konfliktkultur 21,105, 370
Konfliktstile 18, 57, 75, 82, 84, 91 ff., 96 ff., 100, 106, 136, 171, 178 f., 267 f.
Krokoff, Lowell 258
Kurskorrektur 41, 79, 152, 188, 215 f., 219
- Checkliste 223–226, 229

Levenson, Robert 21, 37, 45 f., 67 f., 277, 282, 397
Love Lab 21 f., 24, 36, 46 f., 49, 58 f., 61, 63, 69, 83, 91, 113 f., 119, 143, 151 ff., 162, 169 f., 187, 216, 234, 239, 258, 261, 280 f., 401

Misogynie 283 f.

Nash, John 310
Neugier 50, 52, 76, 102, 169, 222

offene Fragen stellen 170, 312, 369, 376, 381
Oral History Interview 258 f., 261

Pausen machen/einlegen 62, 220, 223, 256, 379 f.
positive Interaktionen 69 f., 207, 380

Rapoport, Anatol 163, 169, 410
Raush, Harold 64 ff.
Richardson, Lewis Fry 64

Sackgasse 126, 129, 136, 234, 236, 239, 241, 244, 248, 253, 262, 265, 289, 300, 312, 370, 382, 384
- toter Punkt 124 ff., 129 f., 144, 235, 252 f.

Selbstberuhigung 133, 223
Selbstliebe 140
SPAFF (Spezifisches Affektcodierungssystem) 36 ff., 49, 51, 66 f., 152

Terkel, Studs 258
Traumatische Erinnerung 322
Träume 270
- in Konflikten 130, 239, 241, 252 ff., 262, 301, 305, 308, 382
- sprechen über Träume 244, 266 f., 367, 369, 384
- unvereinbare Träume 273 f., 277, 297, 309
- verborgene/unerfüllte Träume 112, 126, 254

Trigger 141, 319, 328, 331 f., 337, 342, 344, 346, 348, 352, 354 f., 391 f.

Überflutung 46, 64, 91, 123, 133, 166, 186 ff., 193 f., 197 ff., 200, 202, 204–207, 215, 219, 221, 223, 227, 283, 319, 322, 350, 377, 382

Validierer 59, 61 f., 65 f., 74 f., 82, 84, 87 ff., 93, 97 f., 102, 178 f., 204 f., 268
Verachtung 23, 40, 49, 51 f., 75, 77 f., 78, 80, 88, 103 f., 115, 123, 139, 168, 194, 275, 327
Verantwortung übernehmen 346, 393
Verbindlichkeit wieder aufbauen 130 f., 311
Vermeider 58, 61, 65, 75, 83 f., 86, 89, 97 f., 102, 179, 268, 370
Vertrauen 118, 310 ff., 357 f.
Vorwurf, Vorwürfe 130, 159, 161, 163 f., 176, 180, 197, 202 f., 208, 330 f., 339, 355, 358, 374, 391

Wedekind, Claus 42 f.

Zeigarnik, Bluma 321 f., 326
Zeigarnik-Effekt 322 f.